创伤骨科护理学

主　　编　孔祥燕

副 主 编　张　艳　李　立

编　　者（按姓氏汉语拼音排序）

常　红　陈慧娟　孔祥燕

李冰冰　李　立　孙丽冰

覃　颖　田　园　王红莉

张　艳　赵佳音　赵思萌

编写秘书　陈慧娟

北京大学医学出版社

CHUANGSHANG GUKE HULIXUE

图书在版编目（CIP）数据

创伤骨科护理学 / 孔祥燕主编 . – 北京：北京大学医学出版社，2021.1
ISBN 978-7-5659-2273-2

Ⅰ . ①创… Ⅱ . ①孔… Ⅲ . ①骨损伤—护理学 Ⅳ . ① R473.6

中国版本图书馆 CIP 数据核字 (2020) 第 192073 号

创伤骨科护理学

主　　编：孔祥燕
出版发行：北京大学医学出版社
地　　址：（100083）北京市海淀区学院路 38 号　北京大学医学部院内
电　　话：发行部 010-82802230；图书邮购 010-82802495
网　　址：http：//www.pumpress.com.cn
E－mail：booksale@bjmu.edu.cn
印　　刷：北京瑞达方舟印务有限公司
经　　销：新华书店
责任编辑：刘　燕　　责任校对：靳新强　　责任印制：李　啸
开　　本：787 mm × 1092 mm　1/16　　印张：20.5　　字数：517 千字
版　　次：2021 年 1 月第 1 版　2021 年 1 月第 1 次印刷
书　　号：ISBN 978-7-5659-2273-2
定　　价：95.00 元

主编简介

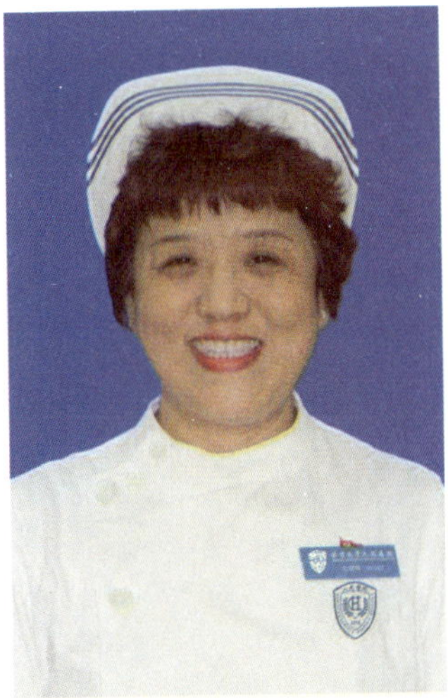

孔祥燕，中共党员，副主任护师，北京大学人民医院护理部副主任。学术兼职：中华医学会骨科学分会护理学组委员、中华护理学会骨科专业委员会委员、中华医学会创伤学分会护理学组常委、北京医学会骨科专业委员会护理学组副组长、中国健康促进基金会骨病专项基金骨科护理专家委员会委员、中国老年学和老年医学学会骨质疏松分会护理学专业委员会常务委员。担任《中华肩肘外科电子杂志》编委、北京中西医结合足踝医学护理学组组长，中国成人教育协会继续教育委员会外科护理学组副主任委员。

孔祥燕在核心期刊上发表论文 27 篇，参与 SCI 1 篇，主编并出版外科护理专业书籍 1 部，参编外科专科书籍 3 部。主持骨科及管理课题 3 项，已完成 1 项，在做 2 项。在国内各省市学习班、继续教育课程、骨科论坛和管理论坛上多次做主题演讲。

孔祥燕曾荣获北京大学人民医院优秀员工、北京大学人民医院优秀共产党员、北京大学人民医院先进工作者、北京大学人民医院优秀护理管理标兵、北京大学医学部优秀护士长、北京大学医学部抗震救灾优秀共产党员和首都优秀护士等荣誉称号。作为骨科出身的护士、护士长、护理部副主任，孔祥燕在临床一线工作了 33 年，担任管理工作 23 年，先后带领团队抗战在“非典”“雅安地震”及“天津瑞海公司危险品仓库火灾爆炸”事件一线，在创伤救治、骨科护理、创伤后功能康复及血栓防治等领域具有较高造诣。

序一

北京大学人民医院始建于 1918 年，是中国人自行筹资建设和管理的第一家综合性西医医院。经过一百多年的发展，医院现已成为集医疗、教学及科研为一体的现代化综合性三级甲等医院。与此同时，医院的护理事业也取得了长足发展和巨大成就。护理团队从建院之初没有一名正规护士，发展到如今拥有 2000 余名训练有素的护理人员。他们为医院的平稳发展做出了不可磨灭的贡献。

当我接到邀请为《创伤骨科护理学》这本书写序时，我由衷地为创伤骨科这支护理团队感到荣耀。在过去的二十多年里，这支团结仁爱的护理团队满怀真心、爱心和善心，用勤劳和微笑为数以万计的患者送去了温暖和力量，使患者回归社会和家庭。这支护理团队也正是与我朝夕相处的战友。她们用自己的努力诠释了完美的医护配合，也以多年的护理成就显示了这支团队的不可或缺。在二十余年里，团队里的很多护士从孩子变成了孩子的母亲。她们一边辛勤地工作，一边相夫教子，为家庭和护理事业撑起了天使的翅膀。与此同时，她们的护理理论水平也不断提升。经过数年的努力，她们已拥有了丰富的临床经验，并完成了这部图书的编写。

创伤骨科患者的特殊性在于他们原本是正常人群，由于各种原因导致躯体结构和功能的损害，因此常常会对康复抱有极高的期待，所以在进行外科手术干预的同时，围术期的躯体、心理护理以及康复是非常重要的。这就要求护理团队全面了解创伤骨科涉及的各种创伤及其治疗方案，由此才能完成医疗与护理的平行和同步。编写这部《创伤骨科护理学》的初衷也是为各位护理同道提供相对完整的创伤骨科护理知识。

最后，感谢作者团队的辛勤笔耕，也祝贺这支护理团队做出的学术贡献。

北京大学人民医院院长
国家创伤医学中心主任
姜保国
2021 年 1 月

序二

随着《“健康中国 2030”规划纲要》的逐步推进，我国的护理事业得到了长足发展，临床护理实践也发生了巨大变化。护理学作为一级学科，其知识、理论、技术和方法不断推陈出新，需要临床一线的护士及时了解和掌握，才能更好地护理患者，改善患者的健康结局，提高患者的生活质量。

一直以来，北京大学人民医院的护理团队始终秉承“始于主动，基于专业，终于满意——做有温度的护士”的护理理念，为患者提供优质的护理服务。创伤骨科护理人员是这支优秀护理团队的代表。她们与医生完美配合，以良好的医德医风、熟练的操作技能和全面的专业知识为患者服务，在用爱心、耐心、精心和责任心救治每一位患者的同时，精心编写了《创伤骨科护理学》。这本书是我院创伤骨科护理专家的智慧结晶和科学成果。她们将二十多年的临床经验和最新进展相结合，积极深入地研究该领域的专业知识。本书在字里行间蕴含着编写成员的努力与辛勤付出。

《创伤骨科护理学》是近年来本专业领域一本不可多得的专科护理书籍，也是目前临床护理工作中相关人员十分急需的一部著作，内容涵盖了从创伤骨科护理工作的特点到围术期管理，从常见并发症的护理到专科护理技术，从信息化在创伤骨科护理中的应用到多发伤及骨折患者的护理……整本书内容完整、规范且文字精炼，适合临床护理人员阅读，并且对临床具有较强的指导意义。作者希望能与同行分享经验，共同提升创伤骨科患者的就医体验，为患者提供更加精细化和专业化的护理服务。

最后，我对所有为推动我国创伤骨科专科护理事业发展所做出努力的编写成员表示真诚的感谢，也祝愿我院创伤骨科护理团队的事业蒸蒸日上、蓬勃发展！

北京大学人民医院护理部主任

王　冷

前言

北京大学人民医院创伤骨科创建二十几年来，始终遵循医院的百年传统，即一支高素质的团队需要高素质的人才支撑，而其中理论建设又是必备的基础。

护理工作从一开始就在临床上体现出了不可或缺性。只不过随着时代的发展，护理已经从“爱在左、同情在右”的情感服务，逐步提升到既要用爱感化患者，还要见微知著，为医生的治疗提供准确的预判。护理人员在手术前通过细致的观察和快速伤情评估，能为医生提供抢救前的最佳准备。即便不是急诊，护理人员也需要做好各种预案。无论是了解患者的现病史和过敏史，还是密切观察患者的全身皮肤有无破溃、水肿和压力性损伤，护理人员在临床工作中都起到了重要的作用。

近年来北京大学人民医院护理部特别注重护理工作的专业化建设和护理文化建设，提出了始于主动、基于专业、终于满意的理念，要求每一位护士不仅有理论知识，还需要在循证医学的基础上，应用规范的护理操作技能，并借助信息化为患者进行科学化整体护理。北京大学人民医院创伤骨科通过多年的实践，始终坚持护理工作向着更加专业化和系统化发展的方向，这正是我们撰写本书的初衷与目的。在编写过程中，我们得到了北京大学人民医院院长、创伤骨科主任姜保国教授的支持和指导。他还组织科室医生一对一地研究并完善每个章节，以提高本书的理论含金量，力求做到精准无误。创伤骨科副主任付中国主任医师擅长绘画。他所描绘的画，无论是人体骨骼、肌肉、血管和神经，还是各种生活场景以及风景，都被众多同行所喜爱和认同。为了使本书尽善尽美，付中国主任医师不辞辛劳地绘制了本书所有手绘图片。

本书以临床应用为基础，解读护理工作中的延续性和主动干预。本书含有总论和分论两大部分，共二十六章，内容涵盖了从创伤骨科的护理工作特点，创伤骨科患者的一般护理，创伤骨科患者并发症的护理，再到信息化在创伤骨科护理中的应用，以及人体所有部位骨关节的解剖、损伤后的临床表现、治疗以及功能锻炼。本书对术后功能锻炼的讲解细致、全面，读者可以据此制订患者康复计划。期待本书能对骨科护理同行有所裨益，也希望得到同行的指正。

本书的出版得到了北京大学医学出版社刘燕编辑的鼎力支持和帮助，谨此致以最真诚的感谢。

编者

2021 年 1 月

目　录

总　论

各　论

总　论

第一章　创伤骨科护理工作的特点

随着现代医学模式的改变，即生物—心理—社会医学模式的形成，对临床护理工作提出了更高的要求。由于患病人群广泛、疾病种类复杂、损伤程度严重、病情变化紧急以及患者对疾病预后期望较高等原因，创伤骨科护理具有其自身独特的特点，具体表现在以下几个方面：

一、专科技术过硬，多学科协作突出

创伤是世界范围内的一个重大问题，交通事故、溺水、中毒、跌倒或烧伤、暴力、袭击、自虐或战争造成的伤害每年导致全球五百多万人死亡，并使数百万人受到伤害，占全球死亡率的9%[1]。2007年，《中国伤害预防报告》显示[2]，我国每年发生的伤害事件约有2亿人次，死亡70万至75万，占死亡总人数的9%，是继恶性肿瘤和心、脑、呼吸道疾病后的第五大死亡原因。在45岁以下的年轻人中，创伤是死亡的主要原因，而多发伤在入院的创伤患者中约占40%[3]。患者因病情变化复杂，其护理也具有临床挑战性。护理人员不仅需要有丰富的专业知识和熟练的岗位专科技能，更需要评判性思维和快速伤情评估能力。一名优秀的创伤骨科专科护士要能够为患者提供整个住院过程所需要的连续性护理，在不同时期、不同科室之间，包括门急诊—手术室—重症监护室—病房—家庭，通过无缝隙优质护理服务，促进患者快速康复。干预内容包括门急诊术前检查、健康教育与筛查、急诊伤情评估、早期制动、快速准确分流、围术期多学科协作、快速康复与护理、出院后康复和随访，以实现患者的全程管理。在整个临床过程中，一定要基于临床问题和患者需求，寻找改善现状的最佳实践和循证医学证据支持，并在医院环境中优先开展患者教育实践。

除此之外，创伤的复杂性要求多个专业医疗团队合作，包括急诊医生、骨科医生、普外科医生、胸外科医生、麻醉医生、重症医生、泌尿科医生、神经外科医生、耳鼻喉科医生、诊断和介入放射科医生及康复专家等，以提供特殊的评估和治疗。同时，多学科的护理查房、综合护理计划和标准护理路径的制订也非常重要。在此过程中有效的沟通和专科间的合作是提高患者护理质量的关键。因此，以多学科和团队为导向进行全程无缝隙护理对于优化患者预后至关重要。

二、心理护理与躯体疾病并重

由于受到意外事故，创伤骨科患者往往伴有肢体残疾或功能障碍。同时，他们对重返社会的需求非常强烈。创伤发生后他们极力希望自己能恢复到受伤前的功能水平，重新融入以前的生活，重拾家庭和社会中的角色。这些被患者认为是创伤治疗及护理的重要结果，而这些结果并非治疗后立竿见影的，甚至可能需要数年才能实现。而创伤经历，如危及生命的经历或严重的事故，更加重了患者的心理问题，如创伤后应激障碍、焦虑和抑郁，已被证明是造成他们生活质量下降重要且容易被低估的因素[4,5,6]。

有研究报道受伤后3个月，创伤后应激障碍在急诊科患者中的发生率是21%，在住院患者中的发生率是30%，随着时间和康复过程的推移，发生率会有所下降[7]。但如果未被及时发现和治疗创伤对心理造成的负担，则很可能转变为慢性心理问题，甚至导致抑郁，对患者及其家庭带来数十年甚至终身的负面影响[8]。因此我们认为，创伤患者心理护理与躯体康复同等重要，并且要贯穿全程。护士需要在特定的治疗阶段或疾病康复期，早期、灵敏地识别创伤后应激障碍的表现，如反复回忆、特定记忆回避、高度警觉、睡眠及情绪紊乱、行为改变以及持续的不安感等，并与照顾者一起为其提供独特的专业知识和情感支持，帮助其设定短期目标和长期目标，必要时进行专业的心理治疗，以满足创伤患者及其家庭复杂的生理、心理和社会需求。

三、治疗 – 康复 – 预防相结合

随着临床治疗理念的演变，目前手术的宗旨为：充分重视局部软组织及骨的血运，固定坚强而无加压，即手术更趋于微创技术、无创技术或无血技术。早期功能锻炼是恢复关节功能的重要手段，同时可有效地改善血液循环，减轻肢体肿胀，加速关节软骨及其周围组织的愈合，预防血栓等并发症，缩短骨折治疗的过程。康复需要一个多学科联合的团队，包括医生、护士、康复师、患者和照顾者等。护士在患者早期功能锻炼的角色中非常重要。他们不仅能够早期、分阶段、及时有效地对患者的情况进行评估，循序渐进地进行指导和监督，而且作为具体实践者，他们通过协助、示范和指导进行全程管理，可不断地加深患者对持续康复重要性的认识，提高患者进一步院外康复的参与度和积极性，从而达到事半功倍的效果。

另外，随着我国社会人口老龄化的加剧，越来越多老年人的生命安全受到了创伤的威胁。周洪波等的回顾性研究发现，创伤发生的首要原因为跌倒，其次为暴露于无生命机械性力量下的损伤，因此在居家状态下跌倒预防甚为重要，尤其是老年患者[9]。研究表明，65岁以上的患者需入院的可能性是其他类似损伤年轻患者的4倍[10]，因此，在院内治疗和出院指导过程中需要加强健康教育，将治疗 - 康复 - 预防理念相结合，降低患者对疾病的不确定感和术后恐惧情绪，从而降低再入院率。另外，出院后患者的康复锻炼一定要力求有效、循序渐进，以不增加副损伤为宜，必要时在康复师的指导下进行。

（孔祥燕）

参考文献

[1] World Health Organization. Injuries [EB/OL]. (2019-08-07)[2020-09-01]https://www.who.int/topics/injuries/en/.

[2] 中国疾病预防控制中心，卫生部疾病预防控制局，卫生部统计信息中心．中国伤害预防报告[M]. 北京：人民卫生出版社，2007. 1-20.

[3] Bach JA, Leskovan JJ, Scharschmidt T, *et al*. The right team at the right time——Multidisciplinary approach to multi-trauma patient with orthopedic injuries[J]. Int J Crit Illn Inj Sci, 2017, 7(1): 32-37.

[4] van Delft-Schreurs CCHM, van Son MAC, de Jongh MAC, *et al*. The relationship between physical and psychological complaints and quality of life in severely injured patients[J]. Injury, 2017, 48(9): 1978-1984.

[5] Haagsma JA, Polinder S, Toet H, *et al*. Beyond the neglect of psychological consequences: post——traumatic stress disorder increases the non-fatal burden of injury by more than 50%[J]. Inj Prev, 2011, 17(1): 21-26.

[6] van Delft-Schreurs CC, van Bergen JJ, van de Sande P, *et al*. A cross-sectional study of psychological complaints and quality of life in severely injured patients[J]. Qual Life Res, 2014, 23(4): 1353-1362.

[7] Haagsma JA, Polinder S, Toet H, *et al*. Beyond the neglect of psychological consequences: post-traumatic stress disorder increases the non-fatal burden of injury by more than 50%[J]. Inj Prev, 2011, 17(1): 21-26.

[8] Richmond TS, Aitken LM. A model to advance nursing science in trauma practice and injury outcomes research[J]. J Adv Nurs, 2011, 67(12): 2741-2753.

[9] 周洪波，招炽康，张明策，等．2013 年至 2017 年南方医科大学南方医院创伤骨科首次出院的损伤患者流行病学研究 [J]. 中华创伤骨科杂志，2018, 20(7): 606-610.

[10] Peschman J, Neideen T, Brasel K. The impact of discharging minimally injured trauma patient: does age play a role in trauma admission?[J] J Trauma, 2011, 70(6): 1331-1336.

第二章　创伤骨科患者的一般护理

一、入院护理

（一）接诊患者

1. 患者办理好入院手续进入创伤骨科病房，由主班护士在护士站主动迎接患者并通知责任护士接诊。责任护士进行自我介绍，并与另一名护士共同核对患者的腕带信息。核对无误后由责任护士送患者入病房。

2. 创伤骨科的患者多为意外事故致伤，患者入院后情绪比较急躁，责任护士要根据患者的具体情况给予不同形式的入院宣教，安抚处理患者，并认真检查患者的全身皮肤和黏膜。如发现异常情况，应及时处理并做好记录。

（二）入院宣教

1. 向患者及家属介绍科室主任、护士长和主管医生的姓名，以及病房及卫生间的环境、安全设施和使用方法、水卡的使用方法、病房物品的摆放、医院的探视制度和陪住制度。

2. 根据患者的病情，联系营养部为患者订餐，并告知患者配餐员床旁订餐的时间，扫描腕带付费的方法。

3. 向患者讲解外出检查均由陪检人员带领。

4. 告知患者及家属病房为公共区域，请妥善保管好个人的财物，避免遗失。

（三）入院评估

责任护士应用手持电脑（personal digital assistant，PDA）完成入院患者的各项护理评估。

1. 采集患者入院的体温、脉搏、呼吸和血压，并对患者进行疼痛评分，包括静息痛和活动后的疼痛评分。对于疼痛评分≥4 分的患者，遵医嘱给予镇痛措施等对症处理。

2. Morse 跌倒风险评估表　如果患者评分≥45 分，则此类患者被列为跌倒的高危人群，应告知患者及家属并做好标识，给予患者防跌倒的健康教育，采取相应的预防措施，根据患者的需要提供并指导患者使用助步器。将患者的病床摇至最低位置并固定，收起摇把。患者卧床休息时，拉起并固定床档，护士床旁交接班。

3. Waterlow 压力性损伤危险因素评估量表　评分在 10～15 分及以上的患者被列为压

力性损伤高危风险人群，应给予患者及家属预防压力性损伤的健康教育，并做出标识，给患者使用交替压力充气床垫，对骨突处予以减压贴保护，建立电子翻身单，持 PDA 登录移动护理信息系统，将体位变换的时间及局部皮肤的情况记录于翻身记录单上，并进行床旁交接班。

4. 日常生活活动能力（activities of daily living，ADL）使用该量表评估患者的自理能力。自理能力分为四级：0 级为生活自理，100 分；1 级为轻度功能障碍，61～99 分；2 级为中度功能障碍，41～60 分；3 级为重度功能障碍；≤40 分。根据评估的结果，为患者实施住院期间的生活护理。

5. 了解患者受伤的经过，询问既往病史、过敏史及平日用药的情况，如合并糖尿病或高血压等其他系统疾病，应及时告知医生，并配合医生做好患者相关指标的监测并记录。

6. 患肢的护理　查看患者的全身皮肤有无破溃、水肿和压力性损伤，观察患肢的皮温、血运、感觉、运动和动脉搏动情况。

如患者佩戴有石膏或支具外固定，应配合医生检查外固定是否妥当。必要时可打开外固定，查看局部皮肤有无张力性水疱以及开放的伤口。根据患者损伤的情况，遵医嘱给予相应的处理，如患部给予冰囊持续冰敷（图 2-1），或配合医生给予患肢的牵引或固定等处理。

二、术前护理

（一）心理护理

手术对于患者来说充满了恐惧和焦虑，患者往往对手术的效果及预后也顾虑重重。护士应主动与患者交流，了解患者的知识水平、家庭背景、生活习惯和对治疗的期望等，并针对患者的顾虑给予详细的解答和说明，比如入手术室后的准备工作、麻醉的方式、手术的简单过程、术后的康复原则、伤口换药拆线的时间以及预计出院时间等患者迫切关心的问题。护士通过专业的讲解，可以很好地缓解患者紧张的情绪，使其调整好自我的状态，

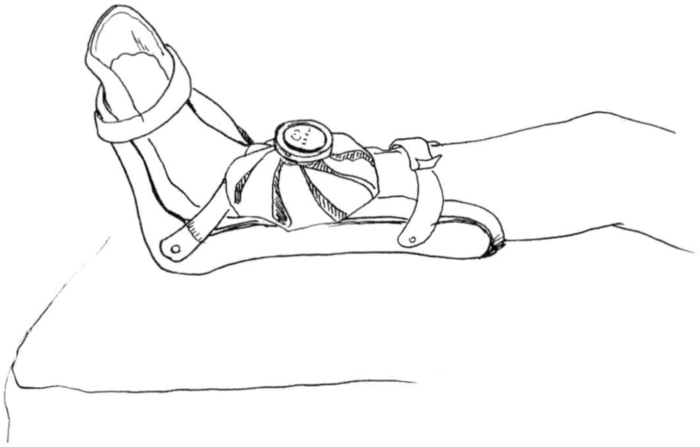

图 2-1　冰囊冰敷

更好地配合手术。

（二）一般护理

帮助患者妥善完成术前的各项常规检查，如血、尿、便常规，生化全项，凝血和病毒筛查八项，影像学检查，心电图检查。必要时根据患者的病情需要增加超声心动图和下肢血管超声等检查，协助医生做好术前诊断与评估，保证诊疗安全。有烟酒嗜好的患者，住院期间严格禁烟、禁酒。

（三）皮肤准备

为了保证手术的顺利进行，预防术后感染的发生，术前的皮肤准备极为重要。有研究表明传统的剃毛备皮更易损伤手术区域皮肤的完整性，使细菌易于侵入定植[1-2]。对创伤骨科的患者，除急诊手术外，患者入院后，责任护士即协助并指导患者使用具备去污和杀菌作用的洗浴用品清洁皮肤，术前一日使用脱毛膏为患者清除手术区域的毛发，剪除指甲。涂指甲油的患者，需告知患者及时清除，以免影响术中观察末梢血运及血氧饱和度的监测。手术当日，由责任护士协助患者使用含 2% 葡萄糖酸氯己定医用卫生湿巾在病房完成皮肤的预消毒。

（四）饮食管理

创伤骨科手术的患者为非胃肠道手术，术前一天常规饮食。在保证手术安全的基础上，手术当日台次较晚的患者，遵医嘱晨间可进食少量清流质饮食[3]。

（五）肠道管理

对于长期便秘以及老年创伤的患者，入院后应根据患者的具体情况给予口服通便的药物，以保持大便通畅，避免长期卧床后排便不畅，增加心脑血管疾病的发生风险。

（六）睡眠护理

术前一日晚应缓解患者的紧张情绪，保持病房安静，空气清新。确保患者有良好的睡眠，必要时可以给予患者镇静药物，以利于次日手术的顺利进行。

（七）支具准备

入院后需要支具外固定的患者，由责任护士遵医嘱给予患者相应型号的支具并协助患者佩戴，告知患者佩戴的目的和方法，具体详见第七章。

（八）术日晨准备

1. 夜班责任护士完善患者术前准备，包括留置导尿管，术晨第一台和第二台手术的患者完成手术区皮肤的消毒。

2. 对有术晨口服药物的患者（如降压药物），遵医嘱指导患者术晨少量饮水服药，一般饮水不超过 10 ml。

3. 检查患者手术区域手术标识的完成情况，未完善者及时通知医生。

4. 督促患者更换清洁的病号服，脱去内衣裤及饰品。有活动义齿的患者需告知摘除并协助患者妥善保管。

5. 接诊患者时需按手术室接诊患者的流程核对患者信息，持 PDA 扫描患者的腕带，核对手术部位，检查无误后将患者的病历、支具及影像学资料转交给手术室接送人员，由手术室接送人员将患者送入手术室。

6. 准备床单位，根据患者麻醉方式和手术的情况，准备麻醉床及相关仪器设备，迎接患者回病房。

三、术后护理

（一）一般护理

患者麻醉恢复后返回病房，责任护士安排交接患者，将患者安全转运至病床。搬运过程中注意观察患者生命体征的变化，保护患者的隐私，注意保暖，特别关注患者各种管路的妥善固定，防止管路滑脱。

1. 根据患者的麻醉方式给予相应的体位，遵医嘱给予心电监护和氧气吸入。

2. 向手术医生和麻醉师了解患者术中的情况、手术方式、术中出血、补液及用药等情况。检查伤口敷料、引流管固定及引流的情况。

3. 检查患者的全身皮肤情况。如发现异常，应及时与手术室护士沟通并给予相应的护理措施。

（二）患肢护理

1. 体位　术后将患肢抬高，患肢下垫软枕，使其高于心脏水平 15 cm，以促进血液回流，预防患侧肢体肿胀。

2. 密切观察患肢情况　观察内容包括患肢颜色，皮肤温度及感觉运动的情况，肢端末梢循环充盈程度，动脉搏动情况，支具固定是否妥当。如果发现异常，及时通知医生给予处理。

（三）伤口护理

密切观察伤口敷料有无渗出，了解伤口渗出液的颜色和量。如有渗出，及时报告医生给予处理，以保持敷料的整洁干燥。

（四）引流管的护理

妥善固定引流管，预留合适的长度以方便患者床上移动，避免管路滑脱。密切观察引流液的颜色、性状、引流量及负压是否正常，保持引流管通畅、标识清晰，如打褶、受压或发现引流管引流不畅等异常情况，则通知医生及时处理。

（五）尿管的护理

留置尿管期间妥善固定尿管，嘱患者多饮水，每日晨晚间给予患者会阴擦洗。根据患者的病情及麻醉方式，尽早拔除导尿管，协助患者排便并做好记录。

（六）静脉留置针的护理

接诊术后患者后即检查留置针的通畅情况，查看管路连接是否紧密，穿刺局部皮肤有无肿胀，如发现异常及时处理。

（七）饮食指导

患者术后麻醉消退至完全清醒后，可进食少量清淡易消化的饮食，避免进食豆类、奶类或甜食等，以免引起腹部胀气。根据不同患者需求，给予相应的饮食及指导。

（八）疼痛的护理

内容详见第三章。

（九）功能锻炼

遵循主被动结合、动静结合、循序渐进及个性化的原则指导患者功能锻炼。患者清醒后即可在床上进行早期的活动，如健侧肢体的活动。根据具体的病情可以做如深呼吸、咳嗽、咳痰以及预防肺部感染。上肢可以做手指的握拳和伸指练习。下肢可以做踝泵训练及股四头肌等长收缩，以预防下肢深静脉血栓的形成。具体锻炼方法内容详见各论。

四、出院指导

患者出院前，责任护士有以下事项需要告知患者及家属：

1. 换药　伤口敷料保持清洁干燥，常规每 3 天换药一次，术后 2 周拆线。患者换药和拆线均可选择就近医院进行，拆线后 1 周可沐浴，但不要用沐浴液揉搓伤口。绝大多数术后伤口可以顺利愈合。如果换药时发现患者伤口红肿或有分泌物，告知其一定来手术医院复查。

2. 出院带药　责任护士给予患者用药方面的健康教育。遵医嘱指导患者定时、定量、规律服药。

3. 支具佩戴时间　由于损伤修复后需要一个愈合过程，在此期间部分患者需要佩戴支具进行保护。佩戴支具的时间应根据患者的病情遵医嘱执行，去除支具的时间需要在门诊复查时由主管医生告知患者。

4. 遵医嘱指导患者继续完成功能锻炼的相关内容，具体内容详见各论。

5. 术后复查时间　患者常规于术后 1 个月、3 个月、6 个月及 1 年到创伤骨科门诊复查。特殊情况需遵医嘱执行。如果有任何不适，及时就诊。

（张　艳）

参考文献

[1] Lefebvre A, Saliou P, Lucet JC, *et al*. Preoperative hair removal and surgical site infections: network meta analysis of randomized controlled trials[J]. J Hosp Infect, 2015, 91(2): 100-108.

[2] Morrison TN, CHEN AF, Taneja M, *et al*. Single vs repeat surgical skin preparations for reducing surgical site infection after total joint arthroplasty: a prospective, randomized, double-blinded study [J]. J Arthroplasty, 2016, 31(6): 1289-1294.

[3] Nygren J, Thacker J, Carli F, *et al*. Guidelines for perioperative care in elective rectal/pelvic surgery: enhanced recovery after surgery (ERAS®) society recommendations[J]. Clin Nutr, 2012, 31(6): 801-816.

第三章　创伤骨科患者围术期疼痛的管理

疼痛是骨科患者的常见症状，对预后有较大影响。在国外的研究中，疼痛管理中已从以麻醉医生为主体开始转向以护士为主体的管理模式[1]。在临床工作中，护士是与患者接触时间最长的医务人员，因此他们是最了解患者不适症状的群体，也是患者第一时间可以寻求医疗帮助的人员。护士是疼痛的主要评估者，也是镇痛措施的具体实施者，更是患者及家属的教育者和指导者。在病房中开展疼痛护理管理模式，规范疼痛管理的流程，不仅能够减轻患者的疼痛，而且可以促进其功能康复，从而缩短患者的平均住院日，提高患者的满意度[2]。因此在创伤骨科患者整个治疗期间，重视患者的疼痛管理至关重要。

一、术前镇痛

（一）疼痛的定义

疼痛是组织损伤或与潜在组织损伤相关的一种不愉快的躯体感觉和情感经历。疼痛是患者的主观感受，包括感觉和情感的反应。疼痛已被列为第五大生命体征[3]。

（二）术前常规宣教内容

1. 绝大多数术后疼痛是可预期的，可控制的。
2. 积极有效的术后镇痛有利于加速康复。
3. 熟知疼痛数字评分法（numerical rating scale，NRS）等评估方法，如疼痛卡尺自评（图 3-1、图 3-2）。
4. 指导患者正确使用自控式镇痛装置（patient controlled analgesia，PCA）。
5. 疼痛不缓解或加重、疼痛性质改变或出现新的疼痛时，应及时报告。
6. 了解药物成瘾性、依赖性和耐受性的概念，消除患者对使用镇痛药物的恐惧。

（三）术前镇痛措施

术前镇痛的方法包括非药物治疗和药物治疗[4]。

1. 疼痛评估　入院 6 h 内护士应对患者进行第一次疼痛评估，此后每日 14∶00 进行一次疼痛评分。患者主诉疼痛时即刻进行一次疼痛评分。当疼痛评分≥4 分时，需进行疼痛评估。评分的方法采用 NRS 或语言分级评分法（verbal rating scale，VRS），疼痛评估的内容有患者疼痛的时间、部位、持续时间和疼痛的类型等。

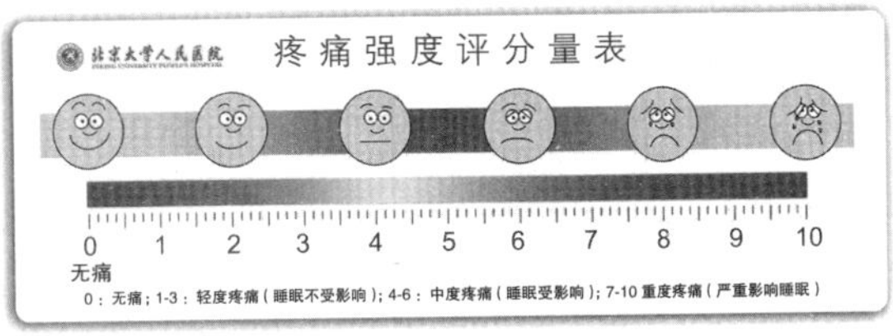

图 3-1 疼痛强度评分尺（正面）

北京大学人民医院
PEKING UNIVERSITY PEOPLE'S HOSPITAL

成人行为疼痛评估量表

	0	1	2
脸部肌肉表情	脸部肌肉放松	脸部肌肉紧张，皱眉，脸部肌肉扭曲	经常或一直皱眉，紧咬牙床
休息	安静，表情安详，肢体活动正常	偶尔有些休息不好，并改变体位	经常休息不好，频繁改变体位
肌紧张	肌张力正常，肌肉放松	肌张力增加，手指或脚趾屈曲	肌肉僵硬
发声	无异常发声	偶尔发出呻吟声、哼声、哭泣或抽泣声	频繁或持续发出呻吟声，哼声，哭泣或拉泣声
安抚	满足的，放松的	通过谈话，分散注意力得到安抚	很难通过抚摸、谈话得到安抚

0 分无痛；1-3 分轻度疼痛；4-6 分中度疼痛；7-10 重度疼痛。

小儿疼痛行为评估量表

	0	1	2
面部表情	微笑	偶尔皱眉，面部扭歪，淡漠	下颌颤抖或紧咬
腿	放松体位	紧张，不安静	腿踢动
活动	静卧或活动自如	来回活动	身体屈曲、僵直或急扭
哭	无	呻吟、呜咽、偶哭	持续哭、哭声大
安慰	无需安慰	轻拍可安慰	很难抚慰

0 分无痛；1-3 分轻度疼痛；4-6 分中度疼痛；7-10 重度疼痛。

图 3-2 疼痛强度评分尺（背面）

2. 非药物治疗

（1）环境

①病房宜保持整洁，空气清新，光线合适。

②工作人员应注意在进行治疗和护理时保持动作轻柔，保证病房内的安静。

（2）心理护理

①鼓励患者主动表达自己疼痛的感受。

②可通过安慰、倾听、解释和鼓励等方法给予患者心理支持。

③在护理过程中得到患者的信任，建立良好的护患关系。

（3）体位

①协助并指导患者采取舒适的体位，以减少疼痛。

②使用正确的翻身法，以减轻患者疼痛。

（4）辅助用具的使用

①应根据患者日常生活的需要选择合适的辅助用具。

②遵医嘱使患者正确穿戴外固定支具。

③指导患者正确使用辅助用具及支具。

（5）物理疗法：主要的镇痛物理疗法为冷疗法。持续的冷敷不但可以消除肿胀，亦可以减轻患者术后患处的疼痛。目前临床除了冰袋冷敷外，还有 Aircast 冷疗装置（图 3-3）。其中传统的冰袋冷敷内置冰水混合物，切忌只用冰块直接为患者进行冷敷，以免冻伤皮肤。冷疗法的禁忌部位包括颈后、耳郭、阴囊处、心前区、腹部和足底等。

3. 药物治疗 采取超前镇痛、多模式联合镇痛和序贯镇痛，以最大限度地降低不良反应，详细内容见本章术后镇痛措施[5]。

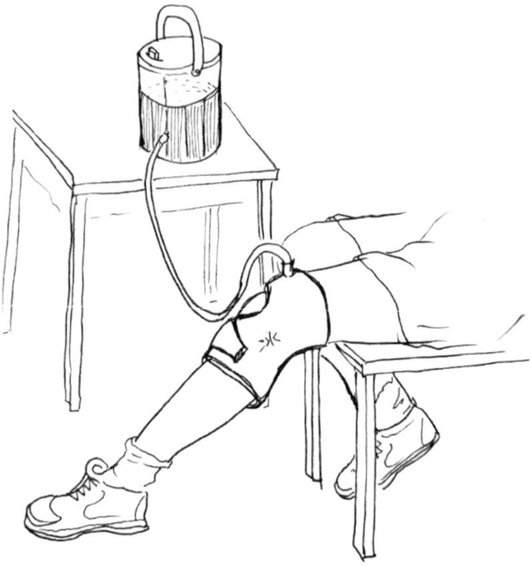

图 3-3　Aircast 冷疗装置

二、术后镇痛

骨科手术一般创伤较大。术后由于康复和固定的需求，常常对体位有限制。石膏和支具对肢体的限制也常引起疼痛。骨科术后疼痛多见于手术后 24 ~ 48 h，以急性疼痛为主。骨折引起的炎症反应会加重疼痛，从而延长康复期，而且大多数关节部位的手术又需要早期进行功能锻炼，所以术后患者的疼痛护理是临床护士的重要工作之一[6]。

（一）术后疼痛评估

术后疼痛评估的方法同术前。当患者有疼痛的主诉时，首先护士应对患者进行疼痛评分。若患者的 NRS 评分≥4 分，需对患者进行疼痛强度的评估。病房护士对术后未携带镇痛装置的患者应在手术当日进行一次疼痛评估（24 点前），对术后携带镇痛装置的患者术后 6 h（镇痛装置开启时间为术后 0 时）进行一次疼痛评估。

（二）术后镇痛措施

临床上术后镇痛常采用多模式联合镇痛的方式进行，以保证患者术后能达到接近“无痛”的程度，保证患者的舒适感，利于早期功能锻炼。

1. 非药物镇痛　指物理镇痛。目前在骨科镇痛物理治疗方面多采用冷疗法和体位护理。

（1）冷疗法：详细内容见本章术前镇痛护理措施。

（2）体位护理：协助患者正确地摆放体位，不仅可以增加患者的舒适度，亦可以减轻患者患肢的疼痛。以下是几种骨折部位患者采取的舒适体位：

①上肢骨折：患者站立或坐位时，给予患者佩戴吊带支具，使患肢肘关节屈曲 90°，保证手、腕和肘关节在同一水平线上（图 3-4）。患者卧位时，患肢与身体中间垫一软枕，以增加患者的舒适感，减轻疼痛（图 3-5）。

②下肢骨折：患者平卧时，将患肢用软枕抬高，避免骨折部位的移动（图 3-6），在协助患者翻身改变体位时，护理人员需双手使骨折部位相对固定，协助患者翻身。侧卧位时，向患者健侧翻身，两腿中间垫软枕衬托（图 3-7）。

③脊柱骨折：脊柱骨折的患者在进行体位变换时，需要进行轴线翻身，在变换体位时需要佩戴支具保护（图 3-8）。侧卧位时除与下肢骨折一样在双膝间垫软枕外，必要时患者背部需要垫一软枕支撑，翻身角度应小于 45°。采用舒适的体位护理，可以减轻患者的疼痛。

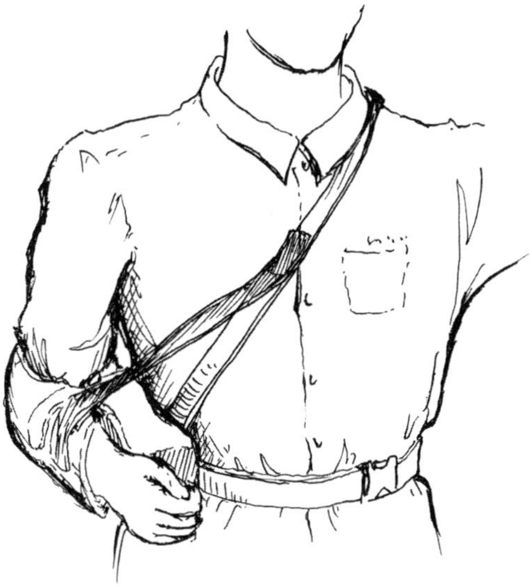

图 3-4　上肢骨折佩戴吊带

2．药物镇痛

（1）镇痛泵：在骨科手术术中为了预防术后疼痛，患者可使用镇痛泵。目前骨科手术常见的镇痛泵有静脉镇痛泵、硬膜外镇痛泵和周围神经阻滞镇痛泵等。对于携带镇痛泵的患者，主要的护理要点有：

①检查镇痛装置及穿刺部位：镇痛泵管路连接紧密、通畅，外贴辅料粘贴完好。使用静脉镇痛泵装置时，应尽量使用单独通路。

②妥善固定镇痛装置：当患者取卧床时，将装置上的吊带挂在输液架上，应将自控阵痛按钮放置在患者伸手可及处。当患者下床活动时，应将阵痛装置吊带斜挎在其身上、挂在可移动输液架上或将镇痛泵装置放入上衣口袋内（图 3-9）。

③指导患者正确使用 PCA 的自控镇痛按钮。

④简单故障排除：A. 管路下端堵塞：若携带的为静脉镇痛装置，应首先确认输液通路

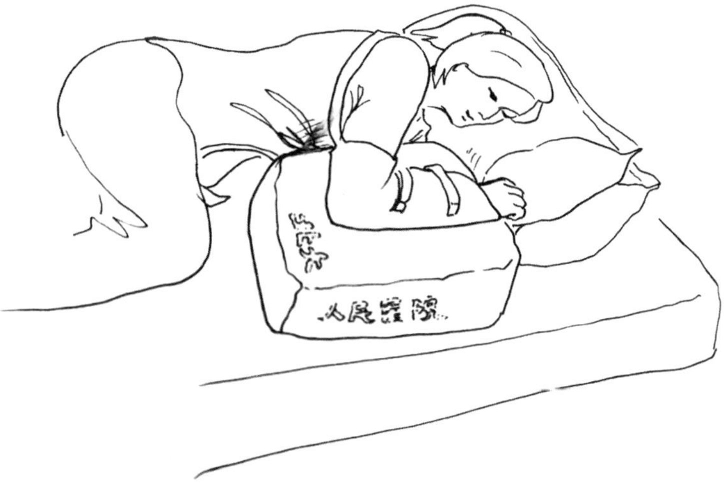

图 3-5　上肢骨折卧位

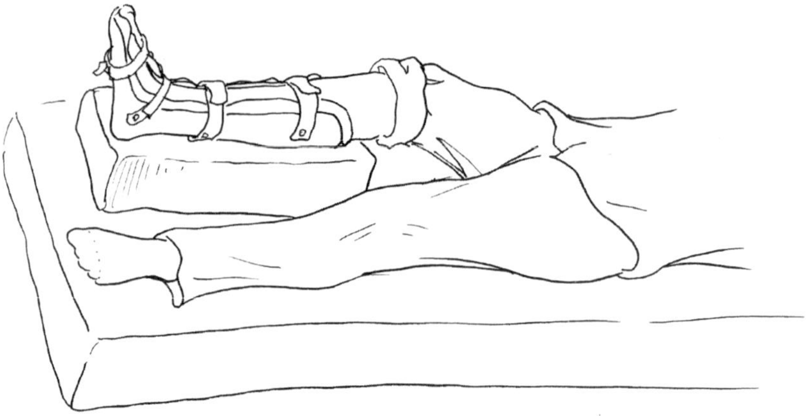

图 3-6　下肢骨折平卧位

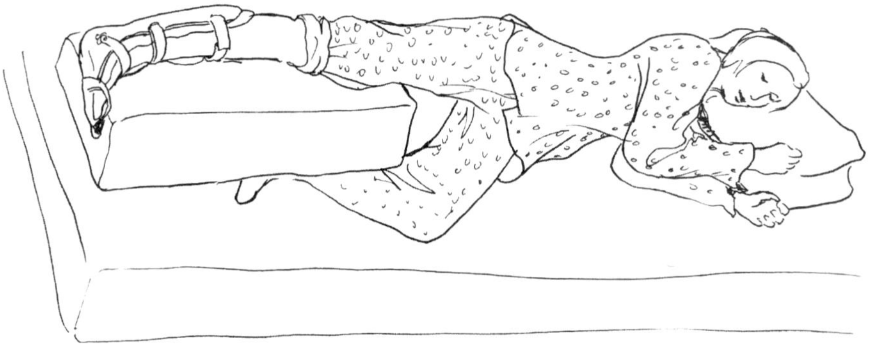

图 3-7　下肢骨折侧卧位

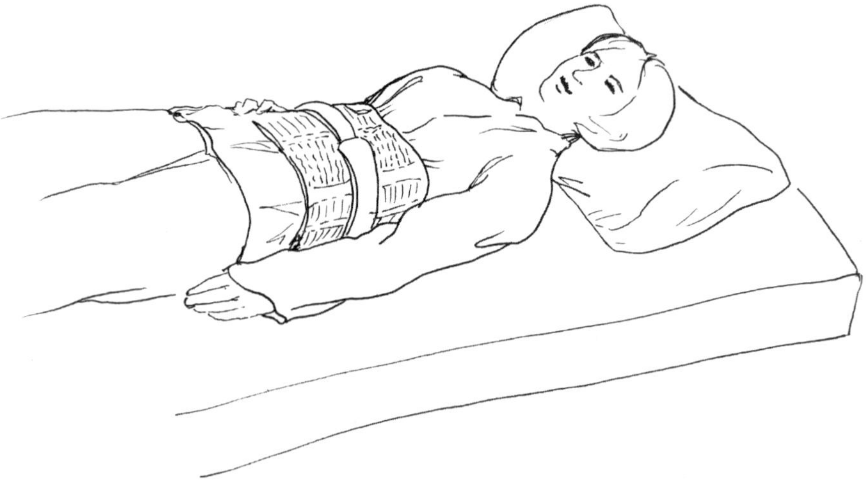

图 3-8　脊柱骨折平卧位

是否通畅。B. 低电量：需联系麻醉科更换电池。

⑤注意事项：对携带腰段硬膜外镇痛装置并留置尿管的患者，建议其停止应用镇痛泵装置后再将尿管拔除。若自控镇痛装置药袋内含阿片类药物成分，在停止镇痛装置后需将药袋毁形，倒掉剩余药液。一次性术后自控镇痛装置药袋或药瓶应根据产品说明，一般单次使用时间不应超过 96 h（图 3-9）。

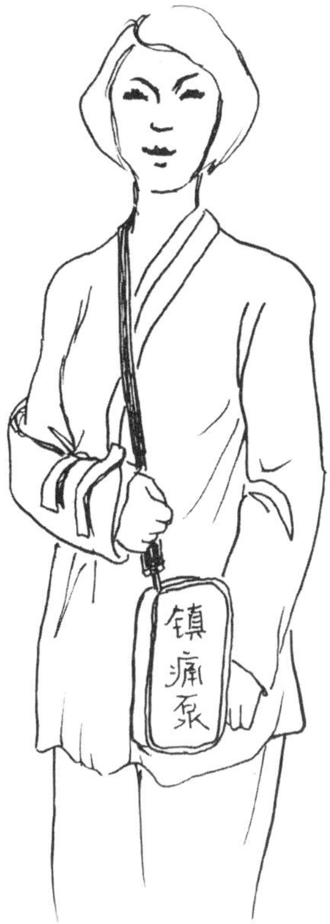

图 3-9　镇痛泵的佩戴

（2）镇痛药物的应用：术后镇痛药物的选择应根据三阶梯用药的原则，采取多模式联合用药。术后按照镇痛药物的半衰期按时用药，使药物浓度维持在一个相对稳定的水平，可更有效地缓解术后疼痛。作为临床护士，不仅要根据医嘱内容准确、按时地应用药物，更要观察用药后的不良反应。

（3）超前镇痛："超前镇痛"在临床麻醉镇痛领域已被定义为阻止外周伤害性传入冲动向中枢传递及传导而建立的一种临床多模式或（和）多药物联合的镇痛治疗方法，在减弱术中疼痛和预防术后疼痛中发挥着重要的作用。作为临床护理工作人员，除了保证患者按时按量地用药外，更应该注意观察患者用药后的效果以及有无药物不良反应的发生，保证患者的用药安全[7]。

（4）多模式联合镇痛：多模式联合镇痛即通过多种给药途径、不同阶梯药物及多种方式联合镇痛，达到副作用小、效果好的镇痛模式[8]。

（5）序贯镇痛：镇痛泵一般只放置术后 2 ~ 3 天，但有些手术的患者可能仍然存在中重度疼痛，如关节置换术后。因此，护士应该及时评估患者的疼痛情况，并报告医生，遵医嘱给予患者口服药序贯镇痛治疗。

3. 镇痛后的再评估　根据镇痛措施的方法和给药途径的不同，护士需要再次进行评估。

（1）冰敷 / 制动：2 h 后评估并记录。

（2）静脉给药后 30 min 再次评估并记录。

（3）肌内注射或皮下注射后 60 min 再次评估并记录。

（4）口服给药后 90 ~ 120 h 再次评估并记录。

（5）肛门给药后 60 ~ 90 min 再次评估并记录。

（6）皮肤贴剂后 6 h 后再次评估并记录。

4. 镇痛相关并发症的处理

（1）术后恶心和呕吐：采用多模式止吐治疗，预防性应用止吐药物，必要时联系麻醉科调整术后镇痛装置模式。

（2）镇痛不全：护士首先应检查患者在使用镇痛泵时是否是有效的，排除由于管路堵塞等情况引起的镇痛不全。对于使用硬膜外镇痛的患者，可联系麻醉科增加输注量或增大药物浓度。对于应用连续神经阻滞镇痛泵的患者，可单次推注局部麻醉药并测量阻滞的范围。对于应用静脉镇痛装置的患者，可适当增加阿片类药物的用量，但需谨慎。可加用曲马朵和羟考酮等药物进行镇痛补救。

（3）外周神经损伤：一旦出现可疑的外周神经损伤，应注意鉴别是否与神经阻滞有关。必要时需停止神经阻滞镇痛装置，并密切观察患者神经恢复的情况。

（4）硬膜外血肿形成：该并发症的发生率极低。但若不能早期发现，可能造成不可逆的损伤。对于硬膜外镇痛并行术后抗凝治疗的患者，应警惕患者术后 12 h 内是否出现严重背痛、下肢运动感觉恢复延迟，或者感觉恢复后又重新出现阻滞平面以下感觉减退等症状。一旦确诊，需立即进行手术清除血肿，尽一切可能挽救患者的下肢肢体的感觉和运动功能。

（赵思萌）

参考文献

[1] 李姚仙 . 以护士为主体的骨科疼痛管理研究 [J]. 中医药管理杂志 , 2016, 24(03): 53-54.
[2] 吴伟英 . 晚期肿瘤患者疼痛评估及护理干预 [J]. 现代预防医学 , 2011, (16): 215-216.
[3] 陈丽芳 , 翁留宁 . 疼痛护理管理模式在创伤骨科病房中的应用 [J]. 护理实践与研究 , 2013, 10(24): 20-22.
[4] 路桂军 . 治疼必需知痛 [J]. 医学与哲学 , 2014, (12): 25-28.
[5] 冯艺 , 王俊 , 王玲 . 围术期多学科管理 [M]. 北京 : 人民卫生出版社 , 2018: 21-26.
[6] 顾丽莉 . 骨科术后疼痛护理的研究进展 [J]. 当代护士 (中旬刊), 2015(12): 21-24.
[7] 张倩 , 尤浩军 . "超前镇痛" 研究进展及麻醉中应用 [J]. 中国疼痛医学杂志 , 2016, 22(04): 241-244.
[8] 林荔军 , 刘登均 , 张飞 , 等 . 多模式联合镇痛在全膝关节置换围术期中的运用 [J]. 重庆医学 , 2010, 39(14): 1871-1874.

第四章　创伤骨科患者围术期血栓的管理

静脉血栓栓塞形成（venous thromboembolism，VTE）指一种由于静脉内血栓形成，使血管完全或不完全阻塞，而形成的静脉回流障碍及一系列相关病理生理改变性疾病[1]，临床上包括深静脉血栓形成（deep vein thrombosis，DVT）和肺栓塞（pulmonary embolism，PE）。后两者是 VTE 在不同部位和不同阶段的两种表现形式。大多数肺栓塞是因为下肢静脉血栓形成后血栓脱落，经过静脉回流进入肺动脉引起的。肺栓塞是下肢创伤及下肢术后最主要的致死因素。据不完全统计，住院患者中大约 1% 死于肺栓塞，在 90% 的肺栓塞患者其血栓来自下肢静脉，80% 的肺栓塞患者起病无临床症状，2/3 的肺栓塞患者的死亡在 2 h 内发生。

既往文献显示，VTE 在骨科大手术后发生率较高，也是患者围术期死亡及医院内非预期死亡的重要因素[2, 3]。袁越等[4]2016 年采用横断面调查的方法对山东省佛山医院的 6624 名患者进行了 Caprini 风险评估筛查，其中手术患者在 VTE 达中危以上者占 79.13%，且在外科系统中 VTE 中危、高危（高危 + 超高危）患者的科室分布中比率最高的为创伤外科、胸外科和神经外科，因此，创伤骨科患者围术期的血栓管理尤为重要。

一、发病机制

深静脉血栓形成的原因主要包括三个相关因素，即 Virchow 三要素——静脉血流缓慢或淤滞、血液高凝状态和静脉壁损伤。创伤患者常可能同时存在上述三种因素，从而导致下肢静脉血栓的发生。

1. 静脉血流缓慢或淤滞　创伤骨科患者由于术前需要卧床制动，术中脊髓麻醉或全身麻醉导致周围静脉扩张，下肢肌肉完全麻痹松弛，失去收缩功能。另外，术中止血带的使用、术后切口疼痛及某些需要石膏、支具持续固定或制动等因素均是引起静脉血流缓慢的重要因素。

2. 血液高凝状态　创伤骨科患者机体多处于高凝状态，不仅与麻醉及创伤后组织因子释放和外源性凝血系统激活有关，还与患者自身特异因素及多病共存状态相关。当患者合并动脉硬化、心肺疾病、糖尿病、恶性肿瘤以及合并细菌或病毒感染时，其体内血小板的黏附能力增强，凝血因子增加，抗凝血酶活性降低，纤维蛋白溶解性下降或纤溶抑制剂增加，使机体处于高凝低纤溶状态。

3. 血管壁损伤　创伤患者创伤本身、术中使用止血带或术中器械操作等都会对血管造成直接或间接损伤，导致患者深静脉血栓形成。

二、临床表现

（一）深静脉血栓形成

根据发病时间，DVT 可分为急性期、亚急性期和慢性期。急性期指发病在 14 天以内。亚急性期指发病 15 ~ 30 天。急性期和亚急性期又称为早期 DVT。而发病 30 天以后则称为慢性期。

DVT 早期主要表现为患肢突发性肿胀和疼痛等，活动后加重。严重的下肢 DVT 可出现股青肿，表现为患肢极度肿胀和剧痛。皮肤发亮，呈青紫色，皮肤温度降低伴有水疱，足背胫后动脉搏动减弱或消失，全身反应强烈，体温升高。当血栓延伸至下腔静脉时可出现明显水肿。当血栓位于肌间静脉丛时，可出现 Homans 征（直腿伸踝试验，即患肢伸直足被动背屈时小腿后侧肌群疼痛）和 Neuhofs 征阳性（压迫腓肠肌试验，即压迫小腿后侧肌群时局部疼痛）。

DVT 慢性期可发展为血栓后综合征，又称深静脉血栓后综合征（post-thrombotic syndrome，PTS）。一般指急性下肢 DVT 6 个月后患肢沉重、肿胀、静脉曲张和皮肤瘙痒等。严重者出现下肢高度肿胀、脂性硬皮病或经久不愈的溃疡。

（二）肺栓塞

PE 指来自静脉系统或右心的血栓阻塞肺动脉或其分支所致的肺循环功能障碍性疾病，主要症状为胸痛、咯血和呼吸困难。临床表现为呼吸频率加快、心率加快、血压下降和发绀，严重者伴烦躁不安和惊恐，甚至濒死感。PE 的临床症状多种多样，缺乏特异性，如晕厥、心悸、发热、咳嗽和咯血等，应注意与 DVT 的症状加以甄别。

三、辅助检查

（一）彩色多普勒超声

无创，适用于对所有患者进行筛查和监测，可显示下肢静脉是否有血栓以及血栓的部位。

（二）血浆 D– 二聚体监测

血浆 D- 二聚体对 VTE 的诊断灵敏度极高，但缺乏特异性，可用于急性 VTE 筛查、特殊情况下 DVT 的诊断、疗效评估及复发风险评估[5]。发生急性下肢深静脉血栓时 D- 二聚体多大于 500 ng/ml。

（三）下肢静脉造影

通过下肢静脉造影可直接显示静脉状态，是诊断的金标准，但缺点是有创，且检查费用较高。

（四）螺旋 CT 静脉造影和 MRI 静脉造影

为近年来新出现的诊断方法，可同时检查肺部、腹部、盆腔和下肢静脉情况，创伤小，特异度高。

四、血栓风险评估

血栓风险评估是临床血栓预防工作的第一步，针对不同的患者，评估工具目前并不统一。国内外研究中出现了多种 VTE 风险评估工具，包括 Caprini 风险模型（Caprini Risk Model）、Autar 深静脉血栓形成风险评估（Autar Deep Vein Thrombosis Risk Assessment）、帕多瓦预测评分（Padua prediction Score）和简明血栓栓塞风险评分等[6, 7]。2016 年《中国骨科大手术静脉血栓栓塞形成预防指南》在众多风险因素评估方法中，推荐使用 2010 版 Caprini 风险评估模型（Caprini Risk Assessment Model，RAM）评估骨科大手术后的 VTE 风险（图 4-1）[8, 9]。

A1 每个危险因素 1 分

○年龄 40～59 岁
○计划小手术
○近期大手术
○肥胖（BMI＞30 kg/m²）
○卧床的内科患者
○炎症性肠病史
○下肢水肿
○静脉曲张
○严重的肺部疾病、含肺炎（1 个月内）
○肺功能异常（慢性阻塞性肺疾病）
○急性心肌梗死（1 个月内）
○充血性心力衰竭（1 个月内）
○败血症（1 个月内）
○输血（1 个月内）
○下肢石膏或肢具固定
○中心静脉置管
○其他高危因素

A2 仅针对女性（每项 1 分）

○口服避孕药或激素替代治疗
○妊娠期或产后（1 个月）
○原因不明的死胎史，复发性自然流产（≥3 次），由于毒血症或发育受限原因早产

B 每个危险因素 2 分

○年龄 60～74 岁
○大手术（＜60 min）※
○腹腔镜手术（＞60 min）※
○关节镜手术（＞60 min）※
○既往恶性肿瘤
○肥胖（BMI＞40 kg/m²）※

C 每个危险因素 3 分

○年龄≥75 岁
○大手术持续 2～3 h※
○肥胖（BMI＞50 kg/m²）※
○浅静脉、深静脉血栓或肺栓塞病史
○血栓家族史
○现患恶性肿瘤或化疗
○肝素引起的血小板减少
○未列出的先天或后天血栓形成
○抗心磷脂抗体阳性
○凝血酶原 20210A 阳性
○因子 Vleiden 阳性
○狼疮抗凝物阳性
○血清同型半胱氨酸酶升高

D 每个危险因素 5 分

○脑卒中（1 个月内）
○急性脊髓损伤（瘫痪）（1 个月内）
○选择性下肢关节置换术
○髋关节、骨盆或下肢骨折
○多发性创伤（1 个月内）
○大手术（超过 3 h）※

危险因素总分：

注：①每个危险因素的权重取决于引起血栓事件的可能性。如癌症的评分是 3 分，卧床的评分是 1 分，前者比后者更易引起血栓。② ※ 只能选择一个手术因素

图 4-1　Caprini 风险评估

Caprini 风险评估是一种基于临床经验和循证医学证据设计的有效且简单可行、经济实用的 VTE 风险预测工具。基于 Caprini 评分情况，血栓风险分为低危、中危、高危和极高危四个等级，根据不同的等级进行 VTE 的具体预防（表 4-1）。

表 4-1 VTE 预防方案（Caprini 风险评估）

危险因素总分	DVT 发生风险	风险等级	预防措施
0～1 分	＜10%	低危	尽早活动，物理预防
2 分	10%～20%	中危	药物预防 + 物理预防
3～4 分	20%～40%	高危	药物预防 + 物理预防
≥5 分	40%～80%，1%～5% 死亡率	极高危	药物预防 + 物理预防

五、预防

（一）基本预防

1. 改变生活方式，如戒烟、戒酒。

2. 规范手术操作，手术者应操作精细、微创，减少静脉血管内膜损伤。

3. 规范静脉穿刺技术。护士应避免同一静脉反复穿刺，避免患肢静脉穿刺尤其是双下肢。

4. 规范使用止血带，减少术中止血带的使用时间，根据手术部位、手术类别及患者的特殊情况减轻术中止血带的压力。

5. 术后抬高患肢，以促进静脉回流。抬高患肢时不要在腘窝或小腿下垫枕，以免影响小腿深静脉回流。

6. 注重预防静脉血栓知识宣教，指导患者进行早期活动，包括深呼吸、踝泵运动和主被动活动等。

7. 鼓励患者多饮水，围术期适度补液。除非有临床指征，否则不要让患者处于脱水状态。

（二）物理预防

对于不使用石膏固定的患者，可使用足底静脉泵（venous foot pump，VFP）、间歇充气加压装置（intermittent pneumatic compression，IPC）和抗血栓梯度压力袜（graduated compression stockings，GCS），以促进血液循环，减少肿胀。

1. 足底静脉泵　足底静脉泵模仿人体的“生理性足泵”，通过脉冲气体在极短时间内快速冲击足底的方式，使肢体静脉血获得类似人行走状态下的一种脉冲性加速，提高血流速度，预防 DVT 发生[10]。

2. 间歇充气加压装置　间歇充气加压装置的工作原理与足底静脉泵相似，通过从肢体远端向近端进行间歇式充气。放气压迫过程促进下肢血液流动，减少血液淤滞，达到预防血栓形成的目的[11]，建议每天使用时间至少 18 h。

3. 抗血栓梯度压力袜　抗血栓梯度压力袜又称弹力袜，分膝长型与腿长型两种。前者适用于一般患者，预防住院期间血栓形成；后者主要用于逐渐过渡到能下地行走的患者，可用于预防出院后的血栓形成。根据压力的设置，又分为治疗型和预防型。预防型有梯度压力。使用前，应测量患者腿围以确保提供正确尺寸的弹力袜。如出现水肿或术后肿胀，应重新测量弹力袜尺寸。对有使用抗血栓压力弹力袜适应证的患者，鼓励患者日夜穿抗血栓梯度压力袜。如果不影响手术，术中可持续使用，直到其活动量不再显著降低。对于活动量明显降低、皮肤完整性差或任何感觉丧失的人，每天检查皮肤 2 ~ 3 次，尤其是骨隆突处，建议停止使用弹力袜时间不超过 30 min。

单独使用 VTE 机械预防适用于轻中度危险的患者，与药物联合应用适用于高危患者。有出血高危患者可单独使用机械预防，但出血风险降低后，应根据情况加用药物。对患肢无法或不宜应用机械预防措施者，可在对侧肢体实施预防。应用前筛查机械预防的禁忌证，下列情况禁用或慎用物理预防措施：下肢深静脉血栓形成、血栓性静脉炎或肺栓塞、腿部局部情况异常（如皮炎、坏疽或近期接受皮肤移植手术）、下肢严重的动脉硬化或其他缺血性血管疾病、腿部严重畸形、患肢有较大的开放或引流伤口、心力衰竭、安装心脏起搏器、肺水肿或腿部严重水肿等[2]。

（三）药物预防

药物预防包括阿司匹林、维生素 K 拮抗药、普通肝素、低分子肝素、Xa 因子抑制药和新型抗凝药物，如磺达肝素钠、利伐沙班和达比加群等。应根据患者 VTE 风险等级、出血风险、病因、体重和肾功能选择药物及剂量。

1. 阿司匹林　阿司匹林可抑制血小板的前列腺素环氧化酶，抑制血小板聚集，从而进行抗凝，防治血栓形成。具有口服、小剂量及高耐受等优点，但易引起术后出血和胃肠道功能失调。目前主要预防动脉血栓形成，不建议用于下肢 VTE 的预防。

2. 维生素 K 拮抗药　代表药物为华法林，口服，主要用于下肢深静脉血栓形成的长期预防，但使用期间每周要监测国际标准化比值（international normalized ratio，INR）。

3. 低分子肝素　目前广泛使用。与普通肝素相比，在血栓形成早期可提供更为有效的抗凝，并能降低出血风险，且不需要监测凝血时间。其半衰期较普通肝素长，可减少药物剂量，但必须通过皮下注射，多用于住院患者。

4. Xa 因子抑制药　代表药物为戊聚糖钠，能够有效地阻断凝血酶瀑布的核心步骤，防止血栓形成，且不会引起机体产生抗血小板抗体。标准剂量为 25 mg，皮下注射，1 次 / 天，无须监测血小板计数，对一般凝血参数，如出血时间、活化部分凝血酶原时间和凝血酶原时间无显著影响。

六、治疗

1. 一般治疗　在血栓形成 3 周内抬高患肢。疼痛者可用可待因、哌替啶及吗啡等缓解疼痛，不可按摩或剧烈活动，以避免栓子脱落。严密观察皮温变化，测量患肢腿围并与健肢进行对比。测量腿围时必须用统一的软尺[12]。腿围及皮温的记录要清晰完整，以便及时发现肢体异常情况。

2. 抗凝治疗　抗凝药具有预防与治疗双重功能，根据患者的病情，遵医嘱给予不同的剂量和疗程。目前主要采用普通肝素、低分子肝素和华法林。

3. 溶栓治疗 早期溶栓可减轻下肢静脉患肢疼痛和肿胀，改善静脉瓣功能，但出血风险较大，费用也较昂贵，应根据适应证和禁忌证权衡利弊。

4. 介入治疗 介入治疗一般包括下腔静脉过滤器植入、经皮穿刺机械性血栓清除术和经导管溶栓等。一般在综合性介入治疗后，宜继续抗凝 6 个月以上。

5. 外科取栓 对于病程未超过 48 h 的原发性髂、股静脉血栓形成。可在手术直视下取栓，术后辅以抗凝治疗。对于特殊情况，如出现下肢青肿，推荐立即行手术取栓、机械性血栓清除术或置管溶栓。

七、围术期护理与管理

护士在血栓预防的多学科合作中具有非常重要的作用[13]，包括持续危险分层评估—有效的健康教育—密切的症状观察—分级预防和应急处理，为医生进一步的干预提供依据。另外，在进一步的医护配合中，护士既是深静脉血栓形成预防措施的具体落实者，也是深静脉血栓形成的重要病情观察者，因此，要求护士应及时与医生沟通和交流，共同制订有效的深静脉血栓形成预防计划。

首先，应成立护理血栓预防小组，进行相关静脉血栓栓塞形成的筛查、预防、诊断、治疗及管理指南的学习[14-16]，结合创伤高危科室的临床特点，制订小组计划和职责[17]。其次，定期召开小组会议或基于信息化平台的多形式交流，针对相关问题及时讨论，并提供一对一的反馈，做好督查与持续改进。再次，血栓预防小组要基于循证依据，制订住院患者 VTE 观察和护理路径，并根据患者的风险情况变化及时修正预防方案。此过程可有助于提高护士的防控意识与能力，尤其用于临床经验缺乏的年轻护士[18-20]。通过以上内容来规范围术期 VTE 的管理，为患者提供基于循证依据的护理措施。

1. 风险评估 护士正确识别患者 VTE 发生的风险并对风险进行分级，是为患者提供合适预防措施的关键。指南建议[16]所有患者在入院 24 h 内或临床情况改变时都应该评估血栓发生和出血风险。如果确定有血栓发生危险，医务人员要及时提供血栓预防措施。干预前一定要提供给患者、家属或照顾者书面的信息。如果临床表现发生改变，通过评估可以帮助确认血栓预防的方案是否合适或是否正确执行，并帮助识别出因 VTE 引起的不良事件。

2. 健康教育 鉴于 VTE 的严重性以及预防本身可能带来的风险，应对患者及家属进行相关健康教育与病情告知。护士作为临床血栓预防的重要角色，对患者进行健康教育指导非常重要。我们建议护士应加强与患者的合作，建立以患者为中心的教育材料[21]，包括疾病发生风险、危害以及基于危险分层的饮食、药物、机械等重点和长期预防措施。健康教育过程可基于“知—信—行模式”或“健康信念模式”[22]，采用专题讲座、健康教育手册、健康教育宣传栏、微视频、“一对一”个体化指导和电话随访等多样化教育形式，并随着疾病阶段、治疗方式或临床环境改变及时调整内容。另外，还需要注意健康教育效果，及时进行依从性评估，允许患者或家属提出自己的疑问，形成主动—动态—连续的健康教育过程。

3. 密切观察 密切观察伤口渗血及渗液情况，观察患肢血运、皮温、水肿和压痛情况。定时测量肢体周径。测量部位为髌骨上缘以上 15 cm，髌骨下缘以下 10 cm，踝以上

5 cm，并与健肢进行比较，一般相差不超过 1.5 cm。关注患者的疼痛强度，及时与医生进行沟通并配合处理。

4. 应急处理 当发现患者有突然下肢疼痛加剧、肿胀明显、足背动脉搏动消失、胸闷、大汗、心慌和憋喘等症状时，应立即通知医生，遵医嘱进行处理。

5. 心理护理 骨折患者更容易产生对于突发创伤的焦虑、恐惧与不安，因此，护士在配合多学科进行药物预防和机械预防的同时，应密切观察患者及家属的心理活动，积极与患者及家属交流，了解其不良情绪的原因，鼓励患者将内心的不安与恐惧表达出来，及时有效地解答患者的疑问，获得其信任。由于很多创伤患者大手术出院后仍需要持续进行血栓预防[23]，因此，必要时出院后应对患者进行电话随访、家庭访视或通过网络系统进行延续性护理服务，以提高其家庭护理和自我保健能力。

（陈慧娟）

参考文献

[1] Peter H, Sue N, Nicholas V. J Mosby's dictionary of medicine, nursing & health professions[M]. 7th ed. Louis: MO: Mosby, 2006.

[2] 中华医学会骨科学分会 . 中国骨科大手术静脉血栓栓塞症预防指南 [J]. 中华骨科杂志 , 2016(2): 65-71.

[3] 张瑛 , 商月娥 , 杨新明 . 预见性护理干预在预防骨科下肢术后深静脉血栓形成中的效果 [J]. 中华现代护理杂志 , 2012, 18(17): 2049-2052.

[4] 袁越 , 王洋 , 张淑香 . Caprini 风险评估模型在预防静脉血栓栓塞症中的初步应用 [J]. 中国实用护理杂志 , 2016, 32(18): 1365-1368.

[5] 王深明 , 李晓强 , 张福先 . 深静脉血栓形成的诊断和治疗指南 . 3 版 [J]. 中国血管外科杂志 (电子版), 2017, 9(4): 250-257.

[6] 赵英娜 , 刘华平 . 静脉血栓栓塞个体风险评估工具研究进展 [J]. 中国护理管理 , 2016, 16(4): 442-447.

[7] 罗勤 , 铃木かおり . 86 例围手术期患者预防静脉血栓症的护理 [J]. 中华护理杂志 , 2008(05): 411-412.

[8] 王晓猛 , 牛映祯 , 纪刚 , 等 .《中国骨科大手术静脉血栓栓塞症预防指南》的解读 [J]. 中华骨科杂志 , 2017, 37(10): 636-640.

[9] 中华医学会骨科学分会 . 中国骨科大手术静脉血栓栓塞症预防指南 [J]. 中华骨科杂志 , 2016(2): 65-71.

[10] 丁雪芹 , 于守梅 , 姜霞霞 , 等 . 动静脉足泵对腰椎术后患者下肢深静脉血栓的预防效果 [J]. 中国实用护理杂志 , 2017, 33(25): 1952-1955.

[11] 卢根娣 , 乔安花 . 静脉血栓栓塞症的临床护理指南 [M]. 第二军医大学出版社 , 2015.

[12] 孔祥燕 , 田园 , 张艳 , 等 . 三阶梯措施防治老年髋部骨折围术期深静脉血栓的效果 [J]. 实用骨科杂志 , 2018, 24(10): 957-960.

[13] 陈慧娟 , 孔祥燕 . 护士在静脉血栓栓塞预防中的角色与作用 [J]. 中国实用护理杂志 , 2018, 34(31): 2468-2472.

[14] 中华医学会骨科学分会创伤骨科学组 . 创伤骨科患者深静脉血栓形成筛查与治疗的专家共识 [J]. 中华创伤骨科杂志 , 2013, 15(12): 1013-1017.

[15] Bang S, Jang M J, Kim K H, *et al*. Prevention of venous thromboembolism, 2nd Edition: Korean Society of Thrombosis and Hemostasis Evidence-Based Clinical Practice Guidelines[J]. J Korean Med Sci, 2014, 29(2): 164.

[16] National Clinical Guideline Centre-Acute and Chronic Conditions(UK). Venous thromboembolism: reducing the risk of venous thromboembolism (deep vein thrombosis and pulmonary embolism) in patients admitted to hospital[M]. London:Royal College of Physicians (UK), 2010.

[17] 徐园 , 邓海波 , 陈亚萍 , 等 . 静脉血栓栓塞护理小组的建立及管理 [J]. 中华护理杂志 , 2017(11): 1353-

1355.
[18] Lenchus JD. Transitions in the prophylaxis, treatment and care of patients with venous thromboembolism[J]. Adv Ther, 2016, 33(1): 29-45.
[19] Caprini JA. Identification of patient venous thromboembolism risk across the continuum of care[J]. Clin Appl Thromb Hemost, 2011, 17(6): 590-599.
[20] Streiff MB, Carolan HT, Hobson DB, *et al*. Lessons from the Johns Hopkins multi-disciplinary venous thromboembolism (VTE) prevention collaborative[J]. BMJ, 2012, 344: e3935.
[21] Streiff MB, Lau BD, Hobson DB, *et al*. The Johns Hopkins venous thromboembolism collaborative: multidisciplinary team approach to achieve perfect prophylaxis[J]. J Hosp Med, 2016, 11: S8-S14.
[22] 李凯平 , 刘丽萍 . 下肢深静脉血栓形成的健康教育研究进展 [J]. 检验医学与临床 , 2017(04): 586-587.
[23] 张副先 , 王深明 . 静脉血栓栓塞症诊断与治疗 [M]. 北京 . 人民卫生出版社 , 2013: 242-243.

第五章　创伤骨科患者常见并发症的护理

骨科患者病种繁多，病情复杂，可能会出现不同程度的并发症。所以，我们在临床护理工作中应做到勤巡视，勤观察，勤询问，勤记录，勤思考，将病情变化向医生早汇报，并早处理，以积极预防并发症的发生。

一、压力性损伤

压力性损伤是指由于强烈和（或）长期存在的压力或压力联合剪切力导致骨隆突处、医疗或其他器械下的皮肤和（或）软组织的局限性损伤[1]。压力性损伤是活动障碍、慢性疾病、老年患者及骨科患者常见的并发症之一。压力性损伤不仅影响患者康复，而且延长了患者的住院时间。

（一）原因

1．压力、摩擦力与剪切力　压力是压力性损伤发生的主要危险因素之一。摩擦力作用于皮肤时容易造成皮肤角质层的损伤。剪切力是横切方向上的机械力，是摩擦力的反作用力，比垂直压力更具有危害性。

2．温度与湿度　患者体温过高或过低会影响机体的免疫功能，改变局部环境，使皮肤抵抗力下降，容易引起压力性损伤。

3．骨科患者支具使用保护不当　骨折后疼痛或行牵引治疗患者翻身困难、肢体活动受限，局部组织长期受压等原因，血流动力学发生改变，引起局部组织的缺血、缺氧而导致皮肤功能失常、损伤及坏死等。

4．易患人群

（1）脊髓损伤患者。

（2）消瘦或营养状况不佳者。

（3）肥胖或水肿患者。

（4）老年患者。

（5）手术患者。

（6）重症患者。

（7）姑息治疗患者。

（8）使用石膏或支具固定的患者。

（9）大小便失禁的患者。

（10）高热患者。

（二）临床表现

1. 好发部位

（1）平卧位时枕骨粗隆处、肩胛、肘部、骶尾部和足跟等，最常发生于骶尾部。

（2）侧卧位时耳部、肩峰、肋骨、髋部、膝关节内外侧和内外踝等处。

（3）俯卧位时面颊、耳部、肩峰、髂前上棘、肋缘突出部、膝前部和足尖等。

（4）对于使用医疗器械（如使用颈托、腰围、夹板、石膏、血氧饱和度检测指夹和进行气管插管等）的患者，医疗器械与皮肤接触的部位及周围皮肤。

2. 分期

（1）1 期压力性损伤：局部皮肤完好，出现压之不褪色的红斑，常发生于骨隆突处。

（2）2 期压力性损伤：表皮和真皮层缺失。临床上可表现为完整或破损的浆液性水疱，呈粉色或红色。

（3）3 期压力性损伤：全层皮肤组织缺失，可见皮下脂肪，但骨骼、肌腱或肌肉未见外露。

（4）4 期压力性损伤：全层皮肤组织缺失，可见骨骼、肌腱或肌肉的暴露。

（5）不可分期压力性损伤：全层皮肤组织缺失，创面基底部有腐肉和（或）焦痂的覆盖，不能确认组织缺失的程度。

（6）深部组织损伤：皮下软组织受压力和（或）剪切力损伤，局部皮肤完整但皮肤颜色出现改变，如为紫色、暗紫色或褐红色或者有血疱形成[2, 3]。

（三）治疗

（1）保守治疗

① 1 期压力性损伤：重点是减少摩擦力和降低局部压力，给予患者每 2 h 翻身一次，并可结合泡沫敷料、半透膜敷料或水胶体敷料的使用，每天至少评估局部皮肤一次，观察有无好转。

② 2 期压力性损伤：对张力较小的水疱，可使用泡沫敷料减压，使水疱自行吸收。对张力较大的水疱，在无菌操作下用注射器抽吸疱液，再粘贴泡沫辅料减压和吸收渗液。对破溃且没有表皮保护的伤口，根据伤口的湿度和渗出液的情况选择泡沫敷料或水胶体敷料。

③ 3 期、4 期压力性损伤

A. 清洁伤口及周围皮肤：临床上常使用生理盐水清洁伤口。

B. 清除坏死组织：3 期、4 期压力性损伤通常覆盖较多的坏死组织。在评估患者的全身和局部情况后，选用合适的清创方式。由于足跟部缺乏皮下脂肪的特殊性，对稳定的干痂，不建议清创。

C. 伤口渗液的管理：根据渗液量选择合适的敷料。大量渗液可使用亲水纤维或藻酸盐敷料，中量渗液可使用泡沫敷料，少量渗液可使用水胶体敷料。

D. 抗感染治疗：对有感染或高度怀疑感染的患者，遵医嘱行伤口分泌液或组织的细菌培养和药敏试验，并根据培养和药敏结果选择合适的抗生素。局部使用适合组织的外用杀菌剂，常用的外用杀菌剂包括碘化合物和银化合物等。

E. 潜行和窦道的处理：评估伤口时，如发现潜行和窦道，仔细评估潜行的范围和窦道的深度，根据评估情况选择合适的敷料填充或引流。

④不可分期：一般覆盖有焦痂或坏死组织。在患者病情允许的情况下，先清除伤口焦痂和坏死组织，再确定分期后按分期处理。

⑤深部组织损伤：皮肤完整时多采用与1期压力性损伤类似的方法进行处理，局部减压。待坏死组织界限分明时实施清创，清创后再确定分期，根据分期再进行处理[1]。

（2）手术治疗：对于经长期保守治疗不愈合、创面肉芽老化以及创缘有瘢痕组织形成，且合并有骨、关节感染或深部窦道形成者，应考虑手术治疗。

（四）预防与护理

1. 评估

（1）新入院和病情变化的患者：使用Waterlow压力性损伤危险因素评估表进行评估，评分10～15分者为“危险”，评分15～20分者为“高度危险”，评分高于20分者为“极度危险”。根据评分给予相应的预防措施。

（2）已发生压力性损伤的患者：全身评估包括既往病史、用药史、病情、合作程度、活动能力和营养状况等。局部评估包括压力性损伤的部位、范围、深度、伤口潜行、伤口组织形态、伤口边缘、渗出液、周围皮肤或组织状况等。

2. 局部减压

（1）鼓励患者在不影响疾病治疗的情况下进行活动。

（2）协助不能自主活动的患者定时更换体位，至少每2 h一次，受压部位的皮肤在解除压力30 min后，压红不消退者禁忌按摩，缩短变换体位的间隔时间。

（3）可使用交替压力充气床垫、翻身床和软枕等局部减压，避免使用橡胶气圈。

3. 体位

（1）平卧位：应将足跟悬浮，确保足跟不与床面接触，完全解除足跟部压力。

（2）侧卧位：采用30°倾斜侧卧位，后背用软枕支撑，双膝中间垫软枕。骨折患者平卧与健侧交替翻身，根据骨折部位和手术情况选择合适的翻身体位。

（3）半卧位：将床头抬高不超过30°，用枕头或挡脚枕使患者保持稳定的位置。

4. 保护皮肤

（1）为卧床患者温水擦浴，每2～3天一次，以保持皮肤清洁，使用pH平衡的皮肤清洗剂，不可用力擦洗有压力性损伤风险的皮肤。

（2）保持床单位清洁干燥、平整，无碎屑。穿弹力袜的患者，应保持袜子的平整，无皱褶，按要求定时检查皮肤情况。

（3）对骨突部位皮肤可使用预防性敷料保护，在石膏和支具内侧可给予石膏衬和毛巾保护，定时打开支具，检查皮肤情况。

（4）带有引流管和尿管的患者，妥善固定管路，以防管路压迫皮肤。

（5）及时为大小便失禁的患者清洗皮肤，使用皮肤保护用品，避免皮肤暴露于过度潮湿的环境中，制订并执行个体化大小便管理计划。对于皮肤干燥的患者使用润滑剂保护。

（6）微环境的控制：选择符合患者需要的减压装置，并考虑其控制温湿度的能力。使用冰毯的患者注意皮肤保护[3]。不要将热装置直接放在皮肤表面上。

5. 加强营养　协助患者进高热量、高蛋白及富含维生素的饮食，必要时遵医嘱给予营养液输入。

6. 健康教育

（1）对患者及其家属进行全面、系统的有关压力性损伤预防知识的讲解。告知患者及家属预防的重要性，以取得患者和家属的配合。

（2）指导患者加强营养，根据病情进高蛋白、富含维生素饮食，以增加皮肤的抵抗力。

二、泌尿系感染

泌尿系感染又称尿路感染，是临床上常见的感染性疾病，指病原体侵犯尿路黏膜或组织引起的尿路炎症，可分为上尿路感染（主要是肾盂肾炎）和下尿路感染（主要是膀胱炎）。其发病率仅次于呼吸道感染，也是引起全身严重反应综合征的最重要原因之一[4]。

（一）原因

1. 年龄和性别　年龄≥60 岁者的感染率高于<60 岁者。老年患者（≥65 岁）一般较年轻患者体质较差，免疫力低下，故更易感染[5]，女性高于男性，与女性的解剖结构有关。女性尿道短而直，且尿道外口邻近阴道口及肛门，易受周围细菌感染。并且随着年龄的增长，绝经后内源性雌激素分泌下降，泌尿生殖道萎缩，各系统的免疫功能降低，菌群结构发生改变，泌尿生殖道微生态失衡，从而增加了感染的风险[6]。

2. 饮水量　骨折后或长期卧床的患者自理能力下降。他们为了减少下床次数而降低饮水量，导致或加重泌尿系感染的发生。

3. 既往疾病　有些老年患者常伴发糖尿病和脑血管疾病等基础疾病，更有部分患者因前列腺疾病、尿道疾病和膀胱疾病等原发疾病的影响造成下尿路梗阻，甚至需要给予长期留置导尿管或膀胱造瘘管等，从而显著增加了泌尿系感染的概率[7]。

4. 侵入性操作　正常情况下，泌尿系统是一个无菌环境。当插入尿管时难免将细菌带入。而尿管被长期置于尿道内，又破坏了尿道的正常生理环境，导致细菌容易逆行至泌尿系生长繁殖而引发感染。

5. 院内感染　住院时间长是导致泌尿系感染的危险因素，而医院泌尿系感染的发生又延长了住院时间。

6. 抗菌药物的使用　较长时间不合理使用抗菌药物是导致泌尿系发生感染的危险因素之一。

（二）临床表现

1. 全身表现

（1）成年人泌尿系感染的最初症状为小便次数增多，小便时尿道口有烧灼样痛，有尿频、尿急、尿痛和夜尿增多，可伴或不伴血尿。病情继续发展，可出现腰酸和下腹部坠痛，同时还伴有发热、恶心、食欲减退及身体疲乏等全身不适症状。

（2）老年人典型的上尿路感染常常以寒战和发热起病，伴有小腹疼痛、乏力、疲劳和全身衰弱。局部症状有尿频、尿急、尿痛、排尿困难及腰部酸痛。有的患者症状明显，有的患者症状不明显。女性下尿路感染的症状多数为膀胱炎症导致，如排尿困难、耻骨上区不适、尿频和尿急[6]。

2. 实验室检查

（1）尿常规检查：一般认为清洁中段尿中白细胞≥5个/高倍镜，即可怀疑尿路感染。

（2）尿培养及菌落计数：清洁中段尿培养有细菌生长且菌落计数＞10^5/ml，即可确诊尿路感染。

（三）治疗

根据尿培养和药敏试验结果，合理使用有效的抗菌药物，严格掌握药物的适应证，按疗程用药，以最大限度地提高药效，减少耐药菌株的产生；针对基础病，对症治疗；增强机体免疫力，预防并发症的发生，以积极控制感染。

（四）预防和护理

1. 留置导尿管患者的护理

（1）掌握正确的导尿技术：严格无菌操作，避免细菌的带入，造成尿道口的感染。

（2）保持引流通畅：避免尿液反流，注意观察尿液的颜色、性质和尿量。

（3）保持外阴部清洁：每日2次进行会阴擦洗。

（4）减少尿管留置时间：清醒的患者尽早拔出尿管；截瘫、昏迷等患者，应定时夹闭尿管，根据饮水量和膀胱充盈程度定时放尿；截瘫患者也可采用间歇导尿方式排尿。

2. 合理饮食

（1）患者给予优质蛋白、高纤维素饮食，以提高患者自身的抵抗能力和免疫力。糖尿病患者更易发生尿路感染，应注意血糖的控制。

（2）饮水：鼓励多饮水，每天饮水量不少于2000～2500 ml，增加排尿频率，缩短排尿间隔，增大尿流率，可以有效稀释并排出尿液中的病原菌。

3. 注意个人卫生，将高龄、住院时间长、生活不能自理而无法下床活动且饮水量少的患者视为易感人群，作为预防泌尿系感染的重点对象，加强对患者的基础护理，按时、按需更换衣物和床单，协助患者做好生活护理。

4. 加强病房管理，定时开窗通风，定期环境监测以及对物体表面、手和使用中的消毒液等进行细菌监测，为患者创造良好的休养环境。

5. 缩短住院时间，首先应积极治疗原发病，减少医院感染的发生。

6. 进行心理护理，使患者保持良好的心理状态，针对病情对患者进行充分的宣教，使其了解该疾病，解除患者心理上的恐惧，使其树立战胜疾病的信心，积极配合治疗。

7. 对已发生感染的患者，观察尿液的颜色、性质和量以及体温等病情变化，遵医嘱完成实验室检查。如出现异常，应及时通知医生，并给予对症处理。

三、肺部感染

肺部感染是指包括终末气道、肺泡腔及肺间质在内的肺实质炎症。肺部感染是骨科围术期的常见并发症之一，约占并发症的10%[8]。老年患者组织器官退化，呼吸道黏膜萎缩，易受到细菌入侵，引起肺部感染久治不愈，成为造成患者直接或间接死亡的原因。老年下肢骨折患者由于自身免疫能力下降，肺功能减退，疼痛和制动等原因导致患者卧床时间较长无法下床活动，从而引起老年患者出现肺部感染。

（一）原因

1．环境因素　院内环境导致的交叉感染，带菌者口腔分泌物和痰液污染病房的环境，病房内空气污染，悬浮致病菌量增加。

2．年龄因素：随着年龄的增长，老年人鼻黏膜萎缩，纤毛脱落，导致鼻腔对空气的加温、湿化及净化功能减退，易发生呼吸道炎症。

3．既往病史　患者既往患有基础性疾病，如高血压和糖尿病等，或入院前吸烟者，气管上皮纤毛受损，影响分泌物的清除，从而增加了感染风险。

4．骨折因素

（1）老年患者的抵抗力较低。

（2）骨折疼痛：患者咳嗽会引起疼痛加剧，限制了患者的有效咳痰，进而影响呼吸道分泌物的正常排出，导致坠积性肺炎的发生。

（3）骨折后体位的限制，卧床时间较长，患者咳嗽无力，导致痰液不能咳出。

（二）临床表现

老年患者的临床表现常不典型，个别患者出现以下症状：

1．全身表现　发热、咳嗽、咳痰、呼吸急促及呼吸困难，或伴有意识障碍、嗜睡和脱水等临床表现。肺部听诊可闻及湿啰音或伴有呼吸音减弱等。

2．实验室检查异常　白细胞及中性粒细胞绝对值（或百分比）升高，C反应蛋白升高，血红细胞沉降率加快，以及降钙素原升高等。

3．X线片　可见肺纹理增多，X线胸片显示早期肺纹理增粗，继而出现弥漫性肺间质性病变等其他改变，严重者有肺实变。

（三）治疗

早期准确地获取致病菌，进行积极有效的抗生素治疗及雾化吸入治疗；积极治疗基础疾病；增加机体免疫力，预防并发症，并给予支持治疗，以尽快控制感染。

（四）预防与护理

1．健康宣教　患者入院后，即对患者进行体质指数的评估，进食高热量、高蛋白且富含维生素的易消化饮食，以增强抵抗力。嘱患者戒烟、戒酒，并根据患者的知识水平和接受程度采取不同的方法进行健康宣教，使患者认识到肺功能训练的重要性，从而取得患者和家属的积极配合。

2．室内环境　维持适宜洁净的室内环境，病房环境按医院感染防控要求常规消毒并定时开窗通风，室内温度保持在22～25 ℃，室内湿度保持在50%～60%，每日通风2次，每次30 min左右。

3. 促进排痰

（1）在病情允许的情况下，协助患者多饮水。每天饮水量不少于 2000 ml，必要时遵医嘱给予雾化吸入。

（2）协助患者每 2 h 更换体位，并为其拍背。拍背时按照由外向内、由下向上的原则进行，同时指导患者有效咳嗽。先深吸气后关闭声门，然后胸腹肌骤然收缩，将气冲出呼吸道。

4. 加强肺功能的训练　病情允许时尽量采取半坐位，并进行缩唇样呼吸练习和吹球练习[9]。

（1）缩唇样呼吸：以鼻吸气，缩唇呼气。呼气时将口唇缩成口哨状，缩唇程度以不感费力为度，一般吸气时间为 2 s，呼气时间＞6 s。

（2）吹球练习：可以吹气球。患者深吸气后尽可能把气球吹大，以锻炼肺功能。

5. 做好口腔护理　口咽部细菌的吸入是产生细菌性肺炎的主要途径。进食后漱口或给予口腔护理，防止口腔黏膜感染。全麻插管患者，插管时会损伤口咽黏膜。应遵医嘱给予雾化吸入，以减轻咽部不适。

6. 防止交叉感染　注意防护，减少探视，医护人员做好手卫生消毒工作。

7. 对于已感染的患者，观察痰液的颜色、性质和量，以及体温和呼吸等病情变化，按时进行实验室检查和体格检查，有问题及时通知医生，并遵医嘱给予对症处理。

四、骨筋膜室综合征

骨筋膜室综合征是指骨筋膜间隔区肌肉、神经和血管等组织因急性严重缺血而发生的一系列早期症候群，是临床上严重的创伤并发症，多发生于前臂和小腿。若治疗及护理不及时，肢体很快发生坏死或坏疽，甚至危及生命[10]。

（一）原因

1. 创伤　在地震伤中骨筋膜室综合征占整个地震伤员比例的 3% ~ 20%[11]。另外，碾压骨折、粉碎性骨折以及交通意外伤是导致骨筋膜室综合征的主要发病因素。

2. 医源性因素　如手术后敷料包扎过紧，石膏或夹板包扎过紧，以及静脉输液外渗等。

3. 其他因素　小腿剧烈运动导致的骨筋膜室内容物体积迅速增大等因素。

（二）临床表现

早期临床表现以局部为主。只有肌肉缺血较久、已发生广泛坏死时才出现全身症状，如体温升高、脉率加快、血压下降、白细胞计数增多、血红细胞沉降率加快以及尿中出现肌球蛋白等。

1. 疼痛　创伤后肢体持续性剧烈疼痛，且进行性加剧，为骨筋膜室综合征最早期的症状，是骨筋膜室内神经受压和缺血的重要表现。到晚期，当缺血严重，神经功能丧失后，感觉即消失，即无疼痛。

2. 患肢表面皮肤发红，皮温高，肿胀明显，有严重压痛。触诊可感到室内张力升高。

3. 指或趾呈屈曲状态，肌力减弱，可出现牵拉痛，为肌肉缺血的早期表现。

4. 远侧脉搏和毛细血管充盈时间正常。骨筋膜室内压上升时，首先阻断毛细血管和小静脉，肢体远端脉搏依然存在，指（趾）毛细血管充盈时间仍在正常范围内，但肌肉可能早已发生缺血，只有大动脉受损时一开始便无脉搏。特别注意，当压力达到一定程度（前臂 65 mmHg，小腿 55 mmHg），可使供应肌肉的小动脉关闭，形成缺血 - 水肿 - 缺血的恶性循环[12]。以上症状和体征并非固定不变。若不及时处理，缺血将继续加重，发展为缺血性肌挛缩和坏疽，症状和体征也将随之改变。缺血性肌挛缩的五个主要临床表现，可记成 5 个“P”：①疼痛（pain）；②苍白（pallor）；③感觉异常（paresthesia）；④麻痹（paralysis）；⑤无脉（pulselessness）。

（三）治疗

最有效的治疗方法是早期切开减压。在骨筋膜室综合征早期，血流尚未完全中断时，可采取保守治疗的方法，应用扩张血管药物和脱水药物，严密监测组织压，观察患肢情况。一旦治疗无效，立即切开减压。

（四）预防和护理

1. 密切观察患者患肢疼痛的情况，并准确记录。如有异常，应及时通知医生，早发现，早诊断，早治疗。

2. 减轻肢体肿胀

（1）严密观察伤肢的色泽、温度、末梢循环情况及肿胀程度，要触摸患肢末梢动脉搏动情况，并与健肢对比，动态观察。特别是使用石膏、夹板外固定的患者，应密切观察患肢末梢血液循环及动脉搏动情况，及时调整外固定物，保持松紧适度，以利于静脉及淋巴回流，减轻肢体肿胀，防止骨筋膜室内压力增高。

（2）抬高患肢，一般为 15°～30°，以利于淋巴及血液回流。抬高时间不宜过长，以免因动脉供血不足而加重血液循环障碍。

（3）存在血管损伤时应及时手术探查，修复血管。手术时操作要轻柔，防止软组织过度损伤。

3. 药物的使用　遵医嘱给予消肿药物，并随时观察患肢情况。

4. 改善血液循环

（1）急救中尽量避免使用止血带，必须使用时应每小时放松一次，以减少组织缺血、缺氧的时间以及防止静脉回流受阻。

（2）损伤 3 天内，必要时局部可使用冷敷，以降低组织代谢和渗出，但冷敷时间不宜超过 15～30 min，同时注意观察皮肤的颜色、感觉、温度和肿胀程度的变化。

五、骨折术后感染

骨科手术是临床上常用的外科手术之一，主要用于修复或者重建患者受到损伤的骨骼和肌腱等组织，进而使其恢复原有的生理功能。但由于骨科手术大多需要将患部切开或分离出来，并时常在骨骼受损部位植入人造物质固定，以保证骨折部位的稳定性，因此外科手术时间通常较长，容易出现术后感染等情况[13]。内固定术后感染分为早期（<2 周）、延期（2～10 周）和晚期感染（>10 周）[14]。

（一）原因

1. 手术时长　手术时间长于 3 h 伤口感染的发生概率高于手术时间短于 3 h 的患者[15]。

2. 患者年龄　老年患者和幼儿是发生感染的重要人群，主要是因为老年患者和幼儿的机体免疫能力低下，抵抗力较低，在进行侵入性操作后容易发生感染。

3. 急诊手术　因急诊手术术前准备无法做到面面俱到，而易增加感染的风险。

4. 住院时长　有研究表明住院时间长于 2 周的患者伤口感染的发生率明显高于住院时间短于 2 周的患者。

5. 切口类型　Ⅲ类切口伤口的感染率亦明显高于Ⅰ、Ⅱ类切口。

6. 基础疾病　在糖尿病患者，如血糖控制不良，可影响伤口愈合，增加感染风险。

7. 手术部位　腋下、腹股沟区及肛门会阴区的感染率显著高于其他部位。四肢部位感染发生的概率明显高于躯干和头部。这主要是由于四肢血液循环相对较差，影响了伤口愈合的速度，进而增加了感染概率。

（二）临床表现

1. 局部表现　急性感染的伤口表现为红、肿、热、痛，以及出现脓性分泌物等。慢性感染患者的临床症状不典型甚至缺如，可表现为反复疼痛和肿胀、内固定松动、局部窦道以及死骨形成等[16]。

2. 全身表现　可表现为高热、乏力、头痛及全身不适，严重者可出现感染性休克。

3. 实验室检查　可见白细胞、中性粒细胞及百分比、血清降钙素原、C 反应蛋白水平及血红细胞沉降率等指标平均呈现不同程度的升高。

4. 辅助检查　通过 X 线片可表现为骨质破坏或骨膜反应。软组织彩超可提示局部脓肿或脓腔形成、积液、筋膜肿胀等。放射性核素骨显像在诊断骨感染方面具有较高的特异性。MRI 可显著提高软组织感染的诊断率。

（三）治疗

1. 对于早期感染需进行彻底清创，根据细菌培养和药物敏感性试验的结果合理选择抗生素。

2. 对于慢性感染需根据病情进行彻底清创，采取局部和全身应用抗菌药物。必要时使用负压吸引装置，分期进行骨固定及修复术。

（四）预防和护理

1. 术前准备

（1）依据手术部位要求做好皮肤清洁、消毒工作。

（2）做好术前评估，对患者进行各项基础检查和生命体征评估，使患者保持良好的心理状态，针对病情对患者进行充分宣教，使其了解该疾病，解除心理上的恐惧，树立战胜疾病的信心，积极配合治疗。

2. 积极治疗基础疾病，尽量缩短住院时间，减少院内感染的发生。

3. 病房保持清洁舒适，保持病房的空气流通，定时开窗通风，做好消毒清洁。保证伤口换药操作时能在清洁的环境中进行，避免细菌经空气播散而增加感染的机会。对于已出现伤口感染的患者，应采取隔离措施并实施相关治疗。

4. 监测体温。如发现患者发热，应及时通知医生。术后 1～3 天出现低热为吸收热，一般不需要特殊处理。如体温较高，应给予物理降温。若体温降至正常后再次升高或同时伴有局部伤口疼痛加剧，应怀疑出现感染。

5. 术后应注意保持伤口引流管的通畅及负压状态（必要时），防止引流管发生脱落或打褶，使伤口内积血得到充分引流，密切观察引流液的颜色、引流量和性质并做好记录，保持引流管切口辅料清洁干燥。若有异常，需及时报告医生处理。同时观察患者的伤口情况。对已出现感染的患者，按时进行实验室检查和体格检查。如需做手术，应配合医生完善术前准备，术后根据病情给予相关的护理措施。

6. 加强营养。对于经口进食的患者，在病情允许的情况下进食高热量、高蛋白、富含维生素及低脂易消化食物。对于禁食、水的患者或无法经口进食的患者，遵医嘱给予营养液的输入，以促进患者体力恢复，增强机体免疫力，提高抵抗力。

7. 术中操作和术后换药均需严格执行无菌操作原则。

六、关节僵硬

关节僵硬是指患肢或关节因外伤或手术后经长时间固定或未行功能锻炼，静脉血和淋巴液回流不畅，组织中浆液纤维性渗出物和纤维蛋白沉积使关节内外组织发生纤维粘连，同时可伴有关节囊及周围肌肉的挛缩，关节活动可有不同程度的障碍。骨折后关节僵硬属于临床常见并发症，多见于肢体创伤严重、邻近关节或合并关节损伤、神经损伤的患者，给患者的生活和工作带来极大影响[17]。

（一）原因

1. 复杂多发骨折，骨折的愈合周期长，超上下关节固定，固定时间长，导致关节肌腱的僵硬。

2. 骨折部位或手术部位为关节部位或关节邻近部位，活动时引起伤口疼痛，长时间拒动，可引起关节僵硬。

3. 患者未重视，复查不及时，术后未遵医嘱进行功能锻炼，骨折愈合而肌肉萎缩失用。

（二）临床表现

关节活动受限，功能障碍，部分患者出现疼痛和肿胀。

（三）治疗

1. 轻症患者　可采用局部按摩、理疗、关节功能锻炼器以及手法松解等保守治疗疗法，也适用于有手术禁忌证者及手术前后的辅助治疗。

2．重症患者　应行关节粘连松解术。对伴有骨折畸形愈合者，一般应先手术矫正畸形，并尽早开始进行功能锻炼，以便僵硬的关节早日恢复功能。关节康复的时间较长，且在关节粘连松解手术后仍然要进行关节功能锻炼。

（四）预防与护理

1．心理护理　心理康复在康复中起主导作用。护理人员应积极与患者沟通，及时了解患者的病情，为患者提供一个舒适及安心的治疗环境。

2．饮食护理　嘱患者合理饮食，多食用高蛋白、高维生素、高热量和易消化的食物，避免食用辛辣、刺激性食物，禁烟酒。

3．基础护理　根据患者的骨折情况及需要对石膏绷带的松紧度进行适时调整，既达到良好固定效果，又不影响患者活动。

4．加强护士的培训　护士在指导功能锻炼中起着极其重要的作用[8]，因此，应加强护士专业知识的学习，使其掌握常见骨折功能训练的方法，正确指导患者进行功能锻炼。

5．康复锻炼　根据患者和骨折情况，遵医嘱对患肢进行功能锻炼。对骨折的不同时期、不同的治疗方法及不同的损伤程度采取不同的指导，制订的功能锻炼计划应循序渐进。遵循由被动活动逐渐过渡到主动活动、逐渐增加活动量、活动范围由小到大、次数由少至多、时间由短到长、强度由弱到强的原则。

6．健康教育　向患者讲解有关于骨折后功能锻炼的重要性及预防关节僵硬的相关知识，引起患者重视，并使其做到心中有数，积极配合治疗，从而帮助患者完成功能康复的锻炼计划。

（孙丽冰）

参考文献

[1] 李秀华，王泠，胡爱玲，等．伤口造口失禁专科护理 [M]. 北京：人民卫生出版社，2018: 131-141.

[2] National Institute for Health and Care Excellence (2014) Pressure Ulcers. Pressure ulcers: prevention and management Clinical guideline [CG179]. Retrieved from https://www.nice.org.uk/guidance/cg179. 2020/9/17.

[3] 王泠．2014 版国际《压疮预防和治疗：临床实践指南》解读 [J]. 中国护理管理，2016, 16(5): 577-580.

[4] 吴阶平．吴阶平泌尿外科学 [M]. 济南：山东科学技术出版社，2004: 551.

[5] 诸靖宇，徐智慧．泌尿外科患者医院感染的危险因素分析 [J]. 中华医院感染学杂志，2012, 22(8): 1606-1607.

[6] 李霞，王艳，郝莎莎，等．绝经后与育龄期女性泌尿道微生态的复杂多样化及与尿路感染关系的研究 [J]. 国际泌尿系统杂志，2020, 40(1): 60-64.

[7] 叶恒志，成凤韬．老年患者泌尿系感染的临床特点和危险因素分析 [J]. 中华实验和临床感染病杂志（电子版），2013(3): 108-110.

[8] 胥少汀．骨科手术并发症预防与处理 [M]. 北京：人民军医出版社，2010: 17-18

[9] 王瑛，田丽，吴鹏．循证护理干预在预防老年骨折患者肺部感染中的临床应用 [J]. 中华肺部疾病杂志（电子版），2015, 8(2): 121-122.

[10] 罗凯燕，喻姣花．骨科护理学 [M]. 北京：中国协和医科大学出版社，2005.

[11] 孔燕燕．骨筋膜室综合征临床护理研究进展 [J]. 中国医药导刊，2016, 18(8): 839-840.

[12] 陈维梨，李晓红．骨折合并骨筋膜室综合征患者的临床观察及护理措施 [J]. 中国保健营养旬刊，

2013(9): 197.
[13] 李铭章 . 骨科术后伤口感染的危险因素及干预对策分析 [J]. 现代诊断与治疗 , 2016, 27(19): 3732-3734.
[14] 中华医学会骨科学分会创伤骨科学组 , 中华医学会骨科学分会外固定与肢体重建学组 , 中国医师协会创伤外科医师分会创伤感染专家委员会 , 等 . 中国骨折内固定术后感染诊断与治疗专家共识 (2018 版) [J]. 中华创伤骨科杂志 , 2018, 20(11): 929-936.
[15] 刘正刚 . 骨科术后伤口感染 96 例的危险因素探讨 [J]. 牡丹江医学院学报 , 2013, 34(2): 38-39.
[16] 姜楠 , 覃承诃 , 余斌 . 骨折内固定术后感染诊断与治疗的研究进展 [J]. 中华创伤骨科杂志 , 2015, 17(9): 764-768.
[17] 吴丽妮 . 骨折后关节僵硬的护理 [J]. 中国实用护理杂志 , 2010, 26(6): 9-10.
[18] 罗凯燕 , 喻姣花 . 骨科护理学 [M]. 北京 : 中国协和医科大学出版社 , 2005.
[19] 孔燕燕 . 骨筋膜室综合征临床护理研究进展 [J]. 中国医药导刊 , 2016, 18(8): 839-840.
[20] 陈维梨 , 李晓红 . 骨折合并骨筋膜室综合征患者的临床观察及护理措施 [J]. 中国保健营养旬刊 , 2013(9): 197.
[21] 李铭章 . 骨科术后伤口感染的危险因素及干预对策分析 [J]. 现代诊断与治疗 , 2016, 27(19): 3732-3734.
[22] 杨新伟 , 王秋根 . 骨折内固定术后感染的诊断和治疗 [J]. 医学综述 , 2008, 14(23): 3623-3624.
[23] 刘正刚 . 骨科术后伤口感染 96 例的危险因素探讨 [J]. 牡丹江医学院学报 , 2013, 34(2): 38-39.
[24] 姜楠 , 覃承诃 , 余斌 . 骨折内固定术后感染诊断与治疗的研究进展 [J]. 中华创伤骨科杂志 , 2015, 17(9): 764-768.
[25] 吴丽妮 . 骨折后关节僵硬的护理 [J]. 中国实用护理杂志 , 2010, 26(6): 9-10.

第六章　创伤骨科患者护理支具的使用

一、颈托

（一）原理

通过矫正颈椎内在的不良体位，使颈椎保持制动和稳定的状态（图 6-1）。

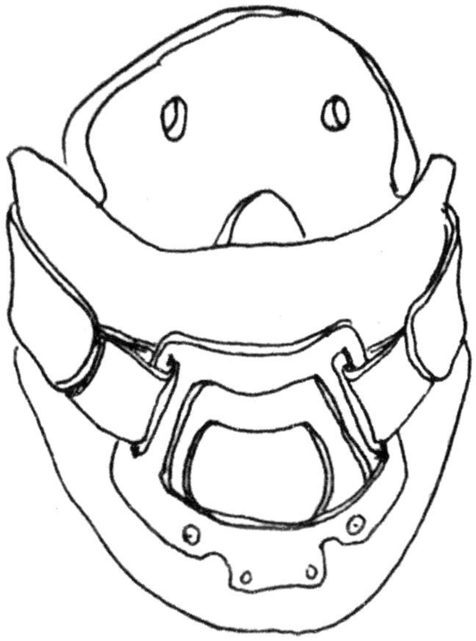

图 6-1　颈托

（二）目的

固定颈椎，限制活动；使颈椎维持在正常的生理曲度上；支撑头部重量，减轻颈椎压力；合理正确地佩戴对颈椎有牵引功能，可减轻不适的症状。

（三）适应证

颈椎骨折和脱位；颈椎牵引治疗后和颈椎手术前后；颈椎间盘突出；颈椎病。

（四）禁忌证

患处有外伤或过敏时不宜直接使用，患处皮肤有不明肿块者禁用，有出血倾向者禁用，皮肤有肿、破、溃疡者禁用。

（五）支具的选择

由专业支具配制人员进行测量和选定尺寸。颈托后片上缘应位于枕骨，下缘应贴近双肩。后片边缘应被前片压着，下颌可以完全放入颈托前片的下凹槽内，下颌宽度可以较合适地贴合前片弧度[2]。

（六）佩戴流程

护士着装整洁，洗手，戴口罩。遵医嘱为患者选择合适的颈托。评估患者的颈围和颈长，向患者解释佩戴颈托的目的。嘱患者自己准备两条约 65 cm × 35 cm 毛巾。两名护士站于病床两侧，双手持翻身单。一名护士站于病床前方，扶住患者的头颈部。利用翻身单协助患者轴向翻身至侧卧位。取一条毛巾平整地铺在颈托后片内并超过颈托边缘，为患者佩戴颈托后片。三位护士再次协助患者轴向翻身取平卧位，将后片多余的毛巾平整地围住颈前，为患者佩戴颈托前片（图 6-2）。毛巾面积要超过颈托前片边缘。将颈托前片边缘压住后片，系好尼龙搭扣。检查颈托的松紧度，以能容一指为宜。协助患者床旁静坐 1 min。患者无不适主诉时，护士可协助患者在床边缓慢坐起。根据患者站立的状态和主诉，护士可随时调整患者的活动范围。护士要向患者讲解佩戴的注意事项。在佩戴支具期间，护士应密切观察患者的皮肤和不适主诉，避免皮肤磨损和伤口不适。

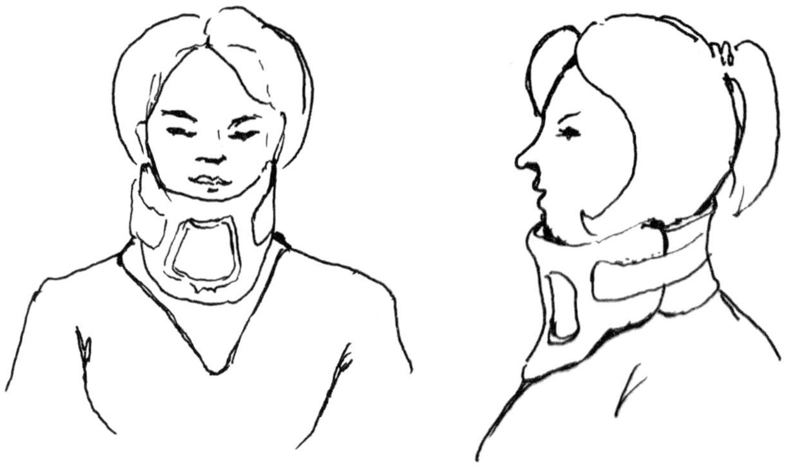

图 6-2　颈托的佩戴

（七）健康教育

佩戴颈托时应保持颈部清洁，避免皮肤潮湿。尽量选择没有领子或领子较低的衣服，以防止衣领卷入颈围中对皮肤造成压迫而引起不适。长发患者应把头发梳起，固定位置应高于后片颈托上缘，防止卷入颈托内引起不适。因为颈托透气性差且不易清洗，故佩戴时可在颈托内垫一条毛巾，以增加舒适感。佩戴时应先佩戴颈托后片，再佩戴颈托前片，使前片压后片。佩戴颈托后，患者的视线会受到影响，宜选择轻便、防滑、无跟的鞋子，以防止跌倒。佩戴期间不可双肩同时负重，且应以直立行走为主，避免强行扭转颈部。如果是绝对卧床的患者，左右翻身时一定要保持轴线翻身。在佩戴期间如有任何不适，患者应及时告知护士。护士每班次都会检查支具内的敷料、管路和皮肤，如发现异常应及时告知医生，并给予处理。若病情允许，支具可以戴、摘交替进行时，护士应遵医嘱协助患者完成，告知患者不要自行随意摘下支具。颈托佩戴时间应遵医嘱执行，请患者给予配合。

二、胸腰支具

（一）原理

胸腰支具采用两片式结构，利用生物力学三点矫正的原理来矫正和稳定躯干（图 6-3）。

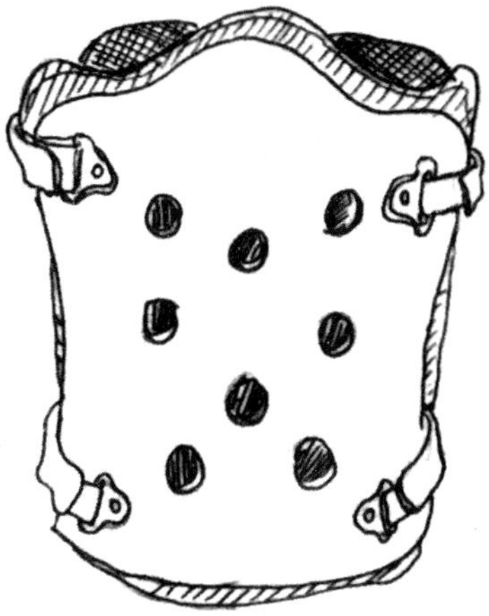

图 6-3　腰椎支具

（二）目的

固定和限制胸腰椎活动；减轻疼痛，保护腰椎。

（三）适应证

多用于胸椎或腰骶椎周围软组织损伤，胸椎或腰椎间盘突出或膨出，或存在限制腰部运动的腰部疾病；用于腰椎术前术后的固定；治疗胸腰椎稳定骨折。

（四）禁忌证

对支具材料过敏者禁用；成骨不全症（骨脆症）患者禁用；受力点存在感染或压力性损伤的患者慎用；卧床时禁用。

（五）支具的选择

由专业支具配制人员进行测量并制作。女性患者还应测量双乳头连线至脐的长度，以释放乳房。

支具由前片和后片两部分组成。支具后片上缘因病情决定，后片下缘位于臀裂处，以不影响坐姿为宜。前片上凹缘应平胸骨柄，凸起缘位于锁骨下缘 2～3 cm，下缘位于耻骨联合上缘约 3 cm，以屈髋不受限为宜。前、后片侧边上缘位于腋前线顶点下 3 cm，以不影响患者上肢活动为宜，下缘位于髂前上棘 2～3 cm，以不影响髋关节活动为宜。

（六）佩戴流程

护士着装整洁，洗手，戴口罩。遵医嘱为患者选择合适的支具。评估患者的腰围，向患者解释佩戴胸腰支具的目的。两名护士站在患者两侧，协助患者穿贴身衣服一件。护士手持翻身单，协助患者轴向翻身，取侧卧位。为患者佩戴支具后片，协助患者轴线翻身取平卧位。为患者佩戴支具前片，使支具前片边缘压住后片（在女性患者，支具前片上缘应贴在乳房下缘 1 cm 处），系好尼龙搭扣。检查支具松紧度，以一指为宜（图 6-4）。协助患者床边静坐 1 min，患者无头晕、不适后，方可

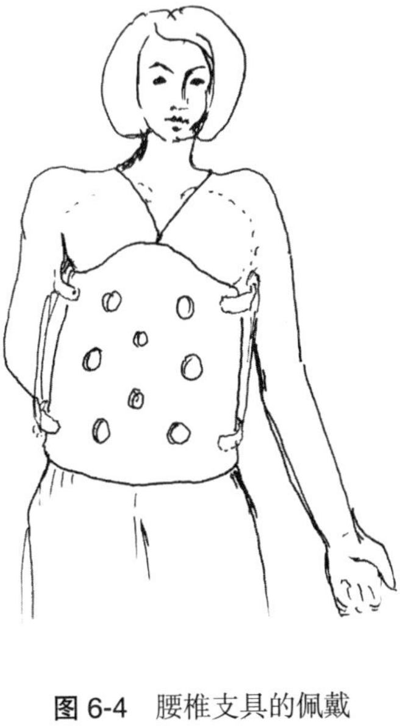

图 6-4　腰椎支具的佩戴

离开床单位。护士根据患者的状态和主诉随时调整患者活动的范围。护士要向患者讲解佩戴支具的注意事项。支具佩戴期间，护士应密切观察患者皮肤有无压迫，支具松紧是否适宜，以避免皮肤磨损和治疗的无效性。

（七）健康教育

佩戴支具前嘱患者穿一件贴身的衣服，支具不可直接接触皮肤。佩戴期间禁止剧烈运动或从事重体力劳动。避免弯腰拾物，必要时可蹲下拾物。佩戴支具时宜选择轻便无跟防滑的平底鞋，注意安全，防止跌倒。如果是绝对卧床的患者，在佩戴支具左右翻身时一定要保持轴向翻身。在佩戴期间如有任何不适，参考第40页颈托支具的健康教育内容。

三、腰围

（一）原理

腰围是通过矫正腰椎内在的不良体位，使腰椎保持制动和稳定的状态（图6-5）。

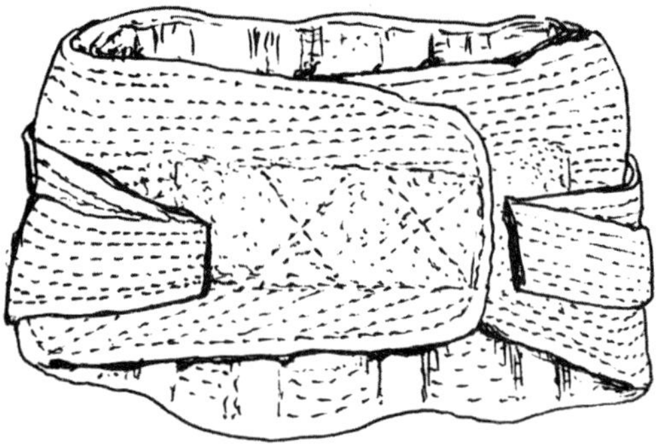

图6-5　腰围

（二）目的

固定、制动腰椎，保持腰椎稳定；减少腰椎活动对血管和神经组织的刺激，控制炎症发展，减轻水肿。

（三）适应证

腰部损伤；腰椎手术前后对腰椎进行固定。

（四）禁忌证

腰椎部位有皮肤损伤或过敏者不宜直接使用。

（五）支具的选择

见表6-1。

表6-1　支具的选择

尺码	S	M	L	XL	XXL
腰围围度（cm）	60 ~ 75	75 ~ 90	90 ~ 105	105 ~ 120	120 ~ 135

（六）佩戴流程

护士着装整洁，洗手，戴口罩。遵医嘱选择合适的腰围。评估患者的腰围，向患者解释佩戴腰围的目的。两名护士站在患者两侧，协助患者穿一件贴身衣服。护士手持翻身单，协助患者轴向翻身并取左侧卧位。腰围内侧有一个上窄下宽的棉衬垫，窄的一侧为腰围上缘，宽的一侧为腰围下缘。将腰围左侧向内卷成筒状，放入患者身下，使腰围正中线的位置正对患者的脊柱。协助患者轴线翻身并取平卧位，将左侧卷成筒状的腰围抻平。站于患者两侧的护士分别持腰围一边，将支具围于患者腰部，先后将腰围内外侧尼龙搭扣粘牢。检查腰围的松紧度，以能容一指为宜（图 6-6）。协助患者床边静坐 1 min。患者无头晕或不适后，护士方可协助患者离开床单位。根据患者的状态和主诉，护士随时调整患者的活动范围。护士向患者讲解佩戴支具的注意事项。支具佩戴期间，护士应密切观察患者的皮肤有无压迫，松紧是否适宜，以避免皮肤磨损和治疗的无效性。

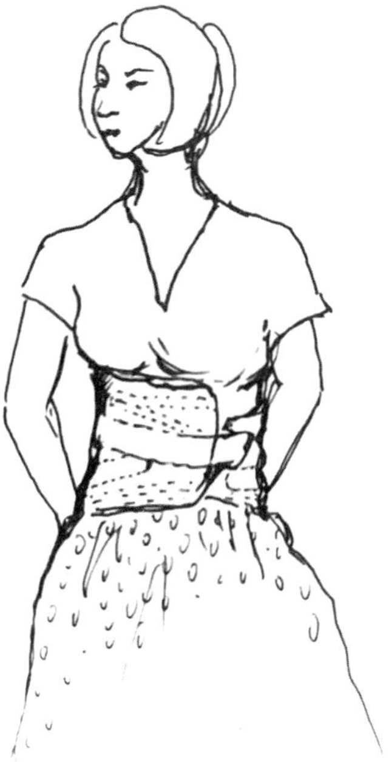

图 6-6　腰围的佩戴

（七）健康教育

佩戴支具前嘱患者穿一件贴身的衣服，以增加舒适感。佩戴期间应以直立行走为主。禁止弯腰拾物，必要时可蹲下拾物。卧床时可将支具内钢板取出，坐起或下地行走时需插上支具钢板。佩戴支具下地时应穿轻便防滑的平底鞋，防止跌倒。如果是绝对卧床的患者，在佩戴支具左右翻身时一定要保持轴向翻身。在佩戴期间如有任何不适，可参考第 40 页颈托支具的健康教育内容。

四、骨盆固定带

（一）原理

骨盆固定带是通过矫正骨盆内在的病理变化所致的不良体位，使骨盆保持制动与稳定状态（图 6-7）。

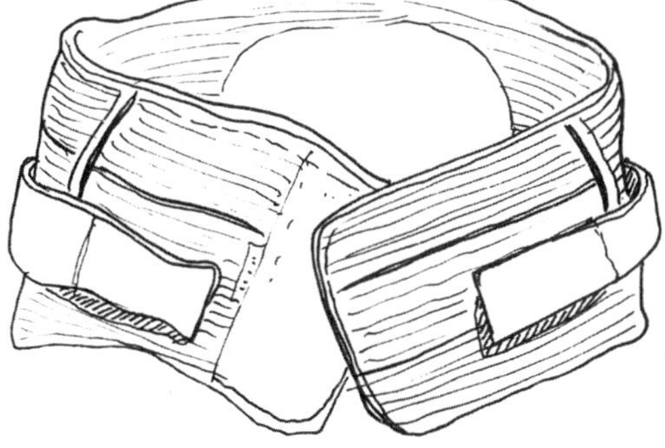

图 6-7　骨盆固定带

（二）目的

固定、制动骨盆，保持骨盆稳定；产后收缩骨盆；预防骶髂关节脱位复位后再脱位；盆腔加压，控制盆腔内出血。

（三）适应证

骨盆骨折；盆腔内出血；骶髂关节脱位复位后。

（四）禁忌证

对此支具材料过敏者，不可直接使用。

（五）骨盆固定带的选择

由专业支具配制人员进行测量并制作。骨盆带上缘需与腰平齐，下缘需与大腿上 1/3 平齐。

（六）佩戴流程

护士着装整洁，洗手，戴口罩。护士评估患者后，为患者选择合适的腰围，向患者解释佩戴骨盆固定带的目的。两名护士站在患者两侧，协助患者轴线翻身并取健侧卧位。展开支具，将毛巾平整的衬垫在支具里面，使支具健侧向内卷成筒状，放入患者身下，使支具正中线的位置正对患者的脊柱。协助患者轴线翻身至平卧位，将支具健侧边抽出。两名护士分别持支具一端，将支具及衬垫在内的毛巾抻平后围上患者骨盆，粘上尼龙搭扣，松紧以能容一指为宜；并告知患者注意事项。

（七）健康教育

佩戴支具前要保证患者的皮肤清洁干燥，并嘱患者准备两条可以围骨盆一圈的毛巾。佩戴支具时可将一条毛巾垫在支具内，以增加舒适感，在佩戴期间如有任何不适，可参考第 40 页颈托支具的健康教育内容。

五、前臂吊带

（一）原理

通过患肢呈功能位，将上肢重量负载到支具上，使上肢肌肉处于放松状态，保持患肢相对稳定，有助于炎症和水肿的消除和吸收；可允许患者肩 15° 外展度数（图 6-8）。

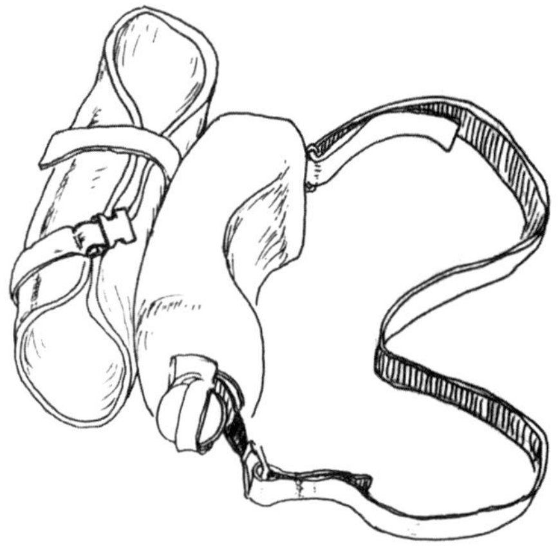

图 6-8　前臂吊带

（二）目的

维持患肢功能位；放松肌肉；减轻水肿，促进愈合。

（三）适应证

上肢骨折或损伤的患者。

（四）禁忌证

患者肘关节不能屈曲 90° 者不能使用；患肢淋巴血液循环不畅者禁用；对此支具材料

过敏者，不可直接使用。

（五）前臂吊带的选择

此支具由前臂吊带和腰垫两部分组成。一般情况下，只需佩戴前臂吊带即可。当病情需要肩关节外展或在治疗允许的情况下，可以在佩戴前臂吊带的基础上再佩戴外展包。此支具不分左右。选择支具前需测量患肢指根至肘关节间的长度（表 6-2）。

表 6-2 前臂吊带的型号

型号	S	M	L
码号	29 ~ 34	35 ~ 37	38 ~ 41

（六）佩戴流程

护士着装整洁，洗手，戴口罩。护士首先打开前臂吊带的绑带，将患肢手臂放入吊兜内，肘部应位于吊带的封闭角内。将腰垫定位于患侧的髋部（带有体态性状的末端朝前），随后根据小臂和拇指的位置分别调整粘扣的固定位置。将肩带沿对角线搭在对侧肩膀上，折合肩带和腰带。调整肩带和腰带的长度。使患肢肘关节屈曲呈 90°（肘关节处于功能位），使腰垫稳定地固定在髋关节上。如有必要，可缩短肩带。将肩部软垫移至所需部位。在病情的允许下，支具可以戴、摘交替进行时，护士会遵医嘱协助患者摘除支具。摘除支具的方法是护士协助患者取平卧位后，将拇指粘扣取下。嘱患者用健侧手托举患肢前臂，尽量保证患肢屈曲 90°。护士再将支具肩带取下。取一软枕，将患者患肢放于枕上。护士与主管医生沟通后，根据患者的病情可将患者患肢伸直，平放于软枕上，以缓解患者的肘关节因长时间屈曲而造成的不适。

（七）健康教育

对此支具材料过敏者，不可直接佩戴。嘱患者将支具佩戴在衣服外面，凡是与支具接触的地方都用衣服或毛巾衬垫。为了预防腋下皮肤出汗疹，嘱患者腋下可垫一块小毛巾，吸汗透气。佩戴时要保证肘关节屈曲呈 90°。过高会减少舒适度，过低则佩戴无效。在佩戴期间如有任何不适，可参考第 40 页颈托支具的健康教育内容。

六、膝关节固定矫形器

（一）原理

通过力的作用，限制异常的活动度来保持关节的稳定性，以恢复肢体的负荷能力（图 6-9）。

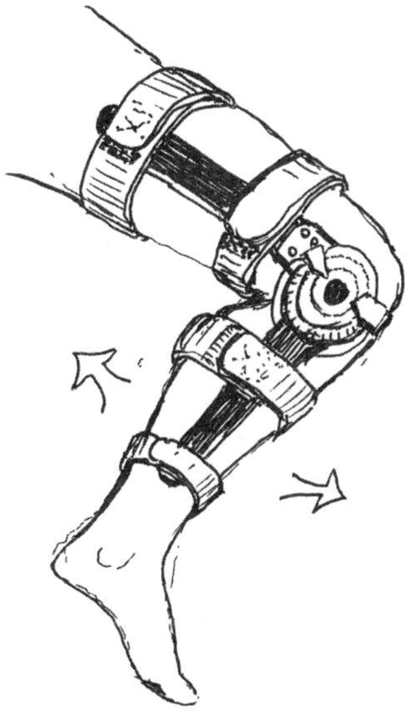

图 6-9 膝关节固定矫形器（可调型）

（二）目的

固定、保护和承重。

（三）适应证

膝关节脱位患者手术前后；髌骨脱位的患者；膝关节侧副韧带或交叉韧带损伤的患者；严重或复杂的韧带松弛固定的患者；早期拆除石膏后固定使用的患者；膝关节半月板术后的患者；膝关节及其软组织损伤的保守治疗以及挛缩的预防[3]。

（四）禁忌证

患肢有开放伤口或过敏史者不宜直接使用；有出血倾向者禁止使用。

（五）支具的选择

均码，分左右侧。

（六）佩戴流程

护士着装整洁，洗手，戴口罩。遵医嘱选择合适的膝关节固定支具。评估患者的下肢长度，向患者解释佩戴支具的目的。患者可平卧或坐于床上。护士将患者的裤腿抻平，或将毛巾平整的衬垫在支具内。将支具稍宽的一端置于大腿处，稍窄的一端置于小腿处，支具中间部位位于膝关节水平位。

使用直腿型支具时，护士一只手抬高患者的患肢。另一只手将支具放在患者的腿下。将腿放于床上，调整支具的位置。使支具的髌骨窝正好包裹住患者的髌骨，裤腿或毛巾超过支具边缘，系好尼龙搭扣。

使用可调型支具时，将卡盘锁定于 0° 位。打开捆绑带，将束带从铰链上取下。将小腿和大腿部分的束带舒适地包绕在腿部，使闭合接口在腿的前面。将膝关节卡盘与膝关节保持水平。将支具的外侧铰链调整至略高于膝关节中心线上。将内侧铰链重复以上操作，并确保铰链中心轴垂直排列。根据需要，重新调整束带的位置，确保髌骨保持暴露。系好尼龙搭扣，松紧以能容一指为宜。遵医嘱调整膝关节角度。

佩戴支具后嘱患者坐起。护士轻抬患肢向床边移动，在健侧肢体先着地的同时再将患肢缓慢放下，协助患者扶拐站立。下床后密切观察患者的主诉。向患者进行相关的健康教育。

（七）健康教育

佩戴支具时可内部衬垫衣裤或毛巾，以增加舒适感。在佩戴过程中，若患者出现压迫、疼痛和麻木等不适症状，应及时通知医务人员给予处理。告知患者不可随意调节矫形支具的角度，以免发生膝关节损伤。佩戴支具下地活动时，需配合习步架活动，以防跌倒。在佩戴期间如有任何不适，可参考第 40 页颈托支具的健康教育内容。

七、踝足支具

（一）原理

通过患肢外固定，稳定骨折位置，限制踝关节活动（图6-10）。

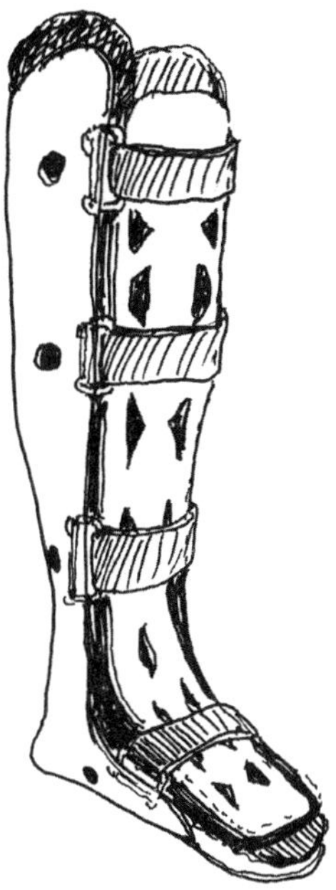

图 6-10　踝足支具

（二）目的

稳定、限制踝关节活动；减轻疼痛，促进骨折愈合。

（三）适应证

踝关节、足趾、距骨及跟骨骨折，足内、外翻，足下垂。

（四）禁忌证

骨筋膜室综合征的患者禁用。

（五）支具的选择

分左右侧以及各种型号（表 6-3）。

表 6-3　踝足支具的型号

型号	S	M	L
码号	35 ~ 38	39 ~ 42	43 ~ 45
支具宽 (cm)	约 9.5	约 10.5	约 11.5

（六）佩戴流程

护士着装整洁，洗手，戴口罩。护士佩戴支具前嘱患者准备两条毛巾，大小以能完全衬垫于支具内为宜。护士评估患者的小腿围和脚码，遵医嘱为患者选择合适的支具。在佩戴期间如有任何不适，可采用时将毛巾平整地铺于支具内。护士一只手抬高患肢，将患肢放于支具内。另一只手托支具的足底，将患肢足跟实实地放于支具底部，不留空隙。将支具前片合适地覆盖在足面上，系好尼龙搭扣，松紧以能容一指为宜。佩戴好支具后，协助患者抬高患肢。向患者进行相关的健康教育。

（七）健康教育

佩戴此支具时需垫毛巾，以增加舒适感。佩戴支具下地时患肢不可接触地面，更不可在支具外穿套塑料袋。佩戴支具下地时需与习步架配合，并在他人看护下使用。在佩戴期间如有任何不适，可参考第 40 页颈托支具的健康教育内容。

八、前足免负重减压鞋

（一）原理

前足悬空后足加厚鞋底着地，配合 15° 仰角，重心转移至后足，释放前足压力。采用搭扣设计，均匀分散足背部压力，避免因鞋带压迫而引起足背部破损（图 6-11）。

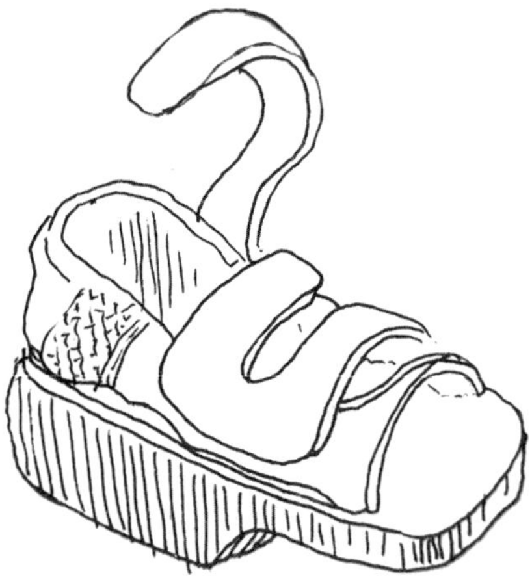

图 6-11　前足免负重减压鞋

（二）目的

前足免负重，促进伤口和骨折愈合。

（三）适应证

趾跖关节炎截骨矫形术后及趾关节克氏针术后下地行走。

（四）禁忌证

共济失调者禁止使用；患侧肢体活动不利者禁止使用；患肢有渗出者禁止使用。

（五）支具的选择

不分男女，不分左右。鞋号可选 S（34 ~ 38 码）、M（39 ~ 42 码）或 L（42 ~ 45 码）。

（六）佩戴流程

护士着装整洁，洗手，戴口罩。护士评估患者的脚码，向患者解释支具的使用目的，为患者选择合适的支具。协助患者坐于床边，将支具穿于患足，系好尼龙搭扣，并协助患者下地行走、告知患者使用注意事项。

（七）健康教育

此支具是在需下地行走时才佩戴的。鞋码的大小要长于足趾 1 cm，以松紧穿着合适为度。初次佩戴此鞋时，需在护士的辅助下下地行走。待患者能独立行走后护士方可离开。在支具佩戴过程中禁止穿套塑料袋。在佩戴期间如有任何不适，请及时告知护士。支具的佩戴时间遵医嘱。

九、拐杖

（一）目的

保持平衡；恢复功能；预防并发症（图 6-12）。

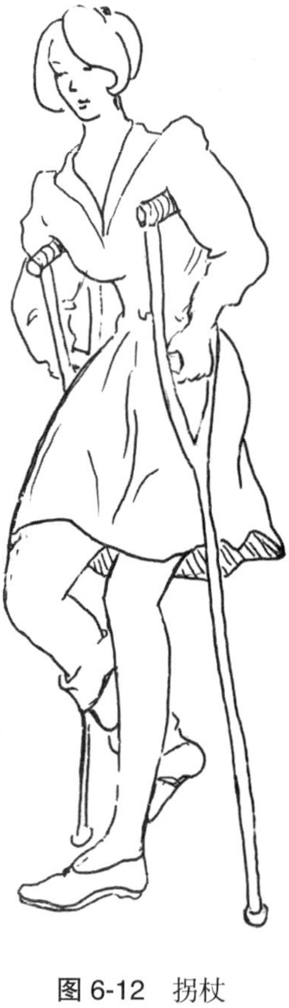

图 6-12　拐杖

（二）使用前评估

护士着装整洁，洗手，戴口罩，到患者床旁评估患者的病情及意识状态。检查患者的手臂和肩部活动是否不受限。衣着宽松，穿轻便的防滑平底鞋。护士检查拐杖高度适当，各螺丝均已旋紧，底端橡皮座无变形或破损。

（三）拐杖长度的选择

1. 站立时将支脚垫放置于脚尖前 10 cm，再向外 10 cm，拐杖顶端与腋窝间留 5 ~ 10 cm 的距离。

2. 将手柄高度调整至肘关节向内屈曲 25° ~ 30°。

（四）使用方法

评估病房环境。在使用拐杖行走前协助患者靠床边站立。站立时，将拐杖底部放置于脚尖前 10 cm，再向外侧 10 cm 处。根据患者的情况，选择正确的步态 [1]。

1. 四点步态法 右侧拐杖→左脚→左侧拐杖→右脚。适用于双脚可支撑身体部分重量，为最安全的方法，但速度慢。

2. 三点步态法 两侧拐杖→患肢→健肢前进（亦可两侧拐杖与患肢同时前进）。适用于一只脚部分或完全不能支撑身体重量，另一只脚可支撑全身重量的患者。

3. 两点步态法 右侧拐杖与左脚同时向前→左侧拐杖与右脚再同时向前。适用于双脚可支撑身体部分重量、肌肉协调好且臂力强的患者。

（1）单拐的使用方法：患者将拐杖置于健侧，拐杖由健侧向前跨出一步。身体前倾，将身体的力量集中于健侧上肢，使前臂有力地支撑拐杖。患侧下肢向前移动一步，但不负重。健侧下肢向前摆出，使健侧足迈至患侧下肢平行处。

（2）使用双拐上下楼梯的方法

①上楼梯：准备上楼时，患者移动身体，靠近最底层楼梯。两手各持一拐杖，同时支撑，将健肢向上迈向一级楼梯。将身体重量保持支撑在健肢上。再移动双拐和患肢，上到同一层楼梯，然后不断重复上楼。

②下楼梯：患者移动身体靠近待下楼梯的最高层。两手各持一拐杖，将双拐移至下一层楼梯上，同时患肢跟上。双手支撑稳定后，将重心下移，再移动健肢下一层楼梯，然后不断重复下楼。

（五）使用拐杖的注意事项

1. 在使用拐杖前一定要检查拐杖是否稳定，拐杖的脚垫是否完好无破损，拐杖的高度是否适宜。

2. 在使用拐杖初期一定要在他人的陪伴下使用，以防意外发生。

3. 在使用拐杖过程中，主要力量应在上肢，而非腋窝处。如果长期使用方法不当，会造成臂丛神经损伤。

4. 上下楼时谨记，上楼时，健肢先行；下楼时，患肢先行。

5. 活动量循序渐进，量力而行。

十、无动力助行器

（一）目的

帮助患者恢复正常行走步态，协助患者保持平衡（图6-13）。

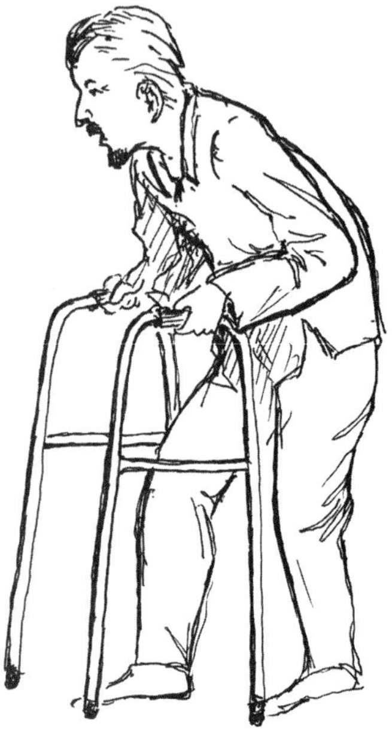

图 6-13　助行器

（二）适应证

单侧肢体无力，需要比杖类助行架更大支撑者。

（三）使用前评估

患者神志清，上肢功能活动不受限，单侧肢体不利或部分负重；助行器高度适宜，扶手平稳，脚垫无老化或破损。

（四）助行器使用流程

护士着装整洁，洗手，戴口罩。评估患者病情、病房环境及助行器。协助患者站在助行器内中心位置。嘱患者双手握紧扶手向前移动助行器约一步距离后将助行器向前放置平稳。双手支撑握住扶手，患肢向前迈出，重心前移，迈腿时助行器保持不动。健肢向前移动一步，站稳后再将助行架向前移动。

手持习步架至床边坐时，先将助行器移至患者近侧。健侧后退→助行器后退→患肢跟着后退→健侧后退（反复）。当双腿同时贴近床边时，好腿打弯，患肢顺势前移。在下移的过程中始终保持患肢处于外展中立位，膝关节可适当弯曲，但不可大于40°，向患者进行健康教育。

（五）健康教育

助行器扶手的高度应与患者的大粗隆平行，曲肘150°，助行器的四个支撑架要处于同样高度。告知患者在行走时不要把助行器放得过远，一般为患者本人正常行走一步的距离，坐下或起身时不要倚靠在助行器上，否则容易摔倒。使用中应循序渐进，不可急于求成。上下楼梯时不宜使用助行器。

温馨提示：支具为自费项目，不在医保报销范围内，所以在给予患者佩戴支具前一定要与患者及家属沟通好。

（覃　颖）

参考文献

[1]　高小雁 . 骨科用具护理指南 [M]. 北京 : 人民卫生出版社 , 2013.
[2]　金芳 . 骨科临床实用护理 [M]. 北京 : 科学技术文献出版社 , 2005.
[3]　乔志恒 , 华桂茹 . 理疗学 [M]. 北京 : 华夏出版社 , 2005.

第七章　创伤骨科专科护理技术

一、下肢关节持续被动运动仪

（一）概念

下肢关节持续被动运动仪（continuous passive motion，CPM）为患肢关节被动运动器，通过模拟人体肌肉带动骨骼的方式使关节自然活动，按照器械预先设定好的角度和速度，对各关节进行被动运动。关节屈伸运动范围为 10° ~ 120°[1]。

（二）应用与护理

1．应用目的

（1）预防患者四肢关节挛缩，促进关节软骨和韧带、肌腱的修复，维持和增加关节活动度，改善患者的关节功能，预防关节粘连和僵硬。

（2）促进术后患者患肢的静脉回流，改善局部血液循环，缓解患肢肿胀及疼痛，并预防下肢深静脉血栓的形成。

（3）提高患肢的肌力及关节活动度，增加患肢关节周围肌肉群的力量，减轻周围组织的粘连，改善关节功能状态[2-4]。

2．适应证

（1）骨折稳定的内固定术后。

（2）不同原因引起的关节粘连、挛缩和僵硬松解手术后。

（3）患肢关节囊切除术或关节、肌腱、韧带重建及修补术后。

（4）不同病因导致的患肢关节畸形矫形术后，滑膜病变或赘生物切除术后。

（5）不同类型的关节修复成形术后，各种异体人工假体置换术后。

（6）各种原因导致的骨关节感染治愈后的关节功能障碍。

（7）烧伤、烫伤或化脓性关节炎治愈术后关节挛缩。

（8）各种原因引起的骨关节炎疼痛、骨折固定后肢体远端肿胀或外固定物取出尚不能完全适应主动关节活动的患者。

（9）脑血管意外后遗症者或者截瘫患者的康复。

3．禁忌证

（1）骨折尚未固定前。

（2）恶性骨肿瘤。

（3）凝血功能障碍。

（4）特殊的感染。

（5）痉挛性或麻痹性瘫痪。

（6）合并血管损伤术后。

（7）粉碎性骨折。

4．操作前评估

（1）患者评估

①全身情况：患者的病情、意识状况、精神状态、自理能力及配合能力。

②心理状态：患者有无焦虑或紧张，患者的认知和接受程度。

③患肢情况：患肢手术的部位，伤口有无渗出，管路固定情况，皮肤有无破损，以及肢体长度、肿胀程度和关节活动度。

（2）仪器评估

①应根据医嘱选择型号适应的 CPM，确认仪器的关节长度与肢体一致。

②确定仪器是否完好处于备用状态，将关节复位到零度。

③仪器运动角度是否正确[5,6]。

5．操作流程

（1）操作前准备

①接到医嘱后由护士或康复师双人进行核对；护士或康复师着装整齐，洗手，戴口罩，核对患者信息，评估患者内容（见前文患者操作前评估），向患者讲解患肢功能锻炼的重要性，以取得患者配合。

②评估并检查用物，接电源并检查电路是否通畅。打开电源开关，检查机器运转是否正常。携用物至病床旁，再次查对患者信息。

（2）操作过程

①根据患者的患肢长度调节仪器支架，使之与患者肢体各段长度基本一致。

②如有留置引流管，应先夹闭引流管。

③将 CPM 机妥善地固定于患者病床上，并根据医嘱调节起始与终止的运动角度。

④检查运动角度无误后，据患者的耐受程度调节“速度”旋钮，循序渐进，速度由慢及快。

⑤观察 CPM 的运行状况，询问患者的感受。

（3）操作后处置

①根据医嘱停止患者 CPM 仪器锻炼，复位归零度，关闭开关和电源。

②将患者的肢体置于舒适体位，整理床单位，并给予床档保护，询问患者运动后的感受，根据患者情况指导其继续进行主动功能锻炼。

③指导患者：锻炼的角度增加应根据患者的感受及情况循序渐进。CPM 运动速度应由慢到快。在使用过程中患者不可随意调节角度或速度。

④洗手并记录。

⑤ CPM 仪器清洁消毒、归位、备用。

二、真空辅助闭合技术

（一）概念

真空辅助闭合技术（vacuum assisted closure，VAC）是一个负压辅助愈合治疗系统，是将负压创伤治疗仪与负压辅助愈合治疗用耗材一起使用，通过可控的负压（真空）创造密闭的湿润环境，促使伤口边缘聚拢，体积缩小，减轻肿胀，促进肉芽组织的形成和血液循环，以及清除伤口内的渗出液和感染杂质，来促进二期或三期（延迟期）伤口的愈合，可用于慢性、急性、外伤性、亚急性、裂开伤口、烧伤、溃疡（如糖尿病溃疡或压迫性溃疡）、皮瓣或植皮前后的伤口[7, 8]。

（二）应用与护理

1．特点

（1）可控制的持续负压，促进血流速度及蛋白质合成，改善局部微循环，以减少机体组织对毒素和坏死组织的重吸收，改善组织水肿状况，刺激肉芽再生长，加快伤口创面愈合。

（2）生物半透膜封闭，创造湿润密闭的环境，隔绝创面与外环境的接触，减少感染的机会。

（3）对伤口创面的引流，彻底去除空腔、创面的分泌物和坏死组织，全面、实时地将创面的坏死组织或渗出液全部吸出。

2．适应证

（1）肢体严重软组织缺损及挫裂伤、撕脱伤和脱套伤。

（2）肢体离断伤。

（3）开放性骨折合并软组织缺失。

（4）肢体伤口创面的严重感染。

（5）慢性骨髓炎、创面迁延不愈和大面积溃疡。

（6）骨或肌腱外露。

（7）骨筋膜室综合征切开减压术后。

（8）血友病大面积血肿及积液。

（9）大面积糖尿病足溃疡。

（10）严重的压力性损伤。

3．护理评估

（1）核对患者信息。

（2）评估患者疼痛，以及患肢的创面、皮温、血运、感觉、运动情况和管路情况。

（3）评估患者的体温。

（4）向患者讲解操作目的，再次查对患者信息。

4．护理措施

（1）术前

①术前备皮：保障皮肤与半透膜的贴附性。

②术前禁食、水：根据快速康复理念及麻醉方式指导患者禁食、水的时间。

③与手术室工作人员共同核对患者的床号、姓名、病历号、腕带信息、禁食水时间、皮肤情况、患肢情况、手术标记、过敏史、病历、术中带药及填写手术交接单。

④若出现患肢疼痛或发热，报告医生，予以及时处理。

（2）术后

①观察有无并发症的发生，常见的并发症有发热及伤口周围皮肤坏死。

②协助患者抬高患肢，遵医嘱调节 VAC 负压吸引参数（75 ~ 200 mmHg）及持续或间歇模式。观察吸引创面的吸引情况，注意有无漏气，保持吸引创面处于负压状态。

③观察引流液的颜色、性质和量，必要时复查血常规。

④观察伤口创面敷料的干湿程度，用手指轻轻按压创面覆盖的半透膜。敷料柔软为正常情况。若敷料干结，失去弹性，应及时报告医生给予相应处理，必要时进行手术更换。

⑤妥善固定管路，防止管路滑脱。在伤口创面负压吸盘处最外层使用透明膜加压固定，引流管路使用防管路滑脱专用胶布给予固定，以防止肢体活动时引流管路滑脱。

⑥为防止邻近关节的伤口创面负压吸盘滑脱，需遵医嘱给予必要的支具保护。

⑦患者出现体温≥38.5 ℃、疼痛评分≥4 分时，应立即报告医生，并予以相应处理，并在一般护理记录单上记录患者的护理问题、采取的措施及患者治疗后的效果。

（3）健康教育

①向患者及陪护人员进行宣教，注意保护 VAC 引流整体系统，避免牵拉管道或使管路打褶。不可自行调整系统参数或自行中断引流，以保证治疗持续有效。如系统报警，应及时告知医护人员。

②告知患者如出现疼痛、发热或患肢感觉运动异常，及时通知医务人员。

③告知患者循序渐进地进行功能锻炼。麻醉恢复后，在不影响负压吸引及疼痛耐受的情况下，指导患者进行不受累关节主动、被动运动及远端关节的屈伸练习，以及肌肉等张收缩练习，以促进血液循环、防止下肢血栓形成及肌肉萎缩或关节僵硬。

④告知患者术后伤口愈合前禁食辛辣刺激饮食，平衡膳食，多食高蛋白、高维生素、低脂肪及易消化的食物。

⑤告知患者每天保持充足睡眠及良好心态，有利于骨折及伤口创面恢复。

⑥心理护理：创伤后 VAC 技术是长期、反复的治疗手段，故患者及家属很大程度上会出现焦虑、烦躁和恐惧的心理活动，因此，医护人员应提前做好心理疏导，详细、认真地向患者及家属介绍有关 VAC 的治疗方法、成功案例及可能出现的情况，使患者及家属能够全面了解治疗过程及愈后，从而积极配合治疗与护理工作。

三、抗血栓梯度压力带

（一）概念

抗血栓梯度压力带（抗血栓弹力袜）由莱卡及尼龙丝制成，主要利用递减压力的原理，在使用者的下肢体表形成弹性的压力支撑，自下至上产生压力递减的梯度效果，促进静脉血液回流，由此预防静脉曲张和水肿，治疗腿部血管内静脉高压状态所产生的深静脉血栓，从而预防深静脉血栓及肺栓塞。

（二）应用与护理

1．目的

（1）促进腿部静脉血液循环，增加血流速度。

（2）减轻血管水肿。

（3）预防血管壁的损伤。

2．适应证

（1）各种下肢骨折者。

（2）行髋、膝关节置换术者。

（3）长期卧床、长期站立位、长期坐位及活动受限者。

（4）存在深静脉血栓风险者。

（5）不能使用抗凝药物且需要预防血栓者。

（6）肥胖、妊娠者。

（7）伴卒中、瘫痪及既往静脉栓塞病史者。

（8）40岁以上伴有其他危险因素或60岁以上的高危人群。

3．禁忌证

（1）存在下肢疾病者，如皮肤炎症、坏疽、静脉结扎、近期进行皮瓣移植术者或急性深静脉血栓者。

（2）充血性心力衰竭引起的肺水肿和下肢大面积水肿者。

（3）严重的下肢畸形者。

（4）严重的动脉硬化者。

（5）抗血栓梯度压力带型号不符者。

4．操作流程

（1）操作前准备

①双人核对医嘱，核对患者信息，评估患者，向患者讲解穿抗血栓梯度压力带的目的，取得患者合作。

②评估患者双下肢皮肤情况，有无伤口，有无引流管路。

③使用软尺测量患者双下肢踝关节、小腿最粗处和大腿中部周围，以选择合适的抗血栓梯度压力带。

（2）操作过程

①操作者将手伸至袜子足后跟处，并将袜子由内向外翻出。

②将袜子套在患者的脚尖处至足后跟，再将袜子轻轻地逐渐向上拉直至膝关节下（短款）或大腿根部（长款）。

③确保袜子平整舒适，无褶皱，使压力均匀地分布在腿上。

④询问患者穿着后的感受，告知患者注意事项。

（3）注意事项

①穿着时切勿粗暴用力或遗留死褶，避免局部压力过大造成压力性损伤。

②穿脱时应避免指甲等尖锐物品损伤袜子。

③为了保持抗血栓弹力袜的清洁，可用中性洗涤剂进行清洗，水温不宜超过 40 ℃，不可用力拧绞或用强转速的洗衣机清洗。

④最好两双抗血栓弹力袜替换使用，以延长其使用寿命。若弹力袜失去弹性，应立即更换。

⑤每日定时脱下抗血栓弹力袜，检查患肢的皮肤情况，并进行交接班[9,10]。

四、神经肌肉电刺激仪

（一）概念

神经肌肉电刺激（neuromuscular electrical stimulation，NMES）是一项应用 20 ~ 50 Hz 低频电流通过电极刺激特定肌肉群使其抽搐或者收缩，继而达到"功能"修复的技术。

（二）应用与护理

1．目的

（1）刺激失神经支配的肌肉，保持肌肉运动质量，以利于运动功能恢复。

（2）增加肌肉节律性收缩功能，增进肌肉血液循环，减轻水肿，防止肌肉萎缩，防止肌肉纤维化。

（3）刺激平滑肌收缩，提高肌张力。

2．适应证

（1）完全失神经或部分失神经病。

（2）神经损伤、神经麻痹和神经痛。

（3）肌肉或神经损伤所致的肌萎缩[11]。

3．禁忌证

（1）有出血倾向。

（2）急性化脓性炎症。

（3）皮肤破溃。

（4）安装心脏起搏器者。

（5）痉挛性瘫痪。

（6）结核病灶。

（7）恶性肿瘤。

（8）破伤风。

（9）治疗部位有较大金属异物[12]。

4．操作流程

（1）操作前准备

①双人核对医嘱，核对患者信息，评估患者，向患者讲解做神经肌肉电刺激仪的目的，取得患者合作。

②评估患者皮肤情况，有无伤口或炎症等。

③评估患者肌肉收缩及感觉情况。

④准备用物，检查神经肌肉电刺激仪是否可以正常使用，检查电极板。

（2）操作过程

①携用物至患者床旁，再次核对患者信息，明确操作目的。

②接通仪器电源，确认刺激强度及频率调节钮均处于零位。

③协助患者取舒适体位，肌肉放松并暴露治疗部位。

④将两片电极片置于治疗点肌腹两端并固定。

⑤打开电源，逐渐调节电流强度及频率，以引起肌肉收缩而无明显疼痛为宜，每次治疗 30 min。

⑥观察治疗过程中患者的反应及效果，向患者宣教治疗中不可自行调节电流及频率，不得自行移除电极片，以免影响治疗效果。如治疗过程中有灼痛感等不适，随时通知医护人员并给予及时处理[13]。

（3）操作后

①治疗完毕后，缓慢将电流及频率输出钮归零，关闭电源，取下电极片。

②询问患者治疗后的感受，告知患者不要抓挠治疗部位的皮肤，使患者保持舒适体位。

③洗手，整理物品，记录，清洁消毒电极片及治疗仪，将仪器放置于固定位置备用。

五、间歇式充气加压血液循环驱动器

（一）概念

间歇式充气加压血液循环驱动器用于在进行间歇式气动压迫的过程中，通过连接管向肢体护套内充气压迫肢体，从而加强静脉血液的流动，有助于提高血液流速，促使过量的组织液及细胞间液回流，改善静脉淤滞，促进排泄。完成一次压迫的过程后，主机将对静脉血管再次充满血液的时间进行测量，从而在经过相应时间段的休息后，重新启动下一次压迫过程。其工作周期是 32 s 的自动计时循环。其中 24 s 为充气时间，8 s 为放气时间。压力输出的调节范围为 30 ~ 100 mmHg。在此过程中有助于防止出现深静脉血栓和肺栓塞。

（二）应用与护理

1. 应用目的

（1）改善患者的血液循环，快速消除肿胀。

（2）改善因动脉供血不足导致的静脉功能不全，促进肢体动脉灌注，缓解疼痛。

（3）预防深静脉血栓形成。

（4）加速新陈代谢。

2. 适应证

（1）多发性创伤，特别是盆腔、髋部骨折，以及髋关节置换术、软组织损伤、脊髓损伤常伴截瘫或偏瘫的患者。

（2）患者长期卧床或制动时间≥72 h 者。

（3）年龄≥60 岁的患者。

（4）骨科大中型手术后患者，外伤、神经损伤、骨折合并水肿、原发性水肿和继发性水肿的患者。

（5）静脉血管损伤，如静脉曲张和静脉炎患者。

（6）血液高凝状态、血液黏稠度增高者，如严重感染和脱水患者。

（7）下肢动脉粥样硬化所致的缺血性疾病者。

（8）合并有心力衰竭、呼吸衰竭或脑卒中等各种高危因素的患者。

（9）预防糖尿病引发的神经末梢炎者。

（10）合并类风湿关节炎者[14]。

3．禁忌证

（1）急性皮肤炎症。

（2）已确诊或疑似深静脉血栓形成。

（3）心功能不全。

（4）血栓性静脉炎。

（5）肺水肿。

（6）肢体严重畸形。

（7）丹毒。

（8）严重不稳定性高血压[15]。

4．操作步骤

（1）操作前

①双人核对医嘱，评估核对患者信息、年龄、意识状态、心理状态、治疗肢体活动及周围皮肤情况，有无伤口及引流管路。

②环境准备：环境应安静、舒适且适合操作，关闭门窗，并用屏风遮挡。

③向患者讲解操作目的、方法以及可能出现的问题，取得患者合作。

④物品准备：一次性治疗巾、间歇式充气加压血液循环驱动器，连接电源，进行仪器自检和充气。

（2）操作过程

①携用物至患者病床旁，再次查对患者信息。

②连接电源。

③测量患者肢体周径，将充气套妥善地固定于患肢，松紧以放入一指为宜。

④打开电源，根据医嘱调节驱动器的压力及治疗时间 20 min，开启驱动键开始加压。

⑤观察肢端血液循环情况，仔细询问患者患肢压力情况及感受，根据患者情况调节压力。

（3）操作后

①充气加压循环驱动器治疗结束后，解开压力护套，关闭开关，拔下电源线，撤离机器。

②协助患者取舒适卧位，整理床单位。

③洗手，记录治疗情况，观察治疗肢体周围皮肤情况。

④整理用物，清洁消毒压力护套及驱动器，备用。

5．注意事项

（1）操作时注意患者的压力护套应松紧适宜，告知患者不可随意自行取下。

（2）治疗过程中由充气和放气交替进行。

（3）若治疗中患者出现肢体红肿、肢端麻木或皮肤压痛等症状，及时告知医生，遵医嘱暂停治疗或调整治疗压力及时间[16]。

六、加压冷疗装置使用技术

（一）概念

加压冷疗（compressing cold therapy）是利用物理降温措施作用于体表皮肤，通过神经传导引起局部皮肤和内脏器官血管的收缩，从而改变体液循环和新陈代谢，达到减轻肿胀和缓解疼痛的目的，以促进疾病的早期好转[17]。

（二）应用与护理

1．目的

（1）减轻患者损伤部位的软组织出血水肿，加快水肿吸收。

（2）减慢神经传导速度，缓解疼痛。

（3）降低血管通透性，减少局部渗出。

（4）减缓细胞代谢，减轻继发性损伤，加速恢复。

2．适应证

（1）骨折、创伤术前和术后。

（2）韧带重建术后。

（3）关节置换术后。

（4）关节镜术后。

3．禁忌证

（1）低体温患者。

（2）皮肤软组织破损者。

（3）石膏固定者。

（4）肢端血管痉挛者。

4．操作流程

（1）操作前

①双人核对医嘱，明确目的。

②至患者床旁，核对患者信息，向患者解释目的及配合方法，取得患者配合。

③评估患者病情、意识状态、生命体征、合作程度和治疗部位肿胀程度，以及伤口有无渗血或渗液。

④环境准备，按需协助患者排便、排尿，关闭门窗，注意保暖。

⑤准备并检查用物：回治疗室，洗手，戴口罩，检查并确认各种物品在有效期内。向冷却器内加入冷水至箭头指示刻度线，加入足量冰块至箭头指示处。在冰水混合物上方加盖绝热垫，盖紧冷却器的盖子，轻轻振摇后静置 5 min，使冰水温度均匀。根据冰敷部位选择相应的冰敷袋并与冷却器的导管正常连接。

（2）操作过程

①再次核对患者信息，向患者解释治疗目的。

②协助患者取舒适卧位，检查治疗部位衣服无皱褶，用小垫包裹安置体位。按部位安

置冰敷袋。将冰敷袋置于治疗部位并固定牢固，不宜过紧，注意保暖。

A. 肩部：患者取平卧位或坐位，一只手托起患侧肩部，另一只手将冰敷袋置于患肩，将一侧尼龙搭扣从身下穿过至对侧腋下。双手将冰敷袋两侧尼龙搭扣固定牢固，将冰敷袋固定于肩部。

B. 肘部：患者取平卧位或坐位，一只手托起患侧肘部，另一只手将患肘置于冰敷袋内，双手将冰敷袋两侧尼龙搭扣固定牢固。

C. 膝部：患者取平卧位，一只手托起患侧小腿，另一只手将冰敷袋置于患膝上，将一侧尼龙搭扣从膝下穿过，双手将冰敷袋两侧尼龙搭扣固定牢固。

D. 踝部：患者取平卧位，一只手托起患侧踝部，另一只手将患侧踝部置于冰敷袋内。双手将冰敷袋两侧尼龙搭扣固定牢固。

③冰敷袋注水：连接冷却器与冰敷袋，确保听到“咔嗒”一声才是连接到位。将冷却器挂在治疗车输液杆上，使冷却器底部与冰敷袋距离不超过 38 cm。打开排气阀门，使冰水注满冰敷袋，即可断开连接导管。固定冰敷袋的导管，治疗时间遵医嘱。国内外文献推荐术后立即开始使用冷疗技术效果显著，治疗时间从 30 min 至 10 h 不等，维持术后 1 周镇痛效果明显。

④协助患者取舒适体位，再次核对并告知患者若治疗期间出现冰敷部位烧灼感、肿胀或麻木不适等症状，应及时通知医护人员。医护人员定时观察肢体局部情况，防止冻伤。

（3）操作后

①治疗结束后取下冰敷袋，协助患者取舒适卧位，整理衣物及床单位。卫生手消毒。

②观察局部皮肤情况、患者反应及冰敷效果。若冰敷部位出现麻木、疼痛及肿胀加剧、皮肤发红或疱疹，报告医生予以处理。

③整理用物，将冰敷袋与冷却器连接，排空冰敷袋内的冰水，用 95% 乙醇溶液纱布擦拭冰敷袋，并放置在固定处，保持备用状态，洗手，记录。

5. 注意事项

（1）文献报道术后加压冷疗 1 h，治疗局部组织温度较对照组平均降低 7.1 ℃，8 mm 深组织的微循环血流平均下降 47%，因此，加压冷疗可迅速减少软组织内出血，有效抑制肌肉痉挛，减轻组织水肿，缓解疼痛。

（2）冷疗的并发症为冻伤，因此治疗时应密切关注患者局部治疗情况及主诉。

（3）冷疗时将温度控制在 10 ~ 15 ℃。若温度过高，不能达到冷敷效果；若温度过低，则易出现并发症 [18]。

七、牵引技术

（一）概念

牵引技术（traction）在矫形外科治疗中应用较广，是利用力的作用与反作用的原理，通过重力，运用持续的牵引力，对骨折或脱位的整复和固定、炎症肢体的制动、肢体挛缩畸形的矫治和功能锻炼等都有一定的治疗作用。临床上常用的牵引技术有皮肤牵引和骨骼牵引等 [17]。

（二）应用与护理

1. 目的

（1）患肢制动，减少局部刺激，减轻炎症扩散。

（2）保持患肢功能位。

（3）一定程度上稳定骨折断端，减轻疼痛，利于骨折愈合。

（4）预防和矫正关节畸形。

（5）复位骨折和关节脱位。

（6）改善静脉回流，消肿和解除肌肉痉挛[17]。

2. 适应证

（1）皮肤牵引适应证

①主要适用于治疗年老体弱或儿童骨折的患者。

②成人下肢骨骼手术前的辅助牵引（如股骨头骨折、股骨颈骨折和股骨粗隆间骨折等）。

③术后辅助治疗（如股骨颈骨折内固定等）以及炎症肢体需临时制动和预防关节挛缩畸形等。

（2）骨牵引适应证

①成人长骨不稳定骨折，如斜行、螺旋形及粉碎性骨折，以及因肌力强大容易移位的骨折，如颈椎、骨盆、股骨、胫骨和跟骨骨折。

②骨折部的皮肤损伤、擦伤、烧伤或部分软组织缺损者。

③开放性骨折感染或战伤骨折。

④合并胸、腹或骨盆部损伤者，需密切观察而肢体不宜做其他固定者。

⑤患肢合并血液循环障碍，如小儿肱骨髁上骨折、有下肢静脉曲张者，以及暂不宜其他方法固定者。

⑥某些矫形手术的术前准备[19]。

3. 禁忌证

（1）皮牵引禁忌证

①局部皮肤受损和对胶布或塑料等过敏者。

②骨折严重错位，皮牵引无法达到治疗目的。

③肢体血液循环受累，如静脉曲张、慢性溃疡、皮炎、血管硬化或其他血管病者。

（2）骨牵引禁忌证

①穿针局部皮肤有炎症感染或污染严重者。

②严重骨质疏松者。

③手术切口位于牵引针道处。

4. 操作流程

（1）操作前准备

①皮牵引准备

A. 皮牵引评估：双人核对医嘱，明确目的，确认患者信息，评估患者病情和体重，局部皮肤情况有无破溃或疼痛，患肢末梢皮温、血运、感觉及运动情况，足背动脉搏动情况，患肢有无伤口或渗血情况。

B. 向患者及家属解释牵引的目的、必要性及配合方法。

C. 协助患者平卧于牵引床或将病床床尾相较于床头抬高 15° ~ 30°。准备皮肤牵引套、牵引绳、砝码（体重的 1/10）、软枕、棉袜、棉垫或软毛巾。

②骨牵引准备

A. 骨牵引评估：同皮牵引评估内容并做好详细记录。

B. 向患者及家属解释骨牵引的目的、必要性及配合方法。

C. 准备骨牵引包、牵引弓、牵引绳、布朗架、软枕、橡胶塞或胶布、牵引砣和局部麻醉药。

D. 遵医嘱在牵引前给予患者局部麻醉。

（2）操作过程

①皮牵引操作过程

A. 协助患者将衬垫穿戴于需牵引的患肢。

B. 将牵引带平铺于患肢下方的床上，将患肢安置于牵引带正中，在患肢足踝骨突处垫棉质软垫或软毛巾。

C. 将患者患肢牵引为外展中立位，用牵引带固定患肢。患肢下垫软枕并呈抬高位。使牵引带、牵引绳和滑轮与患肢呈直线，在牵引绳末端加相应于身体重量 1/10 的砝码。

②骨牵引操作过程

A. 协助患者取平卧位，将患肢摆放为骨牵引所需体位。

B. 协助操作医生为患者患肢皮肤消毒并给予局部麻醉。

C. 协助医生将骨牵引针穿入所需固定的骨骼部位。

D. 协助医生将牵引弓固定于牵引针两侧（贴近患肢）。

E. 协助医生将两侧牵引针进行保护，以防划伤皮肤或剐蹭衣物。

F. 协助医生将牵引绳、滑轮与患肢呈直线，在牵引绳末端加骨牵引要求所需相应重量的砝码。

（3）操作后处理

①告知患者及家属牵引后的注意事项：不可随意增减牵引重量，应保持牵引绳悬空，牵引绳上不可放置棉被或衣服等，以免分散牵引重量。

②按时巡视患者牵引后的效果，患肢是否始终处于外展中立位，砝码是否为悬吊位，形成反牵引力，足底避免接触床尾。

③按时、按需检查患者牵引肢体的皮肤情况，避免长时间不正确的牵引部位造成压力性损伤。

④协助患者每 2 h 更换体位一次，避免压力性损伤。

⑤观察肢端有无血液循环障碍、感觉运动障碍或神经受损，有无足下垂等。如有异常情况，及时告知医生给予相应处理。

⑥皮肤牵引患者，随时注意皮牵引套松紧度，并及时调整松紧度。过紧易磨损皮肤，过松则达不到牵引目的。

⑦骨牵引者应注意观察针眼处有无红肿或渗液等感染迹象，定时给予骨牵引针道

换药。

⑧严密观察颅骨牵引者呼吸是否通畅、平稳。

5. 健康宣教

（1）指导患者深呼吸，有效咳嗽和咳痰，以预防卧床期间坠积性肺炎的发生。

（2）指导患者做牵引远端关节的主动运动，进行肌力练习。

（3）指导并协助患者定时翻身，指导患者利用健肢力量做臀部抬起运动，预防压力性损伤。

（4）骨牵引的患者，应保持牵引针道干燥、清洁。

6. 并发症的预防及护理

（1）心理护理：牵引前后向患者及家属详细讲解牵引的目的及注意事项，以此减轻患者的恐惧和紧张心理。

（2）压力性损伤

①保持床铺干燥、清洁。

②骨突出处（如肩背部、骶尾部、膝踝关节和足跟等）放置棉质衬垫。

③定时更换体位。

（3）坠积性肺炎：指导患者有效深呼吸，以及咳嗽、咳痰，给予患者定时拍背、震动排痰，必要时给予雾化吸入。

（4）便秘

①患者多饮水（2000～2500 ml/d），食用易消化、高纤维食物。

②指导患者每日进行顺时针腹部按摩。

③可给予长期卧床患者或老年患者预防性口服通便药物。如患者已出现便秘症状，遵医嘱可给予甘油灌肠剂通便。

（5）肌肉萎缩和关节僵硬：指导患者进行肌肉等长收缩，患者做不受累关节的主动运动。

（6）深静脉血栓形成

①遵医嘱给予患者使用充气性血液循环驱动器促进血液循环。

②遵医嘱根据患者的情况使用小剂量药物抗凝剂。

③血栓已形成时，对患肢应抬高制动，禁止按摩或热敷。

（7）足下垂

①指导患者每日主动或被动进行踝关节伸屈练习。

②穿防旋“T”形鞋，以保持踝关节处于功能位。

③下肢牵引，应在患肢外侧垫软垫，防止压迫腓总神经。

（8）过度牵引综合征：肢体过度牵引易导致骨折断端分离，引起骨折不愈合，因此，不可随意改变牵引重量。

八、石膏固定技术

（一）概念

生石膏（$CaSO_4 \cdot 2H_2O$）加热到 107～130 ℃，失去 3/4 的结晶水即为熟石膏。熟石膏接触水分后可较快地重新硬化。待石膏干固定型后，如接触水分，可以软化。由于石膏有吸水后再硬固及再柔软的可塑性，因此在骨科领域中常被用作维持骨折或手术修复后的固定，对患部的牵引或伸展以及治疗矫正关节畸形等，具备价格便宜、使用方便、搬运方便和便于调整等优势。石膏的种类较多，按形状可分为石膏托、管形石膏和石膏围领等几种，按有无衬垫又可分为有垫石膏与无垫石膏两种，按固定部位可分上臂石膏、前臂石膏、上肢肩人字形石膏、小腿石膏、大腿石膏和下肢髋人字形石膏等[20]。

（二）应用与护理

1. 使用目的

（1）维持固定，保持患肢的体位。

（2）保护患肢，减轻或消除患肢负重。

（3）患肢牵引。

（4）矫正肢体畸形。

2. 适应证　具体内容详见第十一章。

3. 禁忌证

（1）进行性水肿患者。

（2）确诊或疑似伤口厌氧菌感染者。

（3）全身情况差，如休克，心、肺或肾功能不全，进行性腹水者。

（4）对孕妇禁止躯干部石膏固定。

（5）新生儿、婴儿及身体衰弱者不宜长时间石膏固定者[21]。

4. 操作流程

（1）操作前评估：双人核对医嘱，明确操作目的，核对患者信息。

①评估石膏所需型号，根据肢体部位及类型选择合适的石膏长度。

②评估患者的精神状态、生命体征、合作和自理程度。

③评估患肢肿胀程度，桡动脉和足背动脉搏动情况。

④评估患肢有无伤口，伤口敷料是否包扎完好，有无渗出。

⑤评估患肢末梢皮温、血运、感觉和运动情况。

⑥评估患肢局部皮肤情况，保证肢体清洁。

（2）操作前准备

①洗手，戴口罩。

②准备用物：石膏、绷带、水盆（内盛 35 ~ 40 ℃温水）、卷尺、记号笔、速干手消毒剂和治疗车。

③向患者及家属解释石膏固定的目的、方法、配合方法及注意事项。

④保持病房安静，温度、湿度适宜，暴露肢体时给予屏风遮挡。

（3）操作过程

①核对患者信息，并协助患者保持肢体功能位。

②清洁患肢皮肤，无须剃毛。有伤口者协助医生清创换药，避免使用绷带环绕包扎或粘贴橡皮胶。

③骨突部加衬垫，以保护骨突处的软组织，保护畸形部位矫正后固定的着力点，预防

患者的四肢末端发生血液循环障碍。

④根据骨折类型选择石膏的类型及肢体长度，剪裁所需石膏，协助患者患肢处于功能位。将石膏衬垫覆盖于患肢，协助医生将石膏固定于患肢，用绷带固定，在石膏上标记固定时间。

⑤石膏待干，告知患者及家属待干时的注意事项[22]。

（4）操作后

①协助维持患肢功能位，将患肢抬高，高于心脏 20°，以利于淋巴和血液回流，预防肿胀。

②搬运或过床时，双手平托患肢骨折端的上下部分。

③密切观察肢体远端血运、温度、颜色、肿胀、感觉、足背动脉搏动和活动情况。如有剧烈疼痛、感觉麻木或血循环障碍等，应即时报告医生，配合处理，并进一步加强观察。严防骨筋膜室综合征、失用综合征的发生。观察头颈部、胸部和腹部石膏固定的患者有无呼吸困难或腹部不适等现象。

④保持石膏边缘光滑、平整，避免摩擦患者肢体。每天检查石膏边缘的皮肤，观察皮肤有无红肿或擦伤等早期压力性损伤的表现。

⑤如患者出现发热，局部有压迫症状或石膏内有腐臭味，应考虑出现感染的可能，即时报告医生配合处理。

⑥如患者肢体肿胀消退导致石膏松动，应及时更换石膏。

⑦在石膏固定期间，指导患者进行固定部位肌肉的等长收缩及邻近关节的功能锻炼，早期以被动活动为主，防止患肢肌肉萎缩[23, 24]。

（李　立）

参考文献

[1] 余红，刘坤．CPM 护理对膝部骨折术后膝关节功能恢复的作用 [J]. 现代临床医学，2016, 42(3): 219-220.

[2] 钟冰，谢伟蝉．膝关节松解术后 CPM 治疗中的护理 [J]. 中国康复医学杂志，2000, 15(2): 113.

[3] 吴欣娟，高娜．骨科护理工作指南 [M]. 北京：人民卫生出版社，2016.

[4] 邓雪莲，黄俊晓．CPM 在膝关节术后应用的护理探讨 [J]. 中国医药导报，2009, 6(29): 97-98.

[5] 王琳．CPM 机使用登记表在护理管理中的应用 [J]. 齐鲁护理杂志，2012, 18(8): 104-105.

[6] Lin CY, Shau YW, Wang CL, *et a1*. Quantitative evaluation of the viscoelastic properties of the ankle joint complex in patients suffering from ankle sprain by the anterior drawer test[J]. KSSTA 2013, 23(2): 86-87.

[7] 陈孝平, 汪建平. 外科学. 8 版[M]. 北京: 人民卫生出版社, 2013.

[8] 高小雁，秦柳花，高远．骨科护士应知应会 [M]. 北京：北京大学医学出版社，2018.

[9] 白燕．医用弹力袜穿着流程的设计和临床应用 [A]. 中华护理学会．全国外科护理学术交流暨专题讲座会议论文汇编 [C]. 中华护理学会：中华护理学会，2008: 4.

[10] 初剑英．妊娠分娩期使用循序减压弹力袜对预防下肢深静脉血栓形成的观察与护理 [A]. 中华护理学会．中华护理学会全国第 7 届糖尿病护理学术交流暨专题讲座会议论文汇编 [C]. 中华护理学会：中华护理学会，2009: 3.

[11] 孙萍，祝敏，张婕．神经肌肉电刺激治疗脑卒中后偏瘫的疗效及护理 [J]. 江苏医药，2015(23): 2923-2924.

[12] 姜李媛．经皮神经肌肉电刺激对慢性偏瘫引起的肩痛以及相应生活质量的疗效 [J]. 神经损伤与功能重

建 , 2005, 25(4): 184-184.
[13] 黄小静 . 经皮神经电刺激结合肩胛带训练治疗脑卒中后偏瘫肩痛的疗效观察 [J]. 中国实用医药 , 2017, 12(33): 149-151.
[14] 樊丽洁 , 洪黛玲 , 仲艳 , 等 . 气压式血液循环驱动器预防骨科术后下肢深静脉血栓 [J]. 解放军医学院学报 , 2010, 31(2): 148-149.
[15] 谢银辉 , 吕艳红 . 气压式血液循环驱动器在骨科大手术患者术后下肢 DVT 预防中的应用 [J]. 齐鲁护理杂志 , 2012, 18(11): 60-61.
[16] 张谊 , 张雅琴 , 高娜 . 应用气压式血液循环驱动泵预防关节置换术后深静脉血栓形成的护理 [J]. 中华现代护理杂志 , 2010, 16(4): 417-418.
[17] 李小寒 , 尚少梅 . 基础护理学 . 5 版 . 北京 : 人民卫生出版社 . 2014.
[18] 付佳 , 高凡 , 李鸿艳 . 肩关节镜术后患者加压冷疗的效果观察 [J]. 中华护理杂志 , 2015, 50(8).
[19] 季鸿燕 . 舒适护理在老龄股骨颈骨折患者牵引术后的应用 [J]. 甘肃中医 , 2010, 23(07): 61-62.
[20] 王笃玉 . 石膏固定患者的护理体会 [J]. 中外健康文摘 , 2010, 07(18): 303-304.
[21] 许志华 . 骨折后行石膏固定患者的护理体会 [J]. 中国社区医生 (医学专业), 2011, 13(23): 248-249.
[22] 袁柳仙 , 刘才金 , 何晓凤 . 骨折患者石膏外固定的护理体会 [J]. 中外医学研究 , 2011, 09(20): 86-86.
[23] 张小凤 . 四肢骨折患者石膏外固定的护理体会 [J]. 实用临床护理学电子杂志 , 2017, 2(42): 97+108.
[24] 贺姝 . 骨科急诊石膏固定患者的护理需求调查与综合护理应用体会 [J]. 基层医学论坛 , 2015(11): 1532-1533.

第八章　信息化在创伤骨科护理中的应用

近几年来，随着电子技术的日益更新，其涉及范围面极广，并应用在医疗各个层面的管理体系，形成了庞大的医疗信息管理体系。信息化的应用大大降低了医务工作者的工作量，同时也相对缩短了患者就诊的等候时间。医疗信息管理体系通过计算机获取数据，可以减少人为误差的发生。不过也有一些不足，在患者对病情的掌握上仍有待提高。目前医疗信息化管理体系已经较为规范，其中包括医疗信息化、护理信息化、电子病历管理和质量控制信息化等。

在全球信息化建设的背景下，我国的医院信息化建设正突飞猛进地发展着，护理信息化体系也在不断完善，已成为医院信息系统的关键环节[1]。各种闭环管理具有能够及时收集、快速处理以及储存数据等优势，形成了现代化的护理工作和管理模式，使临床有效护理时数得到了保证，从而解放了护理人力资源[2]，最终实现护理工作无纸化办公，积极地推动临床护理管理工作。优化护理信息系统，可以使获取的大数据通过护理信息化平台运用到临床护理工作中，为患者提供全面、全程、主动、专用及人性化的优质护理服务。

一、医生工作站信息系统

医生工作站信息系统是医院医疗系统中的核心系统，主要包括医嘱系统、病区管理和病例查询系统等，医生从系统中直视患者入院、手术、转科、倒床和出院等情况。将所录入的医嘱进行自动分类，生成相应规格的医嘱单，其中包括治疗单、饮食单、口服药单、日常检查项目和药物价格等。对于未使用过的药物，可以通过查询药物相关说明书，了解相关用药的配伍禁忌和注意事项，从而减少由于特殊用药的使用而发生的不良事件。

二、移动护理信息系统

移动护理信息系统包括通过无线网络支持的个人手持设备及护士工作站，而护士工作站主要由护理管理系统及临床护理系统两个子系统组成。

（一）护理管理系统

护理管理系统主要被用于护理人员管理和护理质量管理等方面。护理人力资源及质量管理根据护理人员的技能动态配置护理人员。信息化护理交班系统也为护理管理提供基础数据，护理部能够实时查阅各科室患者的收治、流动及护理交班的情况，掌握全院或指定护理单元每日特级及一级护理人数，以及出、入院人数等数据，随时合理调配护理人力资源。获取的统计数据不但能使护理管理者掌握临床基础数据及各个病房的劳动强度，更能科学地调整人力资源，还能方便护士随时查看相关护理技术操作规章与流程。另外，将电子排班表实时上传，也优化了护理排班的限制性。此外，护理管理系统还包括皮肤压力性损伤事件报告单、跌倒事件报告单、管路滑脱报告单和护理给药缺陷报告单等。

（二）临床护理系统

该系统提供信息存贮、护理行为及结果记录功能。护理人员还可在系统中方便提取各种疾病的健康教育内容、高危人群的观察重点及各项评分的实时情况。无线网络为临床工作带来了便利。医生和护士可在查房时随时通过移动工作站获取和录入患者的信息，并能对患者的情况及时予以处理。在医嘱处理与执行系统中可以随时查看用药的剂量及用法，药物使用的状态是否已完成，能够追溯整个用药过程中核对人员及用药人员的姓名、用药开始、停止及结束的时间，不存在任何用药差错事件难以查询的问题。同时，护理信息系统与电子病历和医嘱系统、监护记录无缝链接，患者的各种信息可直接同步，自动提取。护士在书写护理记录时可直接插入并进行编辑，节省了护士手工书写的时间，真正实现了“把时间还给护士、把护士还给患者”的目标。创伤骨科患者的跌倒风险和压力性损伤风险非常高，系统可随时显示高危患者信息，包括其跌倒和压力性损伤风险评分结果，有利于护士了解自己管辖病区的整体情况，加强对高危患者的重视，从而降低跌倒或压力性损伤的发生率。

1. 护理交班报告　交班报告是记录整个病房所有患者情况的护理文书，是临床护士主要的书面文件记录，也是向下一个班次全科医护人员要报告的工作重点，是全面了解病房总体情况最便捷的途径。随着医疗技术发展的不断进步，也会暴露一些局限性的问题，如提供病房信息不准确，内容条理不清晰，不全面，重点不突出。这些交班报告中涉及的信息内容在护理文件中记录过，其实内容是重复的，护士还在花费大量时间重复抄写，大大降低了工作效率[3]。而使用信息化护理交班系统后的交班报告，合格率显著高于手写的护理交班报告。护士认为信息化护理交班系统比手写的护理交班报告本格式更规范，更准确，符合规定的交班内容要求。

2. 各项评估单和交接单　该项目包括入院评估、每日评估、压力性损伤风险因素评估表、跌倒风险因素评估表、疼痛评分、日常生活能力评定量表、转科患者交接护理记录单和手术交接单，其中交接内容包括生命体征、诊断、过敏史、转运方式、术前用药、饰物摘除情况、皮肤情况、管路、手术带物、镇痛泵和影像资料等（图 8-1 至 8-3）。

通过手持电脑（PDA）扫描识别患者的身份，作为医疗护理安全的前提，可减少差错事故，保证用药正确，确保医疗环节能够顺畅执行，避免输液差错、服药差错、采集标本差错、手术患者及手术部位差错等一系列严重的不良事件发生。患者佩戴腕带上的内容包括床号、姓名、病历号和二维码，是重要的身份识别标志，与具有扫描条码功能的PDA 结合使用，在识别方面可做到精准快速，提升临床工作效率。

（1）压力性损伤风险因素评估表：在临床护理工作中，预防压力性损伤是一项重要的工作。以往认为预防压力性损伤的重点是护理管理和基础护理，而现在逐渐认识到评估其

北京大学人民医院

PEKING UNIVERSITY PEOPLE'S HOSPITAL

入院评估

姓名　　　　科室　　　　床号　　　　住院号

患者基本信息

姓名:　　　　性别:　　　　年龄:

病室床号:　　　　住院号:　　)2

入院诊断Admission Diagnosis: 胸腺瘤;

入院方式Mode of Admission: 门诊Outpatient、步行Walking　　　　教育Education: 初中Junior High School

宗教Religious: 无No　　　　陪伴Accompany: 有Yes

过敏史Allergies: 无No　　　　嗜好Habit: 有Yes　　　　嗜好类别: 饮酒Alcohol

既往史Past Medical Illness: 有Yes

情绪

情绪 Emotional State: 未见异常Normal

意识水平

意识水平 Conscious Level: 清醒Conscious

身体状况

视力 Vision: 未见异常Normal　　　　听力 Hearing: 未见异常Normal　　　　言语 Talking: 未见异常Normal

面容 Appearance: 未见异常Normal　　　　进食 Eating: 未见异常Normal

排尿 Urination: 未见异常Normal　　　　排便 Bowel: 未见异常Normal　　　　活动 Mobilization: 未见异常Normal

睡眠 Sleeping: 未见异常Normal　　　　皮肤 Skin: 未见异常Normal　　　　ADL评定分值: 100

ADL评定结果: 生活自理

管路

管路 Tubes: 无No

跌倒风险评估

跌倒风险评估Fall Risk Assessment: 无No　　　　跌倒风险评分: 15

专科评估

图 8-1　入院评估单

北京大学人民医院

PEKING UNIVERSITY PEOPLE'S HOSPITAL

每 日 护 理 评 估 单

DAILY NURSING ASSESSMENT

姓名　　　　科室　　　　床号　　　　住院号

时间	评估内容	签名
	姓名NAME: 性别SEX:　　病室号WARD:　　床号BED　　住院号AD　　日期 Date: 意识水平Conscious Level:清醒Conscious 呼吸Respiratory:未见异常Normal 心律Rhythm:齐Regular 心率Heart Rate:未见异常Normal 皮肤Skin:未见异常Normal;　压疮风险评分:8 ADL评定分值:100;　ADL评定结果:生活自理 睡眠Sleeping:未见异常Normal;　饮食Diet:特殊饮食Special Diet; 糖尿病饮食Diabetic Diet;　排尿Urination:未见异常Normal;　排便 Bowel:未见异常Normal 管路Tubes:无No 安全隐患Potential Safety Hazard:无No;　跌倒风险评分:15 疼痛Pain:无No	

图 8-2　每日护理评估表

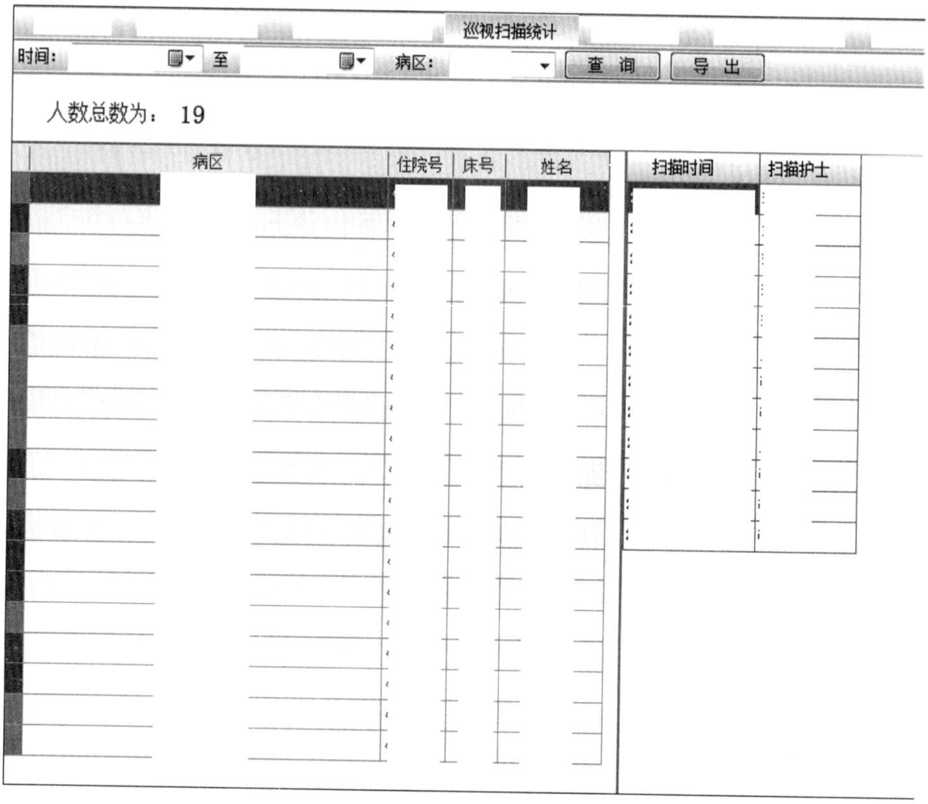

图 8-3 扫描巡视单

危险因素、早期识别高危人群才是预防压力性损伤的关键。使用压力性损伤风险因素评估表，可通过评分来关注高危人群，给予护理措施干预手段，以及降低压力性损伤发生的风险。“0”发生率是我们矢志不渝的目标（图 8-4、8-5）。

（2）跌倒风险因素评估表：在创伤骨科患者中，老年人发病率高，多数伴有骨质疏松。住院期间一旦发生跌倒，会造成疼痛、损伤、住院时间延长、医疗费用增加和病死率上升等，后果极其严重。通过跌倒风险评估量表，早期识别高危人群，在预防跌倒方面有着重要的意义。跌倒护理重在预防，对高危人群加强巡视，提高病区环境的安全系数（如保持地面干燥，病房内光线充足，协助患者使用助行器，病床使用床栏，放置预防跌倒标识等）。从入院至出院全程对患者及家属进行预防跌倒相关知识和措施宣教，提高他们的安全意识，以达到降低跌倒发生的风险（图 8-6）。

（3）日常生活能力评定量表（ADL）：创伤骨科患者的特点是病情急，大部分人生活不能自理。随着现代护理理念的更新，可真正地为患者服务，体现人文关怀，根据 ADL 评分，能够有针对性地给予患者相应的护理措施，满足患者的生理和心理需求，做到人性化及智能化相结合（图 8-7）。

（4）疼痛评分：根据科学的数据了解患者的视觉模拟评分法（Visual Analogue Scale, VAS）数值，做到无痛化的治疗全过程。及时给予止痛措施，以减少由疼痛引起的其他不良后果（图 8-8 至 8-10）。

北京大学人民医院
PEKING UNIVERSITY PEOPLE'S HOSPITAL

压疮风险评估表

科室　　床号　　姓名　　性别　　年龄　　住院号　　入院日期

医疗诊断：

评估内容		分值	评估项	得分
体质指数			√	24
体质指数	一般	0	√	0
	高于一般	1		
	肥胖	2		
	低于一般	3		
皮肤类型	健康	0	√	
	薄如纸	1		0
	干燥	1		
	水肿	1		
	潮湿	1		
	颜色异常	2		
	破溃	3		
性别	男性	1	√	1
	女性	2		
年龄	14~49岁	1	√	1
	50~64岁	2		
	65~74岁	3		
	75~80岁	4		
	81岁以上	5		
营养状况评估工具：A______近期体重下降	是	到B		
	否	到C		
	不确定	到C		
营养状况评估工具：B______体重下降评分	0.5~5kg	1	√	1
	5~15kg	2		
	10~15kg	3		
	大于15kg	4		
	不确定	2		
	未下降	0		
营养状况评估工具：C______进食少或食欲下降	否	0	√	0
	是	1		
失禁	完全控制/导尿	0	√	0
	小便失禁	1		
	大便失禁	2		
	大小便失禁	3		
运动能力	完全的	0	√	0
	躁动不安的	1		
	淡漠的	2		
	受限的	3		
	卧床不起的	4		
	只能坐在椅子上的	5		
组织营养状况	恶液质	8		
	多器官衰竭	8		
	单器官衰竭	5		
	外周血管病	5		
	贫血	2		
	吸烟	1		
神经系统缺陷	糖尿病/多发性硬化/心脑血管意外	46~		
	运动/感觉异常	46~		
	偏瘫	46~		
大手术或创伤	骨/脊椎手术	5		
	手术时间大于2h	5		
	手术时间大于6h	8		
药物	细胞毒性药	≤4		
	长期大剂量服用类固醇	≤4		
	抗生素	≤4		

指标	一般	高于一般	肥胖	低于一般
体质指数（BMI）= 体重（kg）/ 身高（m）^{2}	20～25	25～30	≥30	<20

备注：评分≥10 分为危险，≥15 分为高度危险，≥20 分为极度危险

根据 Weterlow 压疮危险评估表，评分是 3

责任护士：　　病房护士长：　　患者 / 家属：

图 8-4　压疮风险评估表

北京大学人民医院
PEKING UNIVERSITY PEOPLE'S HOSPITAL

患者翻身记录卡

科室　　床号　　姓名　　年龄　　建卡时间

日期 / 项目										
时间										
卧位										
皮肤										
签名										

图 8-5　翻身记录单

北京大学人民医院
PEKING UNIVERSITY PEOPLE'S HOSPITAL

跌倒风险评估表

科室　床号　姓名　性别　年龄　住院号　入院日期

医疗诊断：

项目	跌倒史		超过1个医学诊断		行走辅助					静脉输液治疗		步态					认知状态		
评估内容	无	有	无	有	不需要使用	卧床休息	由护士照顾活动	使用的杖、助行器	扶靠家具行走	无	有	正常	卧床休息	不能活动	下肢虚弱乏力	残疾或功能障碍	量力而行	高估自己/忘记自己受限制	合计
分值	0	25	0	15	0	0	0	15	30	0	20	0	0	0	10	20	0	15	–
得分	25		15		0					20		0					0		60

备注：25~45分：跌倒低度风险；≥45分：跌倒高度风险

根据Morse跌倒风险评估表，评分是

评估时间：　责任护士：　病房护士长：　患者/家属：

图 8-6　跌倒风险评估表

北京大学人民医院
PEKING UNIVERSITY PEOPLE'S HOSPITAL

日常生活能力评定量表

姓名　性别　年龄　入院日期　病区　床号　病历号

项目	进食			洗澡		修饰		穿衣			控制大便			控制小便			如厕			床椅转移				平地行走				上下楼梯			
评估内容	可独立完成	需部分帮助	需极大帮助或完全依赖他人	可独立完成	需部分帮助	可独立完成	需部分帮助	可独立完成	需部分帮助	需极大帮助或完全依赖他人	可控制大便	偶尔失控	完全失控	可控制小便	偶尔失控	完全失控	可独立完成	需部分帮助	需极大帮助或完全依赖他人	可独立完成	需部分帮助	需极大帮助	完全依赖他人	可独立完成	需部分帮助	需极大帮助	完全依赖他人	可独立完成	需部分帮助	需极大帮助或完全依赖他人	合计
分值	10	5	0	5	0	5	0	10	5	0	10	5	0	10	5	0	10	5	0	15	10	5	0	15	10	5	0	10	5	0	100
得分	10			5		5		10			10			10			10			15				15				5			95

分级：0级=生活自理：100分；1级，轻度功能障碍：61~99分；2级，中度功能障碍：41~60分；3级，重度功能障碍：≤40分

评定结果：　评估时间：　评估人：

图 8-7　日常生活能力评定量表

北京大学人民医院
PEKING UNIVERSITY PEOPLE'S HOSPITAL

疼痛护理评估表

病案号　　科室　　床号　　姓名　　性别　　年龄　　入院日期　　诊断
手术日期　　手术名称　　回病房时间
是否使用镇痛装置　　镇痛装置开启时间　　镇痛装置关闭时间

日期及时间	日常生活能力评定	脉搏（次/分）	血压（mmHg）	呼吸（次/分）	疼痛评分		主要疼痛部位	疼痛性质	疼痛加重因素	睡眠情况	用药后的副作用								爆发痛次数	其他	评估者
					静息	活动					排便习惯改变	腹胀	头晕	恶心	呕吐	皮肤瘙痒	嗜睡	呼吸抑制			
0																					
1																					
2																					
3																					
4																					
5																					
6																					
7																					
8																					
9																					
10																					

图 8-8　疼痛评估表

日期及时间								
心率（次/分）								
血压（mmHg）								
呼吸（次/分）								
疼痛评分（静息/活动）								
镇静评级								
活动状况								
皮肤瘙痒								
恶心和呕吐								
其他情况								
观察者签字								

镇痛泵记录时间	执行者签名
处理意见：	

1. 镇静评级　①患者镇静合作。②患者嗜睡但能合作。③患者过度镇静但烦躁，且不合作。
2. 活动状态　①可下地活动。②在他人的辅助下下地活动，可在床上自主活动。③不能在床上活动。
3. VAS 评分可参阅评分标尺皮肤瘙痒（0～10 分）0 度，无皮肤瘙痒。轻度，患者可耐受。重度，需治疗甚至需终止 PCEA。
4. 恶心和呕吐　0 度，无恶心或呕吐。1 度，轻度恶心或呕吐，可耐受。2 度，需治疗甚至终止 PCEA。
5. 疼痛数字评分 (NRS，0~10 分）0 分，无痛。1～3 分，轻度痛。4～6 分，中度痛。7～10 分，重度痛。

图 8-9　镇痛泵评估表 1

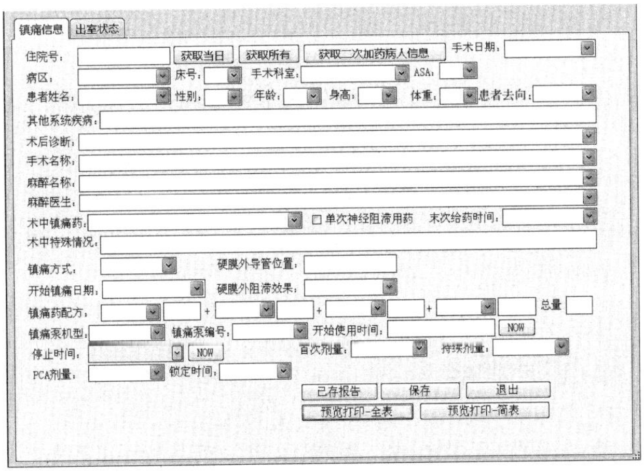

图 8-10　镇痛泵评估表 2

3．借助医院相对宽裕的医疗和护理资源，以移动信息技术为基础，借助移动护理车，采取PPT或视频等多形式，随时对患者入院、术前、术后的康复训练以及出院健康教育内容给予讲解，图文并茂，十分生动并易于掌握，可促进患者的术后康复，缩短住院时间，真正实现术后加速康复（enhanced recovery after surgery, ERAS）的理念。

（三）手术管理系统

该系统不仅可完成手术各个环节的护理记录和身份识别，还能进行费用及耗材的记录与管理，同时可随时在术中查阅患者的病历及相关信息。同时应用移动工作站，护士能随时与外界取得联系，查询当日手术患者及各个手术间的动态情况，了解整个手术室的运作，为提高手术室的管理效率与质量奠定基础[4]。

（四）急诊管理系统

通过急诊患者管理系统，输入患者的信息，即可查询所有相关信息，了解患者的治疗全过程，同时还方便统计急诊工作，解决了急诊患者人员流动性大以及不方便记录的问题，加强了急诊科人员的管理。当急诊患者存在危及生命的情况而需要急诊手术时，可直接由急诊入手术室进行急诊手术，节省了患者的等待时间，对最大限度地抢救患者的生命具有重大意义。

三、电子病历管理和质控系统

电子病历管理和质控系统包括临床病历录入系统、病历质控系统、病历管理和辅助系统等。临床病历录入系统包括对患者姓名、性别、出入院、转科和会诊记录等，对患者的各种病程记录的详细录入，将诊疗措施、检验结果和CT、MRI、核医学和超声等检查结果信息及时上传，可随时详细查询，使临床医生能够最快地得到结果，通过全面评估患者的病情，给予准确、有效的治疗用药。同时，医务处能够对临床的医疗文书质量进行实时监测，患者的病历能长期保存，电子病历能够及时调出[5]，从而提高医院的医疗质量。

四、医院资源管理平台

医院资源管理平台包括病区的耗材管理，科室每日所需的物资、耗材和器械等，根据临床的需要由电脑录入生成订单，经网络直接将数据传输至相关部门，这能够有效地减少医护人员的人力和物力浪费。日常业务工作信息平台，如医院内网络公告系统和院内邮箱的收发系统等，能够随时推送各种下发文件和重要事件的传达等，以确保医护人员之间的信息沟通，促使办公便捷、高效。

五、消毒供应追踪管理系统

消毒供应追踪管理系统对每件器械、每个环节、经手的相关人员，以及器械的请领、发放、使用、清洁和消毒灭菌处理全过程进行数字化跟踪管理，通过扫描二维码[4]，获取所有信息，随时能够发现漏洞和各种问题，将信息化合理地应用在消毒供应管理中。

六、信息化在严重创伤救治体系中的应用

随着经济社会发展、人口老龄化的加剧以及人民健康意识的增强，加之各种突发疾病与意外，急救医疗需求迅猛增长。现行的急救医疗服务体系在运行过程中暴露出诸多问题和矛盾。完善急救医疗体系应包括院前急救和院内急救两部分，我们应该充分利用北京市现有的医疗资源及信息平台，进一步提高医疗急救服务质量；完善医疗急救保障体系；建立院前与院内以及行政主管部门与医疗机构之间的信息交换与预警联动，成功实现急救工作“科学调度、快速转运、及时救治、全程把控、精准管理”，提升全市急救医疗服务和管理水平，最大程度地预防和减少疾病、意外和突发公共卫生事件造成的损害，以保障人民群众的健康。

急救医疗服务体系作为“健康服务、健康保障”的重要组成部分，承担着保障人民群众生命健康、突发公共事件紧急医学救援的重要使命。规范严重创伤救治流程，将信息化应用于严重创伤救治中，加强院前救治团队与院内急诊科救治团队、院内专科救治团队间的信息交换，使院内和院外的抢救形成无缝链接，进而实现院内救治前移，有助于提升急救医疗服务水平，提高抢救成功率和救治效果，切实降低疾病和意外给患者或社会带来的危害，并能得到真实可靠的数据，成为临床的科研思路和持续改进的目标的强大数据支持。

（一）信息联动与预警呼叫系统

1．核心理念　1 个区域、2 个链接、3 个团队。

（1）1 个区域：建立区域性创伤救治体系，规范流程。

（2）2 个链接：强化院前与院内的信息交换，强化急诊与各专科之间的信息交换（图 8-11）。

（3）3 个团队：院前急救团队、急诊急救团队和专科救治团队。

2．车载端功能

（1）事件记录：发车、到达现场、离开现场及到达救治医院时间。

（2）伤情评估与患者信息实时传递：医疗优先分级调度系统（medical priority dispatch system，MPDS）症状、创伤指数（trauma index，TI）和 GCS 评分。

（3）救治医院选择与现场伤情评估见图 8-12。

3．医院端功能

（1）实时检测远程预警信息并给出声光信号：接到电话后了解病情及预计到达时间。

（2）实时显示回传患者伤情：如患者数量、预警级别和各项评分，以做好急救前的准备。

①绿色预警：通知相关创伤救治组医生尽快到达急诊室，确保多种基本检查处于备用状态，在 6 h 内实施急诊手术。

②黄色预警：通知所有创伤救治组听班医生尽快赶到急诊室，确保监护设备开启，血管活性药品、晶体和胶体液准备充足，各辅助检查设施等处于备用状态，患者到达 2 h 内

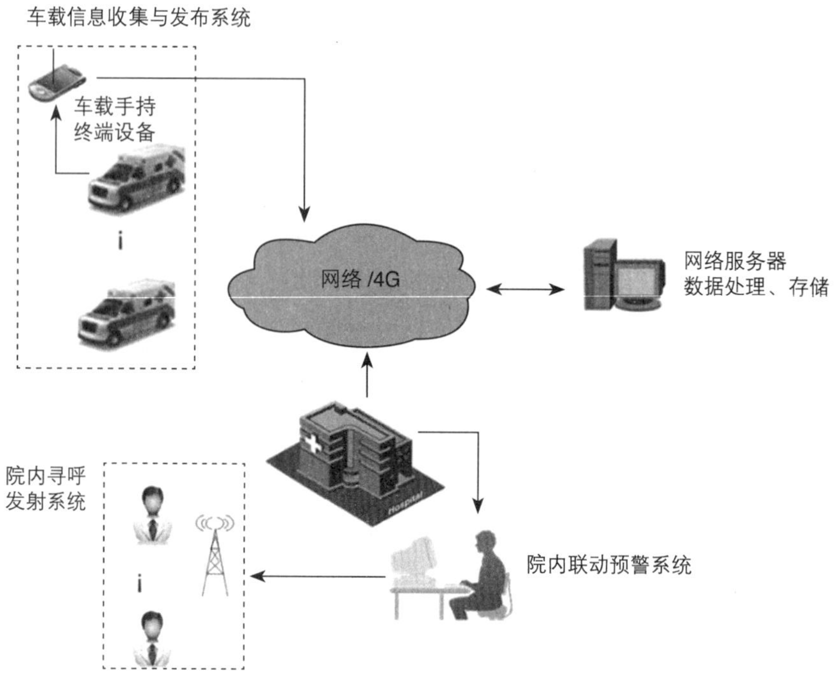

图 8-11　院前与院内信息联动

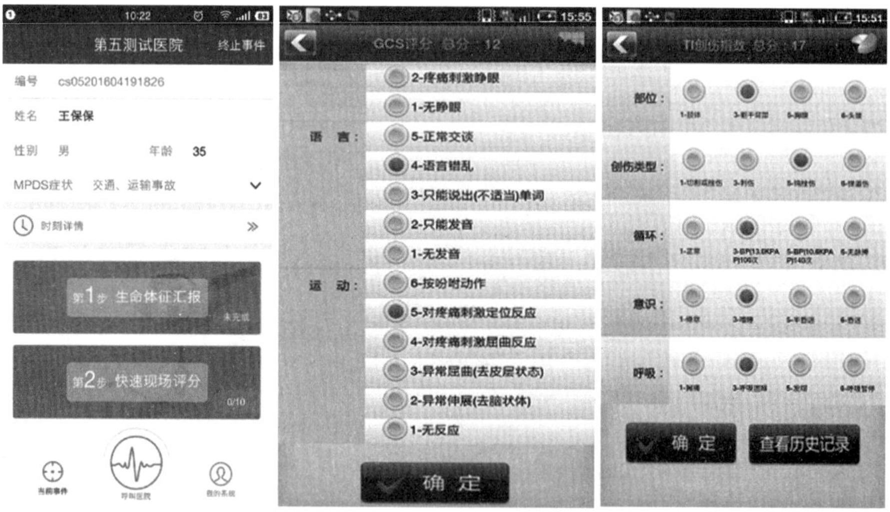
10:22
第五测试医院
终止事件
编号 cs05201604191826
姓名 王保保
性别 男
年龄 35
MPDS症状 交通、运输事故
时刻详情
第1步 生命体征汇报
未完成
第2步 快速现场评分
0/10
15:55
GCS评分 总分：12
2-疼痛刺激睁眼
1-无睁眼
语 言：
5-正常交谈
4-语言错乱
3-只能说出(不适当)单词
2-只能发音
1-无发音
运 动：
6-按吩咐动作
5-对疼痛刺激定位反应
4-对疼痛刺激屈曲反应
3-异常屈曲(去皮层状态)
2-异常伸展(去脑状态)
1-无反应
确 定
15:51
TI创伤指数 总分：17
部位：
创伤类型：
循环：
意识：
呼吸：
确 定
查看历史记录

图 8-12　救治医院选择与现场伤情评估

可实施手术。

③红色预警：通知所有创伤急救组听班医生在患者到达前赶到急诊室，确保监护设备开启，呼吸机开启及连接管路，插管设备到位，除颤仪、血管活性药品、晶体和胶体液以及各辅助检查设施等处于备用状态，并通知血库做好配血准备，患者到达后即刻可实施抢救，30 min 内可实施手术。

（3）院内群组呼叫系统：通知相关急救人员到场。创伤急救组包括急诊科、创伤骨科、胸外科、普外科、神经外科、泌尿外科、麻醉科和 ICU 等相关科室。以上科室所有中级及以上职称人员均需接收专业培训，并均成为创伤救治组成员。各组值班医生 24 h 佩戴传呼设备，收到预警信号后即刻到达急诊室。做好患者交接，专科医生二次评估，完成辅助检查，制订治疗方案，进行术前准备和手术治疗等后续工作（图 8-13）。

（二）后台功能

后台功能包括事件记录与备份、科学数据提取与分析。

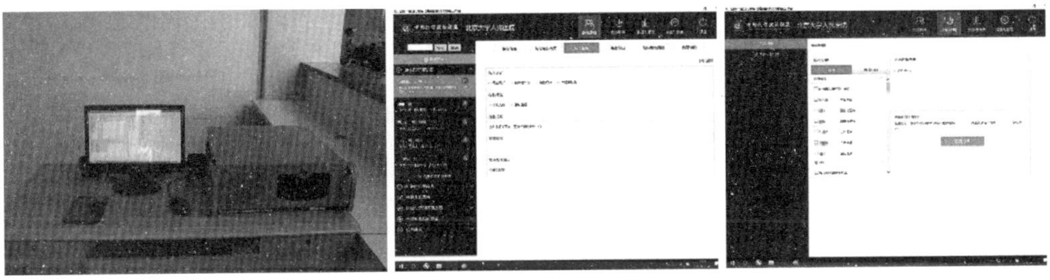

图 8-13　院内伤情二次评估

（田　园）

参考文献

[1] 李冰冰 , 吴晓英 . 大数据时代护理信息化建设的思考 [J]. 护理学杂志 , 2016, 31(4): 91-92.
[2] 庞媛媛 , 范玲 . 护理安全现状及信息化护理安全管理研究进展 [J]. 护理研究 , 2014(29): 3585-3590.
[3] 王冷 , 李森 , 吴晓英 . 信息化护理交班系统的应用效果分析 [J]. 中华护理杂志 , 2015, 50(4): 494-497.
[4] 石兰萍 . 美国护理信息系统的临床应用 [J]. 中国护理管理 , 2009, 9(2): 76-77.
[5] 贺丽娜 . 信息化管理体系提升中医骨科管理水平的应用研究 [J]. 中医药管理杂志 , 2015(2): 121-122.

第九章　创伤骨科老年患者的特点

老年创伤患者年龄大，多数患者合并有骨质疏松，因而对创伤的缓冲能力差，发生外伤后多存在全身多处骨折。另外，老年人往往合并多种基础疾病，脏器功能代偿能力低，导致实际病情可能与伤情不一致，临床上容易漏诊或误诊。老年创伤患者整体救治的难度大，术后的康复尤为重要。

一、老年创伤患者的病情观察

"白金 10 分钟，黄金 1 小时"。受伤后至急诊治疗的时间越短，则预后越好。由于老年患者创伤应急反应能力降低，发生创伤后常主诉不清，体征反应不明显，因而极容易造成漏诊或误诊，影响救治的成功率。

进行现场救治时先判定与处理致命伤。如患者受伤前存在重要脏器功能减退或疾病，则创伤后并发症发生率高，病情发展快，病死率高[1-2]。应注意患者的神志、面色、出血情况、受伤姿势、衣服撕裂与污染程度，以抢救患者的生命为第一要务。例如，颈椎骨折往往容易漏诊，在未确认颈椎完好时应注意搬运时保护颈椎；到达医院后按呼吸系统—循环系统—消化系统—骨折的顺序进行全面、系统的检查，对合并内脏损伤的患者应先急诊抢救危及患者生命的情况。注意可能存在的合并症，如骨盆骨折容易合并尿道、膀胱和肠道的损伤，应及时进行血常规、血型、生化和血气分析等指标的检测，为正确分析和及时救治提供指导。

老年人自身的生理机能衰退，受到严重创伤时常存在开放伤和闭合伤并存，明显伤和隐蔽伤并存，因此，处理老年创伤患者时既要及时处理开放伤，更要重视闭合伤和内脏伤。掌握好老年创伤患者的特点，对及时发现和处理危及生命的伤情、提高救治成功率以及减少伤死伤残率有极其重要的意义。

二、老年创伤患者常见的骨折部位

常见的受伤机制多为摔伤及砸伤，常见的骨折部位为肱骨近端、腕部、髋部及椎体。

（一）肱骨近端骨折

肱骨近端骨折占全身骨折的 4%～5%，其中老年患者约占 70%。并且老年患者常伴有骨质疏松，因此老年肱骨近端骨折也称骨质疏松性骨折。由于老年肱骨近端骨折较复杂，治疗难度大，治疗措施多样化，目前尚未形成统一的治疗模式。对无移位或轻度移位的骨折可以选择保守治疗，移位明显者可采用手术治疗。但老年肱骨近端骨折患者由于骨质差，使内固定手术难度大，内固定失效风险高。国内一些学者研究发现抗骨质疏松治疗能有效地减轻患者疼痛，促进骨折愈合。因此，针对骨质疏松的老年肱骨近端骨折，可配合抗骨质疏松治疗，以促进患者康复。

（二）腕部骨折

腕部骨折为老年骨质疏松性骨折中最常见的一种。患者摔倒时手掌触地，手背朝上来支撑和保护身体，使暴力集中于桡骨远端松质骨处而发生骨折。患者有明显的外伤史。骨折多发生在桡骨远端近关节 2 ~ 3 cm 处，临床上称为 Colles 骨折。常表现为患者跌倒时手掌着地，即感腕部剧烈疼痛、活动受限及局部肿胀，有时可见皮下淤血。如伴有正中神经受压，则有手指麻木等正中神经功能障碍等表现。此时，骨折远端向背侧及桡侧移位，会呈特殊的“银叉状”畸形或“枪刺状”畸形。

（三）髋部骨折

老年人常见的髋部骨折包括股骨颈骨折和股骨粗隆间骨折。继心脑血管疾病和肿瘤后，近年来髋部骨折已成为老年人的第三大“杀手”。髋部骨折的致残率和病死率较高，恢复缓慢，伤后并发症较多，被称为“人生最后一次骨折”，常由摔倒时髋部着地所致。常表现为髋部疼痛和肿胀，患肢活动受限，不能站立行走，常伴有皮下淤血，患肢外旋，肢体短缩，髋部按压痛，叩击髋部及足跟时均可有疼痛加重感。

（四）椎体骨折

椎体骨折多发生在脊柱的胸腰段部位以及腰椎的椎体，常为椎体压缩骨折。由于跌落时臀部着地，冲击性外力上传而发生骨折。患者有明显的外伤史，在受伤前多存在骨质疏松。检查时脊柱可有畸形和疼痛，脊柱棘突骨折可见皮下淤血，骨折部有压痛和叩击痛。可并发脊髓损伤，有不全或完全瘫痪的表现，如感觉、运动功能丧失和大小便障碍等。

三、老年创伤性骨折的手术治疗策略

（一）加强术前评估，防止漏诊或误诊

老年患者入院后，应及时予以全面、系统的检查，明确合并症，评估重要器官功能及手术治疗的风险，为提高治疗的安全性奠定基础。

（二）加强营养，提高机体耐受力

老年患者常存在贫血和低蛋白血症等营养不良，外伤、出血及创伤后食欲不振等因素则会使患者的抵抗力进一步下降。因此，术前应综合评估患者的营养状况，根据患者的自身情况，遵医嘱给予患者输血制品或白蛋白等，指导患者进高蛋白饮食，改善患者的营养

状况，提高机体对手术的耐受力。

（三）多学科协作，制订科学治疗方案

多学科团队协作是近年来国际上提出的一种重要的医学模式。老年骨折患者的手术治疗风险与年龄、体质和基础疾病等存在密切的相关性，临床确定治疗方案时应针对影响手术的基础疾病进行多学科协作综合考虑，组织相关科室联合查房，进行病例讨论，明确观察时各护理要点，协助完成各项常规检查和特殊检查，共同制订最佳治疗方案，以降低手术和麻醉风险，确保患者安全。

（四）并发症的预防与护理

老年患者常见的并发症包括肺部感染、泌尿系感染、压力性损伤及下肢深静脉血栓形成等。

老年患者术后卧床时间相对较长，存在较高的肺部感染风险，从而影响老年患者的康复和加重住院患者的费用及时间，严重者更能威胁患者的生命。体位管理对老年卧床患者预防肺部感染至关重要。应加强围术期的体位管理，给予患者营养支持，指导患者有效咳嗽。观察患者咳嗽和咳痰情况，评估痰液的颜色、性状、量和气味等。在病情允许的前提下，鼓励并协助患者早期下床活动。严密监测患者的生命体征，及时发现，及时处理。

泌尿系感染是老年创伤患者另一个常见的并发症。术前根据患者的情况缩短尿管的留置时间，术中控制补液量，以降低尿潴留的发生。留置尿管后应加强管路的护理，每日两次进行尿道口消毒，指导患者多饮水，多排尿，尽量缩短患者留置尿管的时间，密切观察尿量的颜色、性状及尿量，以便及时发现异常并给予处理。

老年患者由于皮肤弹性差，营养不良，是压力性损伤的高发人群。若长期卧床，可导致局部组织长期受压。对于压力性损伤关键在于预防，因此，在护理老年创伤患者时更需要加强皮肤管理。保持患者床单位整洁、干燥，给予患者定时更换体位并保护骨隆突处，避免局部皮肤长期受压。必要时使用气垫床、局部采用减压贴以预防压力性损伤。

外伤、手术创伤、出血及卧床时间长可使血液处于高凝状态，长期卧床及活动量减少可使下肢肌肉收缩力降低，静脉回流减慢，因此，患者存在较高的血栓风险。一旦血栓形成，则对患者是致命性的危害。应按照血栓的三阶梯预防原则在围术期严密进行血栓的观察与预防。

具体防护措施见第五章。

（五）术后康复

早期康复锻炼可预防关节僵硬，改善肌力，预防下肢深静脉血栓的发生。术后有计划的功能锻炼可为患者提供安全、可靠的重要保障，有利于患者的顺利康复。患者在住院期间应在医护人员或康复师的指导下早期开展术后康复锻炼，出院后根据复查情况在医务人员或康复师的指导下循序渐进地进行康复锻炼，以逐步改善肢体功能，最大化恢复日常活动。

（李冰冰）

参考文献

[1] Bonne S, Schuerer DJ, Trauma in the older adult: epidemidogy and evolving geriatric trauma Principles[J]. Clin Geriatr Med, 2013, 29(1): 137-150.

[2] Rozar RA. Lnjury in the aged: geriatric truma care at the grossroads[J]. J Trauma Acute Care Surg, 2015, T8(6): 197-209.

第十章　多发伤患者的护理

在科学技术不断进步和发展的今天，许多疾病被治愈，甚至被消灭，可是创伤的发生数量有增无减[1]。全球每年因创伤导致的死亡人数约有 580 万人，还有更多的人因创伤导致不同程度的残疾。随着我国城市现代化建设进程的加快，各类创伤的发生率明显增加。据 2007 年 8 月中国卫生部发布的《中国伤害预防报告》显示[2]，我国每年因各类伤害导致的死亡人数为 70 万 ~77 万人，占死亡总人数的 9% 左右，是继恶性肿瘤、脑血管病、呼吸系统疾病和心血管疾病之后的第五位死亡原因，可见创伤已经成为影响社会经济和安定发展的重要原因之一[3]。其中现代创伤以高能量损伤为特点，如交通事故伤、高处坠落伤，以及矿井、矿山及桥梁和隧道坍塌压砸伤等造成的严重损伤，创伤导致的死亡人数越来越多[4]。这种因创伤所致的多处损伤是可危及生命的严重损伤，在损伤程度、抢救治疗、并发症及预后等方面都有其特殊性。随着全球自然灾害、交通事故和局部战争的增多，对于严重损伤的救治和处理已引起了人们的广泛关注，已成为目前急救创伤医学研究的重要课题[5]。

一、概念

1994 年，全国首届多发伤学术会议建议多发伤的定义如下：多发伤是指单一因素造成的 2 个或 2 个以上解剖部位（根据 AIS-90 版，9 个部位依次为头部、面部、颈部、胸部、腹部及盆腔、脊柱、上肢、下肢和皮肤）的损伤，其严重程度则视其创伤严重程度（Inljury Severity Score, ISS）评分而定。凡 ISS≥16 分者定为严重多发伤[6]。

目前临床上通常所说的多发伤实际上就是指严重多发伤。多发伤指同一致伤因素所致人体两个部位以上的严重损伤。这一概念包括以下三个内涵：

1. 损伤是由同一致伤因素引起　主要指机械力所致的损伤，如交通事故、坠落伤和火器伤等。多发伤与复合伤是不同的概念。复合伤由不同的致伤因素引起，如机械伤复合冲击伤、烧伤复合冲击伤和烧伤复合放射伤。

2. 损伤部位必须是两个以上　按 AIS 标准，多发伤指上述 9 个解剖部位中有两个以上部位受伤。同一部位内的多个脏器损伤或同一脏器的多处损伤也称为多发伤，但需冠以部位或脏器名称，如胸部多发伤、腹部多发伤、小肠多发伤和脑多发伤等。

3. 损伤必须是严重的　损伤的严重程度为定量标准，指 ISS≥16 分，是对伤员生命构成威胁，需要急诊处理的伤情。

二、病理生理基础

1. 全身炎症反应综合征　当机体损伤后，由于局部组织坏死、缺血和缺氧而引起强烈的应激反应，可使机体产生大量炎症介质（如 IL-1、IL-6、IL-4、前列腺素 E_2、IL-8 和 TNF-α 等）。这些炎症介质引发的机体免疫反应会加重机体组织的进一步损伤。

2. 隐匿性血流灌注不足（occult hypoperfusion，OH）　并非在多发伤患者失血时进行大量补液就能满足机体组织缺血、缺氧灌注的需要，而应该在早期对患者"延迟"液体复苏，即最低限度地适当补液。这就是所谓的"许可范围内的低血容量症"（permissive hypovolaemia）。因此，在多发伤患者的抗休克治疗中，有效维持血容量以及充分恢复机体组织的再灌注是急诊救治是否成功的关键。

3. 多器官衰竭　多器官衰竭是导致多发伤患者晚期死亡的重要原因。在多器官衰竭中，呼吸功能不全经常第一个出现，其次是心血管系统失代偿。以往肾功能不全是第二个常见的表现，而肝衰竭通常是多器官衰竭的晚期表现。目前最常见的多器官衰竭组合是呼吸 - 肾衰竭和呼吸 - 肝衰竭。在多发伤患者出现三个或更多受影响的器官时，最常见的组合是呼吸 - 肾 - 心血管功能不全。患者的死亡率通常高达 75%。

三、临床特点

多发伤伤势严重，应激反应剧烈，伤情变化快，其严重程度不是各专科损伤的简单相加，而是具有自身特点[7]。

1. 生理紊乱严重，伤情变化快，死亡率高　多发伤常伴有严重的生理紊乱和病理变化。机体对这些严重紊乱的代偿能力很小。伤情变化快，患者常在短时间内死亡。据报告，受伤 2、3、4、5 个部位的死亡率分别为 49.3%、58.3%、60.4%、71.4%。可见受伤部位越多，死亡率越高。头、胸、腹多发伤的死亡率达 84.4%，颅脑伤伴休克者死亡率可达 90%。

2. 休克发生率高　多发伤损伤范围广，伤情重，失血量大，易发生低血容量性休克，有时可与心源性休克、血气胸、心包压塞和心肌挫伤等同时存在。休克的发生率一般为 50%，胸腹联合伤休克的发生率为 67%。

3. 严重低氧血症的发生率高　在多发伤早期低氧血症高达 90%，尤其是颅脑损伤、胸部损伤伴有休克或昏迷者，血氧分压可降至 30 ~ 40 mmHg。临床上低氧血症可分为两型：①呼吸困难型：缺氧现象较明显，易于识别；②隐蔽型：临床上缺氧体征不明显，仅有烦躁不安的现象。若不注意低氧血症，而给予止痛剂，则可能发生呼吸停止。

4. 容易漏诊　多发伤创伤部位多，闭合伤与开放伤同时存在，明显外伤与隐蔽外伤同时存在，多部位、多系统的创伤同时存在，且大多数伤员不能诉说伤情。如果医生缺乏经验，则易于发生漏诊[8]。早期漏诊率为 15% 左右，主要原因为：

（1）未能按多发伤抢救常规进行重点检查。

（2）专科医生受专业限制，只满足于本专科诊治，而忽略了其他部位创伤。

（3）只关注了表面的伤情，忽视了深在隐蔽的创伤。

（4）某些闭合伤或内脏损伤的症状和体征早期表现不明显，没有引起重视。发生多发伤时如漏诊，如胸、腹、腹膜后内出血，往往会失去抢救机会。这是多发伤抢救中一个值得注意的问题。

5. 存在处理顺序上的问题 多发伤患者约有半数以上需要手术治疗。由于各个创伤的部位、严重程度和所累及的内脏不同，因而存在处理顺序上的矛盾。医生极易把注意力集中在伤口大、出血明显的部位上，而忽略了表面上不严重但实际上足以威胁生命的创伤。由于有多个损伤需要处理，其先后顺序可能发生矛盾，因为不同性质的损伤处理原则不同，如颅脑伤合并内脏大出血时处理上的矛盾，以及休克治疗与脱水治疗的矛盾。

6. 伤后并发症和感染发生率高 由于严重创伤后机体免疫功能受到抑制，伤口污染重，肠道细菌移位，以及各种侵入性导管的使用，使伤后感染的发生率高，并发症多，尤其多器官衰竭的发生率高。据统计，创伤感染致死率占全部死亡的 78%。

四、处理原则

1. 损伤控制复苏（damage control resuscitation，DCR） 目前多发伤的急救处理策略由最早的 ABC 原则发展为 ABCDE 原则，而现今国内已有人提出的按 ABCDEF 的程序进行全身的系统性检查和相应的急救处理是较行之有效的方法[9]。

A（Airway）：气道，指呼吸道是否通畅。

B（Breathing）：呼吸，指有无胸部损伤影响呼吸功能。

C（Circulation/Cardiac）：循环/心功能，包括两个方面，一是对周围循环血量和大出血的判断，二是对心脏泵血功能的估计。

D（Disability）神经系统障碍：包括两个部分，一是对脊柱和脊髓损伤的判断，二是对颅脑损伤的估计。

E（Exposure）：暴露，应充分暴露患者全身，检查和发现除上述部位以外的脏器损伤。

F（Fracture）：骨折，对四肢骨折的判断。复苏多发伤患者通气后组织能否得到有效再灌注的基石是输液。

2. 临界患者（the borderline patient）和损伤控制手术

（1）临界患者和早期全面处理：由于多发伤患者的损伤机制和损伤程度不一定相同，而采取相同的骨折固定时间和固定方式似乎会对多发伤患者造成不良的后果，因此，并不是所有学者都赞同对多发伤患者采取早期全面处理（early total care，ETC）。20 世纪 90 年代初，有部分文献报道，在对某些多发伤患者进行早期全面治疗时出现并发症的概率明显升高。而对于这些患者，1993 年，Pape 首次提出“临界患者”这个概念。Pape 等纳入的临界患者标准有：①多发伤创伤，ISS＞20；合并胸部创伤，AIS＞2。②多发伤：腹部/骨盆创伤（Moore 分级＞3 级），失血性休克（初始收缩压＜90 mmHg）。③ ISS＞40 分。④有双侧肺挫伤的放射学证据。⑤初始平均肺动脉＞24 mmHg。⑥放置髓内钉时肺动脉压升高＞6 mmHg。

（2）损伤控制性手术：1993 年美国宾夕法尼亚州大学附属医院的外科学教授 Rotondo 提出了损伤控制手术（damage control surgery，DCS）。损伤控制策略旨在针对于损伤早期的稳定和控制，以减少手术所造成的额外负担，避免患者因“第二次打击”引起身体情况的恶化。DCS 主要分为三个阶段——简化治疗、ICU 治疗和最终治疗。近年来，随着损伤控制理论在骨科领域方面的延伸，Scalea 等在多发伤骨折固定的研究中提出了损伤控制骨科（Damage Control Orthopaedic，DCO）这个概念。DCO 治疗策略已被国内外骨科医生所接受。由 DCS 演化而来的 DCO 在损伤控制方面也分为三个阶段，即：①对骨折的早期稳定和机体损伤的控制。②进入 ICU 治疗，给予患者保温、给氧、维持血容量、纠正酸碱平衡及其他支持性治疗等。③在患者的各项生命体征平稳后（包括度过全身炎症反应期），进行确定的手术治疗。

3．骨折内固定的时机　近年来，判定何时对多发伤患者进行骨折手术内固定的方法主要有两种：第一种方法是对伤后患者血液中的炎症介质进行检测，了解患者的基本病理生理学情况，待各项指标趋于正常和各项生命体征平稳时再行手术治疗（即 DCO 治疗策略）。第二种方法是通过各种评分标准（主要是 AIS 评分和 ISS 评分）找出临界患者，根据临界值划分患者是采用 ETC 策略治疗，还是选择 DCO 策略治疗。

4．急救模式　①分诊分科收治院前、急诊科和专科患者。②创伤病房集中收治从急诊科到创伤病房的患者。③整体化、系统化、专业化救治：将院前救治、院内救治、手术、重症监护及康复治疗连为一体，由专业化急诊创伤救治队伍进行救治。

五、护理要点

严重创伤常常累及多系统及器官，病情变化复杂，患者生命垂危，病死率很高。医护人员应该在对患者进行充分救治的同时进行一系列的仔细检查，密切观察患者的各项生理指标，预防多器官功能障碍综合征（multiple organ dysfunction syndrome，MODS）的出现。

1．早期处理原发性损害及抗休克的护理　正确、及时处理原发性损害及有效控制休克是防治 MODS 的发生和发展，以及阻断 MODS 病理连锁反应的首要任务[10]。

护理措施：①立即配合医生放置两腔或三腔深静脉插管，快速补液，迅速补充血容量。②密切监测尿量、有创中心静脉压、肺动脉楔压和心排出量。③进行心电监护，严密观察生命体征变化。若患者烦躁，面色苍白，肢端湿冷，尿少，血压下降，血红蛋白进行性下降，可能为失血性休克。应立即配血，做好术前准备。④大剂量地塞米松联合 654-2 使用，有良好的抗炎、抗休克、解除血管平滑肌痉挛以及改善微循环功能。⑤在补充血容量的前提下，正确应用血管活性药物，如多巴胺和多巴酚丁胺。⑥立即止血，固定骨折部位，清除坏死组织；及时发现气胸和胸腔积液，配合医生进行胸腔穿刺；包扎固定连枷胸。

2．早期防治感染　严重创伤可导致机体因抗感染能力低下而易发生感染，胃肠黏膜破坏，发生胃肠道的内毒素移位进入血液，导致 MODS 的发生。

护理措施：①观察伤口有无红肿，保持引流管的通畅及伤口敷料的干燥整洁。②尽早采集痰、血和尿等标本做细菌培养和药敏试验，早期足量应用抗生素。③加强口腔和皮肤的护理，严格无菌操作。④加强翻身拍背，雾化吸入，防止引起坠积性肺炎。⑤加强对气管插管和气管切开的护理，保证有效的气道湿化。⑥监控层流室，控制探视人员，防止交叉感染。⑦及时监测白细胞和体温的变化。

3．呼吸功能的监测　立即给予鼻导管或面罩吸氧，及时清除鼻及口腔的分泌物，保持呼吸道通畅，观察呼吸频率、节律和幅度，观察口唇和末梢有无发绀，监测 SPO_2 和动脉血气动态变化。若血气分析 $PaCO_2$＞6.67 kPa，PaO_2＜8 kPa，提示呼吸窘迫综合征。应立即配合医生气管插管，给予机械通气，改善低氧血症，观察呼吸机与患者呼吸是否同步，双肺呼吸音是否对称，有无痰鸣音，及时吸出呼吸道的痰液，并观察痰液的性状和量。

4. 肾功能监护　准确记录每小时尿量，记录 24 h 出入量，保证尿量≥ 30 ml/h。若尿量≤400 ml/d 或＞2500 ml/d，尿比重＜1.010，尿素氮和肌酐短期内成倍升高，水电解质改变，则提示肾衰竭，应尽早行血液透析治疗。

5. 胃肠功能的监测　研究表明：当胃肠黏膜 pH＜7.30 时，发生 MODS 的概率明显升高，所以监测胃肠黏膜 pH 作为一项独立的指标，可对 MODS 进行预测。观察胃内引流物或呕吐物、粪便的颜色、性状和量。若出现柏油样便，可能为消化道出血，应禁食，给予胃管内注冰盐水加去甲肾上腺素或云南白药。若患者有消化道出血，24 h 出血量＞400 ml，有腹胀、肠蠕动减弱或麻痹，提示有胃肠功能衰竭。

6. 血液系统监测　据有关文献报道，弥散性血管内凝血（DIC）与 MODS 密切相关。血小板计数（PLT）作为预测 MODS 的一个独立指标，预测效能很好。当 PLT≤8×10^9/L 时，MODS 的发生率明显增加。因此，应及时采血，阅读检验报告。如发现异常，立即通知医生。

7. 脑功能监测　每 30 ~ 60 min 监测瞳孔意识的变化及肢体活动情况。若患者烦躁，呕吐呈喷射状，瞳孔对光反射迟钝，血压升高，需警惕颅内压增高，给予甘露醇和呋塞米（速尿）等降低颅内压，防止脑疝形成。

8. 加强全身营养支持　高代谢和负氮平衡状态可导致体液大量消耗，免疫力低下，易出现各种并发症。营养支持的原则是高热量、高蛋白质、高维生素，从静脉补充支链氨基酸、谷氨酰胺、脂肪乳、白蛋白和血浆等，注意维持电解质平衡，主张肠内营养。因为早期肠道营养可降低循环内毒素水平，减轻肠道缺血 - 再灌注损伤，阻滞内毒素等炎性介质对肠黏膜的损伤。同时注意监测血糖和尿糖，观察患者有无腹胀、腹泻或反流现象。原则上由少到多，使用喂养泵泵入。

9. 心理护理　多发伤患者事发突然，伤情重。严重多发伤患者不但随时可发生生命危险，又面临着可能或已经致残的自我形象改变的实际问题。他们在躯体和心理上都存在着严重创伤，在救治的过程中患者可出现极度恐惧心理，甚至有濒死感。护士应给予同情，并积极鼓励、安慰和支持患者，稳定患者的情绪，可通过语言方式进行，如“放心”“请相信我们”等，也可通过行为方式进行，如轻轻拥抱患者，或轻拍患者等。此外，医护人员应掌握科学的方法，以减少对患者的各种不良刺激，缓解其紧张、焦虑和恐惧的心理。鼓励患者家属陪伴，以快速消除患者的不良情绪。还要通过建立良好的护患关系增强患者对护士的信任感，使患者感受到护士的关怀。护士应帮助患者提高自我认知，并在与患者的沟通中，重树患者的信心，增强患者的安全感，促使患者积极配合治疗，促进早日康复。创伤医学的发展和我国创伤临床与科研的进展是一个公共卫生体系的问题，需要社会和政府共同重视，共同面对。寻找创伤防治研究的突破点，最终有效地减少创伤的发生，提高创伤救治成功率，降低死亡率和伤残率，减轻社会和人民在经济、精神上的沉重负担，这也是创伤医学界不懈努力的方向。

（王红莉）

参考文献

[1] 姜保国，王正国．严重创伤救治规范 [M]. 北京：北京大学医学出版社，2015.
[2] 卫生部疾病预防控制局，卫生部统计信息中心与中国疾病预防控制中心．中国伤害预防报告．北京：人民卫生出版社，2007: 43.
[3] 江捍平．创伤流行病学研究与防治策略．长沙：湖南科学技术出版社，2010: 288.
[4] 布林斯．公共突发事件医疗应对高级灾难医学救援手册．杭州：浙江大学出版社，2007: 187.
[5] 卫生公益性行业科研专项．"严重创伤救治规范的研究与推广"项目简介．北京大学学报(医学版)，2011, 5: 638-640.
[6] 王正国．多发伤的救治．中华创伤杂志，2004, 20(1): 1-3.
[7] 高劲谋．我国创伤急救模式现状及思考．创伤外科杂志，2004, 6(1): 3-5.
[8] 华积德．多发伤的紧急处理．中华创伤杂志，2000, 16(8): 510-511.
[9] 黄显凯，蒋耀光，周健，等．严重多发伤损伤特点及其救治．创伤外科杂志，2002, 4: 346-349.
[10] 陈自力．严重多发伤救治的一些进展．中华创伤杂志，2005, 21(10): 721-724.

各　论

第十一章　骨折的概述

骨折是一种极为常见的创伤，是指因致伤因素引发骨的完整性和连续性全部或部分的断裂。该病多见于儿童及老年人，中青年人也时有发生。骨折治疗有三大原则，即复位、固定及康复训练[1]。随着科学的发展及医学的不断进步，经过恰当的治疗，大多数患者都能够恢复原来的功能。但如处理不当，可能会加重患者的损伤，增加患者的痛苦，造成残疾，影响生活，甚至引发死亡[2]。所以医护人员应对骨折患者给予足够的重视。本章将简要介绍有关于骨折的基础知识，重点是介绍骨折的影响因素及相关治疗护理原则。各部位骨折的诊断、治疗及护理方案可参见相关章节。

第一节　骨折的分类和移位

一、根据骨折处皮肤、黏膜完整性（骨折断端是否与外界相通）分类

1. 闭合性骨折　骨折处皮肤、黏膜完整，骨折断端与外界不相通。

2. 开放性骨折　骨折处皮肤、黏膜破损，骨折断端与外界相通。骨折处的创口可因机械性损伤（刀伤和枪击伤）由外向内形成，亦可以因骨折端刺破周围软组织由内向外形成，如耻骨骨折引发膀胱和尿道断裂，尾骨骨折引发直肠破裂。开放性骨折的特点主要为创口污染，容易引发继发感染[1]。

二、根据骨折的程度和形态分类

1. 不完全性骨折　骨的完整性或连续性部分中断。按形态可分为：

（1）裂缝骨折：骨质裂隙，无移位，好发于板状骨如颅骨和肩胛骨。

（2）青枝骨折：见于儿童，骨质和骨膜部分断裂，可有成角畸形。有时成角畸形亦不明显，仅表现为骨皮质劈裂，形似青嫩的树枝。

2. 完全性骨折　骨的完整性或连续性完全中断。按照骨折线的方向及形态不同可分为：

（1）横形骨折：骨折线与骨的纵轴接近于垂直。

（2）斜形骨折：骨折线与骨的纵轴形成夹角（锐角）。

（3）螺旋形骨折：骨折线呈螺旋状。

（4）粉碎性骨折：骨块碎裂为三块以上，骨折线呈蝶形、Y形及T形者分别称为蝶形骨折、Y形骨折和T形骨折。

（5）嵌插骨折：骨皮质嵌插于骨松质内，多见于干骺端骨折（如肱骨外科颈骨折）。

（6）压缩骨折：骨折因压缩变形，多见于松质骨（如椎体和跟骨）。

（7）凹陷骨折：骨折局部下陷，多见于板状骨骨折（如颅骨）。

（8）骨骺分离：见于骨骺未闭的未成年人，骨折线经过骨骺。

三、根据骨折端稳定程度分类

1. 稳定骨折　骨折断端不易移位或骨折复位后不易再次移位，如裂缝骨折、青枝骨折、横形骨折、嵌插骨折和压缩骨折等。

2. 不稳定骨折　此类骨折易移位或复位后仍容易再移位，常需手术治疗，如斜形骨折、螺旋形骨折和粉碎性骨折等。

四、根据骨折后就诊时间分类

1. 新鲜骨折　骨折后2周以内。

2. 陈旧性骨折　骨折后2周以后。

五、根据受伤前骨质是否正常分类

1. 外伤性骨折　骨折结构正常，完全因暴力作用而产生的骨折。

2. 病理性骨折　骨质原有病变（如骨肿瘤、骨髓炎和骨结核等）经轻微外力作用而导致骨折。

六、根据骨折后有无神经、重要血管或脏器损伤分类

1. 单纯性骨折：无神经、重要血管或脏器损伤的骨折。

2. 复杂性骨折：合并神经、重要血管或脏器损伤的骨折。

七、骨折移位

1. 骨折移位的方式　骨折移位指骨折断端相互位置关系的改变。基本移位方式有以下五种，临床上常会合并存在。

（1）成角移位：两个骨折断端纵轴交叉成角，以顶角方向分为向前、向后、向内或向外成角。

（2）侧方移位：以骨折近端为准，远侧骨折段向前、向后、向内或向外侧方移位。

（3）短缩移位：骨折断端相互重叠或嵌插。

（4）分离移位：两个骨折断端相互分离，形成间隙。

（5）旋转移位：远端骨折段围绕骨纵轴旋转，有内旋、外旋、旋前和旋后[1,4]。

2. 影响骨折移位的因素

（1）外暴力的性质、大小和作用的方向。

（2）肌肉牵拉不同的骨折部位。由于肌肉起止点不同，故肌肉牵拉会引发不同方向的移位。

（3）骨折远端肢体重量牵拉可引发骨折分离移位。

（4）不恰当的搬运和治疗[1]。

第二节 软组织损伤的分类

软组织通常是指人体的皮肤、皮下组织、肌肉、肌腱、筋膜、韧带、关节囊、滑囊、滑膜、神经和血管等组织。凡因不同原因引起上述组织的病理损害，称为软组织损伤。几乎所有骨折均会伴随软组织损伤。根据受到伤害的时间不同，软组织损伤可分为急性软组织损伤及慢性软组织损伤。两者病因不同，但均会引发疼痛、功能障碍、肌肉挛缩、关节僵硬、关节囊萎缩、肌肉萎缩、神经肌肉粘连和畸形等表现。根据皮肤完整性的不同，软组织损伤可分为闭合性软组织损伤及开放性软组织损伤；而根据软组织损伤程度的不同，可将其进一步进行分型，进而进一步推测深层组织如肌肉、神经和血管的损伤情况。目前临床较为常用的软组织损伤分型有 AO 分型及 Gustilo-Anderson 分型

一、AO 软组织损伤分型

这一分型方式是目前临床较为常用的一种分型方式。根据损伤程度的不同，AO 分型分别将闭合性软组织损伤及开放性软组织损伤分成了五型。根据 AO 不同分型，可进一步推测肌肉、肌腱、神经和血管损伤的情况。

1. 闭合性皮肤损伤 AO 分型（IC）[7]

Ⅰ型：无明显皮肤损伤。

Ⅱ型：皮肤挫伤，无划伤。

Ⅲ型：局限性脱套伤。

Ⅳ型：广泛的脱套伤。

Ⅴ型：捻挫后发生皮肤坏死。

2. 开放性皮肤损伤 AO 分型（IO）

Ⅰ型：由内向外刺破皮肤发生的损伤。

Ⅱ型：由外向内的皮肤破损，＜5 cm，边缘挫伤。

Ⅲ型：由外向内的皮肤破损，＞5 cm，边缘挫伤变性加重。

Ⅳ型：广泛、全层挫伤，擦伤，广泛开放脱套伤，皮肤缺损。

Ⅴ型：广泛脱套伤及其他类型损伤。

二、Gustilo-Anderson 分型[8]

这一分型方式由 Gustilo 和 Anderson 于 1976 年提出，后又经 Gustilo 进行了改良，是一种十分经典的针对开放性损伤的分型方式。这一分型将软组织与骨组织的损伤情况进行了综合评估，共分为三型，其中Ⅲ型又进一步细分为三个亚类。

Ⅰ型：伤口长度小于 1 cm，一般为比较干净的穿刺伤。骨尖自皮肤内穿出，软组织损伤轻微，无碾挫伤，骨折较简单，为横断或短斜形，无粉碎。

Ⅱ型：伤口超过 1 cm，软组织损伤较广泛，但无撕脱伤，亦无形成组织瓣。软组织有轻度或中度碾挫伤。伤口有中度污染。存在中等程度的粉碎性骨折。

Ⅲ：软组织损伤广泛，包括肌肉、皮肤、血管和神经，有严重污染。

Ⅲ A 型：尽管有广泛的撕脱伤及及组织瓣形成，或为高能量损伤，不管伤口大小，骨折处有适当的软组织覆盖。

Ⅲ B 型：广泛的软组织损伤和丢失，伴有骨膜剥脱和骨暴露，伴有严重污染。

Ⅲ C 型：伴有需要修复的动脉损伤。

第三节　骨折愈合的影响因素

骨折的愈合是一个复杂的过程，受到多种不同因素的影响，其中包括有利因素，也包括不利因素。医护人员应对骨折的愈合过程有充分的认知，以利于发挥有利因素，尽量避免和克服不利因素，从而促进骨折的愈合，缩短治疗与康复时间[1]。

一、全身因素

1. 不同年龄阶段的骨折愈合程度存在差异，如成人股骨骨折愈合一般需要 3 个月左右，而新生儿股骨骨折多数在 2 周即可达到坚固愈合。儿童骨折愈合较快，老年人所需时间则更长。

2. 身体健康状况因素，如患有慢性消耗性疾病者（如糖尿病、营养不良、恶性肿瘤以及钙、磷代谢紊乱等），骨折愈合时间明显延长[3]。

二、局部因素

1. 骨折的类型和数量　骨折断面接触面大，则愈合速度比较快（如螺旋形和斜形骨折）；骨折断面接触面小，则愈合速度较慢（如横形骨折）；如为多发性骨折，则愈合速度较慢。

2. 骨折部位的血液供应　骨折部位的血液供应是影响骨折愈合的重要因素。骨折的部位不同，骨折段的血液供应状况也不同，一般有以下四种情况。

（1）两部分骨折段的血液供应均良好，许多小血管从关节囊、韧带和肌腱附着处进入骨内，血液供应丰富，骨折愈合快，多见于干骺端骨折，如胫骨髁骨折和桡骨远端骨折等。

（2）一部分骨折段血液供应较差，骨折后滋养动脉断裂，远侧骨折段仅靠骨膜下小血管维持，血液供应明显减少，骨折愈合较慢。例如，胫骨干中下段 1/3 骨折，是由于胫骨主要靠从其中上 1/3 交界处后侧面进入髓腔内的滋养动脉自上而下进行血液供应。

（3）两部分骨折段血液供应均差，如胫骨中上段和中下段两处同时发生骨折。上段骨折仅一骨折段的血液供应较差，下段骨折处则两骨折段的血液供应均较差，因此上段骨折较下段骨折愈合快。

（4）骨折段完全失去血液供应，如股骨颈囊内骨折，股骨头血液供应几乎完全中断，容易造成缺血性坏死。

3. 软组织损伤程度　严重的软组织损伤，特别是开放性损伤，直接损伤骨折段附近的肌肉、血管和骨膜，破坏其血液供应，影响骨折的愈合。

4. 软组织嵌入　肌肉和肌腱等组织嵌入两骨折断端，不但影响骨折复位，而且阻碍两骨折端的对接，使骨折很难愈合甚至不愈合。

5. 感染　在开放性骨折，局部感染导致化脓性骨髓炎，出现软组织坏死和形成死骨，严重影响骨折的愈合[5]。

三、治疗方法的影响

1. 手法复位能较好地保持骨折部位的血供，但常难达到解剖复位。但凡骨折已达到功能复位标准，则不宜再行复位。多次反复的手法复位易损伤局部软组织和骨外膜，影响骨折愈合，应予以避免。

2. 切开复位时，软组织和骨膜剥离过多可影响骨折段的血液供应，可能导致骨折延迟愈合或不愈合。应严格按照手术适应证，并尽可能减少干扰和破坏局部血液供应。

3. 开放性骨折清创时若过多地清除碎骨片，易造成骨质的缺损，影响骨折愈合。

4. 骨折后行持续骨牵引治疗，若反向牵引力过大，易造成骨折段分离，可因血管痉挛而导致局部血液供应不足，导致骨折延迟愈合或不愈合。

5. 骨折固定不稳定，骨折断端仍受到剪切力和旋转力的影响，干扰骨痂生长，影响骨折愈合。

6. 患肢功能锻炼时机过早和（或）不恰当，易导致骨折部位的固定移位，影响骨折愈合。应当指出的是，正确而恰当的功能锻炼可以促进肢体血液循环，消除肿胀，促进血肿吸收和骨痂生长，防止肌萎缩、骨质疏松和关节僵硬，有利于关节功能恢复。

第四节 骨折的治疗原则

骨折的治疗有三大原则，即复位、固定和康复治疗。复位即将移位的骨折断端恢复正常或近乎正常的解剖关系，重塑骨的支架作用。复位为骨折治疗的首步，也是骨折治疗的基础。早期正确的骨折复位是骨折能够顺利进行愈合的必要条件。固定即将骨折维持在复位后的位置，使其在良好对位的情况下达到稳定愈合，是骨折愈合的关键。康复治疗应在不影响固定的情况下，适时地恢复患肢肌肉、肌腱、韧带和关节囊等软组织的舒缩活动。早期合理的患肢功能锻炼可适度促进患肢血液循环，减轻肿胀，减少肌萎缩的概率并保持肌肉力量，预防发生骨质疏松或关节僵硬，从而达到促进骨折愈合、恢复患肢功能的目的[1]。

一、骨折的复位

（一）复位标准

1. 解剖复位　骨折断端通过复位，恢复了正常的解剖关系，对位（两骨折断端的接触面）和对线（两骨折断端在纵轴上的关系）完全良好时，称为解剖复位。

2. 功能复位　骨折断端经过复位后，虽未恢复至正常的解剖结构，但在骨折愈合后对肢体的功能无明显影响，称为“功能复位”。每个部位功能复位的要求不同。一般认为功能复位的标准是：

（1）骨折部位的旋转移位和分离移位必须完全对位。

（2）缩短移位在成人下肢骨折不超过 1 cm。儿童若无骨骺损伤，下肢缩短不超过 2 cm，在今后的生长发育过程中可自行矫正。

（3）成角移位：下肢骨折较轻微地向前或向后成角，与相应关节的活动方向一致，可在骨痂改造期内自行矫正。向侧方成角移位并与关节活动方向垂直。以后不能自行矫正者，需完全复位。否则关节内外压力负重不平衡，极易引起创伤性关节炎的发生。对上肢骨折的要求同样不一致。例如，对肱骨干骨折愈合稍有位置畸形时，对功能的影响并不大。对前臂双骨折，因需要保障旋转功能，因此要求对位及对线均好。

（4）长骨干横形骨折，骨折端对位至少达 1/3，干骺端骨折至少应对位 3/4[1]。

（二）复位方法

骨折复位方法分为手法复位（又称闭合复位）和切开复位。

1. 手法复位　是使用徒手的专业方法使骨折复位。大部分骨折均可采用手法复位的方法纠正移位，手法必须轻柔，可获得比较满意的效果，但应争取一次复位成功。暴力的手法复位或反复多次的复位都会增加软组织损伤，影响骨折愈合，并且可能引起并发症的发生。因此，对于骨折复位，应争取达到解剖复位或接近解剖复位的要求。达到功能复位即可，不可单纯地追求解剖复位而进行反复多次复位[2]。手法复位的步骤为：

（1）减轻患肢疼痛：使用麻醉药物解除肌痉挛和减轻疼痛。可使用局部麻醉、神经阻滞麻醉或全身麻醉，后者多用于儿童。采用局部麻醉时，将注射针于骨折处皮肤浸润后，逐步刺入深处。当进入骨折部血肿后，可抽出暗红色血液，然后缓慢地将局部麻醉药物注入血肿内，即可达到麻醉目的。

（2）体位 - 肌松弛位：达到麻醉效果后，将患肢各关节置于肌松弛位，以减少肌肉对骨折断端的牵拉力，有利于骨折复位。

（3）对位：骨折后，近侧骨折的位置不易改变，远侧骨折断端因失去连续性而易发生移位。因此，骨折复位时，要将远侧骨折断端对准近侧骨折断端的方向。

（4）牵引：对抗牵引力，将患肢远端沿纵轴以各种方法实施牵引，以矫正骨折的移位。大部分骨折均可施行手法牵引，骨牵引可用于下肢骨折。将牵引弓系于牵引架的螺旋杆上进行牵引，称螺旋牵引。实施手法复位者用两手触摸骨折部位，根据 X 线片所显示的骨折类型和移位情况，可采取反折、旋转、提拉、捺正、分骨及扳正等手法给予复位（具体牵引技术详见第七章）。

2. 切开复位　使用手术方法切开骨折部位的软组织，暴露骨折断端，在直视下将骨折复位，称为切开复位。大部分骨折可用手法复位治疗，切开复位只在一定的条件下进行[3]。

（1）切开复位的适应证

①骨折断端之间有肌肉或肌腱等软组织嵌入，手法复位失败者。

②关节内骨折，手法复位后对位不满意，可能影响关节功能活动者。

③手法复位未达到功能复位的标准，并严重影响患肢功能者。

④骨折后并发主要血管和神经损伤，在修复血管和神经的同时，宜行骨折切开复位。

⑤对于多处骨折患者，为了便于治疗护理，预防并发症，可选择适当的部位行切开复位。

（2）切开复位的优缺点

①优点：切开复位的最大优点是骨折最大程度达到解剖复位。有效的内固定可促进患者早期进行功能锻炼，以减少肌萎缩和关节僵硬，最大程度地减少并发症的发生。

②缺点：切开复位有不少缺点，应引起重视，主要有：

A. 进行切开复位手术时需分离软组织和骨膜，会减少骨折部位的血液供应。如为髓内钉内固定，会损伤髓腔内的血液供应，可能引起骨折延迟愈合或不愈合。

B. 增加局部软组织损伤的程度，降低局部抵抗力，易于发生感染，导致骨髓炎的发生。

C. 切开复位手术后所用的内固定器材如选择不当，术中可能发生困难或影响固定效果，如内固定器材的拔除，需再行一次手术[3]。

二、骨折的固定

骨折的固定方法有两类，一种为外固定，即用于身体外部的固定；另一种为内固定，即用于身体内部的固定[2]。

（一）外固定

主要用于骨折经手法复位后的患者，也有部分骨折患者经切开复位内固定术后，还需加用外固定。目前常用的外固定方法有夹板、石膏、外展架、持续牵引和外固定架等。

1．夹板固定　夹板固定是利用一种具有一定弹性的柳木板、竹板或塑料板制成的长宽合适的夹板，在适当部位加以固定垫，捆绑在骨折部位肢体的外面，给予固定骨折。

（1）夹板固定的适应证

①四肢闭合性管状骨骨折，但对于股骨骨折，因大腿肌牵拉力强大，需结合持续骨牵引。

②四肢开放性骨折，创口小，伤口创面已经处理者。

③四肢陈旧骨折，仍适用手法复位者。

（2）夹板固定的优缺点

①优点：能有效地防止再发生骨折成角、旋转和侧方移位。由于横带和固定垫的压力，可使残余的骨折断端侧方或成角移位进一步矫正。夹板固定时一般不超过骨折的上下关节，以利于早期进行功能锻炼，防止关节僵硬。另外，夹板固定还具有固定可靠、骨折愈合快、功能恢复好、治疗费用低及并发症少等优点。

②缺点：如夹板捆绑患肢太松或固定垫应用不当，易导致骨折再移位；如绑扎太紧，易发生压力性损伤或缺血性肌挛缩，严重者肢体出现坏死等。缺血性肌挛缩是骨折最严重的并发症，常导致严重残疾，应特别注意预防。

2．石膏固定　石膏固定是将熟石膏（无水硫酸钙）的细粉末撒布在特制的稀孔纱布绷带上，做成石膏绷带。用温水浸泡后，将绷带包裹在需要固定的肢体上，10 min左右即可逐渐干燥成形，对患肢起到有效的固定作用。近年来采用树脂绷带固定者日渐增多。

（1）石膏固定的适应证

①对开放性骨折给予清创缝合术后，创口愈合之前。

②对某些部位的骨折，通过夹板不能达到理想固定者。

③某些骨折切开复位内固定术后仍固定不稳定者，如股骨骨折髓内钉或钢板螺钉内固定术后，作为辅助性外固定。

④矫正畸形后矫形位置的维持和骨关节手术后的固定，如腕关节融合术后。

⑤骨髓炎或化脓性关节炎患肢的固定。

（2）石膏固定的优缺点

①优点：可根据骨折肢体的形状塑型，固定作用可靠，可维持时间较长。

②缺点：无弹性，不能调节松紧度，固定范围较大，一般需超过骨折部的上下关节，无法进行关节活动功能锻炼，长时间固定易引起关节僵硬。石膏绷带固定的注意事项见第七章。

3．外展架固定　外展架固定是用铅丝夹板、铝板或木板制成固定或可调节的外展架，并用石膏绷带或粘胶带固定于患者的胸廓侧方，可将肩、肘和腕关节固定于功能位。使用外展架将患肢抬高，有利于患肢消肿和止痛，避免肢体重力牵拉，产生骨折分离移位，如肱骨骨折。外展架固定的适应证包括：

（1）肱骨骨折合并桡神经损伤或肱骨干骨折手法或切开复位，夹板或石膏固定后。

（2）严重肿胀的上肢闭合骨折和（或）严重的上臂或前臂开放性损伤和肩胛骨骨折。

（3）臂丛神经损伤。

（4）肩或肘关节化脓性关节炎或关节结核。

4. 持续牵引　持续牵引既有复位作用，也是外固定。持续牵引分为两种，分别是经皮肤牵引和骨牵引。经皮肤牵引是使用尼龙泡沫套包裹在皮肤上进行持续牵引。骨牵引是利用骨钉或不锈钢针贯穿松质骨，通过滑车装置给予持续牵引。持续牵引的适应证为：

（1）颈椎骨折脱位，如颅骨牵引。

（2）股骨骨折，如大腿经皮肤牵引或胫骨结节骨牵引。

（3）胫骨开放性骨折、踝关节骨折伴关节脱位，如跟骨牵引。

（4）艰难复位的肱骨髁上骨折，如尺骨鹰嘴骨牵引。

（5）开放性骨折并感染。

选择持续牵引的方法和牵引的重量是通过患者的年龄、性别、肌肉状况、软组织损伤情况和骨折的部位来判断。若牵引重量太小，则达不到复位和固定的目的；若牵引重量太大，易发生骨折分离移位，造成骨折不愈合或迁延愈合。

5. 外固定架　外固定架即将骨钉穿过骨折断端两侧处的骨骼，使用夹头和钢管固定，利用外固定架的移动和旋转矫正骨折移位。外固定架的适应证包括：

（1）闭合性骨折和（或）伴有广泛软组织损伤。

（2）开放性损伤伴骨折。

（3）截骨矫形或关节融合术后。

（4）骨折后合并感染和（或）骨折不愈合。

外固定架的优点为固定可靠，易处理伤口，可早期进行功能锻炼。外固定架的缺点是如钉道护理不当，易发生感染。

（二）内固定

主要为切开复位后，使用内固定物，如接骨板、加压钢板、螺钉、可吸收钉、髓内钉或带锁髓内钉等，在骨折断端解剖复位的位置给予固定。

三、康复治疗

康复治疗是骨折愈合阶段的重要部分，是预防发生并发症和及早恢复患者功能的重要保证。需在医务工作者的指导下，充分引导患者遵循先被动再主动、循序渐进、动静结合的方法，鼓励患者早期进行康复治疗，以促进骨折愈合和功能恢复，充分预防并发症的发生[2-5]。

1. 早期康复　一般在骨折后1～2周内进行，此期康复的目的是消除患肢肿胀，促进血液循环，预防肌肉萎缩。此期功能锻炼应以患肢肌肉主动舒缩活动为主。原则上进行患肢不受累关节及全身其他部位的锻炼。

2. 中期康复　一般为骨折2周以后，患肢局部疼痛减轻，肿胀逐渐消退，骨折部位已有纤维连接并逐步稳定。此阶段在医务人员的指导下，在健肢的帮助下进行，根据骨折的稳定程度，可逐步进行骨折上下关节活动。活动强度和范围根据患者的承受能力逐渐增加，以预防肌萎缩和关节僵硬。

3. 后期康复　此时外固定装置一般已拆除，骨折已达到临床愈合标准。此期是康复治疗的关键时期，特别是早中期康复治疗欠佳的患者，对肢体部分的肿胀和关节僵硬应通过锻炼，尽早消除，并辅助以物理治疗的方法和（或）外用药物熏洗，以促进关节活动范围和肌力的恢复。

（李　立）

参考文献

[1] 陈孝平，汪建平. 外科学. 8 版 [M]. 北京：人民卫生出版社，2013.

[2] [美]Donald A. Wiss(著). 姜保国译. 骨科手术技术丛书：骨折. 3 版 [M]. 北京：山东科学技术出版社，2014.

[3] Jebson, Peter JL. AO Principles of Fracture Management[J]. JAMA, 2008, 300(20): 2432.

[4] 杨荣森，曾子豪. 骨折的临床分类 [M]. 台北：力大图书有限公司，2017.

[5] Court-Brown CM. RockWood and Green's fracture in adults[M]. 北京：北京大学医学出版社，2016.

[6] (美)Sculco TP. Hospital for special surgery orthopaedics manual[M]. 济南：山东科学技术出版社，2015.

[7] Ibrahim DA, Swenson A, Sassoon A, *et al*. Classifications in brief: the Tscherne classification of soft tissue injury[J]. Clin Orthops Rel Res, 2017, 475(2): 560-564..

[8] Kim PH, Leopold SS. Erratum to: in brief: Gustilo-Anderson classification[J]. Clin Orthop Rel Res, 2019, 477(10): 2388.

第十二章　肩部损伤的护理

第一节　肩关节的解剖

肩关节的活动范围极其复杂，没有哪个关节能够像肩关节一样能够完成如此大幅度的功能活动。它的活动形式是多样的，无论是在矢状面、冠状面，还是在水平面，均可以得到体现，从而肩关节可以在解剖学的各个平面内完成接近 180° 甚至超过 180° 的活动范围 [1]。

一、骨与关节

肩关节是全身活动范围最大的关节，也正因为如此，也是全身最容易脱位的关节。肩关节是由三个真正的运动关节构成的，分别是盂肱关节、肩锁关节和胸锁关节。肩锁关节、胸锁关节、肩胛骨与胸壁间形成筋膜间隙，又统称为肩胛胸壁关节。肩关节的活动均是由盂肱关节和肩胛胸壁关节复合来完成的。如当肩关节上举时，需要由肩胛胸壁关节来完成 1/3 的活动范围，由盂肱关节来完成 2/3 的活动范围。肩关节的这三个运动关节骨性稳定结构都不足，主要都是依赖于肩关节周围肌肉和韧带组织。

1. 胸锁关节　胸锁关节由胸骨上缘和锁骨近端构成，是人体上肢与躯干连接的唯一骨性关节。

2. 锁骨　从前方看锁骨是直的。从上方看，锁骨呈 S 形，内侧凸向前方，外侧凸向后方，锁骨中内侧部截面近似圆形，外侧近似扁圆形。

3. 肩锁关节　肩锁关节是锁骨与肩胛骨之间唯一的关节联系。

4. 肩胛骨　肩胛骨体部呈薄片状，主要作用是提供肌肉的附着区。构成肩袖结构的四块肌肉也都起自肩胛骨。

5. 肱骨　肱骨外科颈是肩关节骨折的好发部位。

二、肌肉

1. 三角肌　三角肌是连接肩胛骨和肱骨之间最大的一块肌肉，分为三束：前束，起于锁骨外侧 1/3；中束，起于肩峰；后束，起于肩胛冈。三角肌的起点广泛，而且多是肌肉直接附着于骨面，腱性结构很少。三角肌的三部分最终汇合成宽大的 V 形腱性结构，并且止于肱骨三角肌粗隆。当肩关节在肩胛骨平面上举时，三角肌的前、中 1/3 发挥主要作用，而后 1/3 的作用较小。当肩关节在冠状面外展时，前 1/3 三角肌的作用较小，而后 1/3 三角肌发挥主要作用。当肩关节前屈时，前、中三角肌发挥主要作用，胸大肌锁骨头和长头肌腱起到较小作用。总而言之，无论肩关节在任意方向上举，三角肌都会发挥积极作用。一旦三角肌的功能丧失，那就是灾难性的。

2. 肩袖肌　肩袖肌是由冈上肌、冈下肌、肩胛下肌和小圆肌的肌腱在肱骨头前、上、后方形成的袖套样肌样结构（图 12-1）。在肩袖肌前侧，各块肌肉是分开的，但在深层则互相融合，肩袖的深层有关节囊、关节囊韧带和肱二头肌长头肌腱。肩袖深层肌肉组织的融合非常复杂，其共同功能是在任何运动或静止状态维持肱骨头在肩胛盂关节面上的旋转轴心的稳定。其中，肩胛下肌与冈下肌、小圆肌内外旋肌力的平衡对维持肱骨头在肩胛盂关节面上的稳定尤为重要。

（1）冈上肌：冈上肌起自肩胛骨冈上窝，由肩胛上神经支配，主要功能是上臂外展和肩关节上举，并固定肱骨头于肩盂上，使盂肱关节保持稳定。此外，冈上肌还能防止三角肌收缩时肱骨头的向上移位。当上举至 30° 时，可以发挥最佳效能；当上举超过 30° 时，肱骨大结节会增加冈上肌的力臂，并对盂肱关节起到稳定作用。

（2）冈下肌：冈下肌起自肩胛骨冈下窝，也由肩胛上神经支配，其功能是在上臂下垂位时使上臂外旋。肩胛下肌起自肩胛下窝，受肩胛下神经支配，在臂下垂位时具有内旋肩关节功能。冈下肌是由肩胛上神经支配，是肱骨两个主要外旋肌之一，占肩关节外旋力量的 60%。冈下肌起到防止肱骨头上移及后方脱位的重要作用。

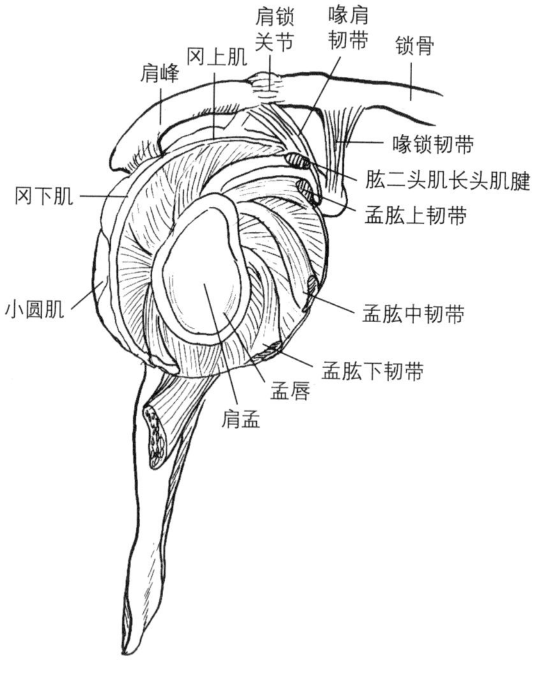

图 12-1　肩袖的构成

（3）小圆肌：小圆肌起自肩胛骨外侧缘后面，经盂肱关节后方止于肱骨大结节后下方，由腋神经支配，功能是使臂外旋[1]。小圆肌是由腋神经后束支配，也是肱骨两个主要外旋肌之一，能够提供45%的外旋力量。

（4）肩胛下肌：肩胛下肌为内旋肌，是由肩胛上神经和肩胛下神经支配，是防止肩关节前方不稳定的被动稳定结构。

三、肩关节的运动

肩关节的活动由肱骨、锁骨、肩胛骨以及盂肱关节、胸锁关节、肩锁关节和肩胸关节样结构协同完成的。肩关节的活动范围如下：

1. 前屈、后伸运动。
2. 外展与内收。
3. 上举和下降。
4. 被动内旋、外旋活动，主动内旋、外旋运动。
5. 钟摆样运动。
6. 爬墙运动。
7. 耸肩运动。

四、肩关节的位置

1. 肩关节的中立位　肩关节中立位是指双上肢自然下垂，置于身体两侧，肘关节伸直，肌肉放松，肩胛骨轴线与身体的冠状面约呈300°，肩胛盂面朝向前外方，肱骨处在与重力线平行。肩胛盂关节面约有50°下倾角。

2. 肩关节的功能位　肩关节的功能位是指肩关节处于外展40°～50°、前屈15°～25°、内旋25°～30°的位置。在肩关节融合术中，手术将肩关节固定于该位置。患者利用肩胛骨与胸壁间的活动范围基本上可以满足日常生活的要求，保证患肢手臂一般可以触到头面部及臀部。

3. 肩关节的休息位　肩关节的休息位是指肩关节处于外展60°、前屈30°、旋转中立位、屈肘90°的位置。多种肩关节手术后的制动体位都可采用此位置。

第二节　锁骨骨折

锁骨是人体最早形成的骨，并且是唯一单纯由膜内成骨方式骨化的长管状骨。锁骨是连接上肢和躯干的唯一支架，内接胸骨，外接肩峰，主要由胸前神经（C5—T1）及锁骨上神经（C3、C4）支配。锁骨以弯曲形状起类似一曲柄的作用，便利于锁骨的旋转，参与肩胛带的活动。同时还参与辅助呼吸，上举肩胛带带动锁骨上移，从而牵动胸廓肌肉，使肋骨上移，因此可作为加强呼吸锻炼和人工呼吸的辅助方式。锁骨的存在能够使肩部外形美观。如果锁骨缺如，就会造成肩宽度变小，肩部下垂。锁骨也很容易遭受外力发生骨折，常多见于儿童时期。国外研究数据显示，锁骨骨折占全身骨折发生率的 2.6%。国内侯春林等报道锁骨骨折约占所有骨折发生率的 5%，占肩胛带损伤的 44%。其中锁骨中段骨折占 76%，锁骨远端骨折占 21%，锁骨近端骨折仅占 3%。

一、概述

（一）损伤机制和病因

1. 锁骨骨折多以儿童最为常见，约 50% 的锁骨骨折发生于 7 岁以下儿童。其中摔伤是锁骨骨折最主要的原因；或者直接外力，如从前方打击、撞击锁骨；或者摔倒时肩部直接着地，也会造成锁骨骨折。当患者摔倒时，手掌撑地，外力通过传导至锁骨，遭受间接外力和剪切力，也会导致锁骨骨折。

2. 产伤是新生儿锁骨骨折的最常见原因，发生率为 2.8% ~7.2%。产伤所致锁骨骨折与很多因素有关，如胎儿的重量、产式、产妇分娩的体位及医生的经验等，剖宫产则很少引起新生儿锁骨骨折。

3. 婴幼儿锁骨骨折多发生于从床上、椅子上或平地摔伤所致，常为青枝骨折，骨折部位多弯曲成弓形。

4. 成人锁骨骨折大多数是由间接暴力引起的，但也有部分病例是由直接暴力导致，如接触性竞技运动和高能量交通伤。当肩部受到直接暴力的时候，与第一肋骨相撞击，从而导致锁骨中段发生螺旋形骨折。除外创伤因素，锁骨本身发生病理性改变时，在轻微的外力作用下，也会发生骨折，如锁骨骨髓炎、良性及恶性肿瘤放射治疗后以及颈部淋巴结清除术后等。

（二）分型

Allman 最早将锁骨骨折分为三类：Ⅰ型骨折为锁骨中 1/3 骨折，发病率最高；Ⅱ型骨折为锁骨外侧或远端 1/3 骨折，不愈合的发病率最高；Ⅲ型骨折为内侧骨折，移位和骨折不愈合均少见。此外，锁骨骨折的分型还有 Neer 分型和 Rockwood 分型等。

Craig 在 Allman 分型和 Neer 分型的基础上提出了更为细致的分型系统，已被广泛应用。

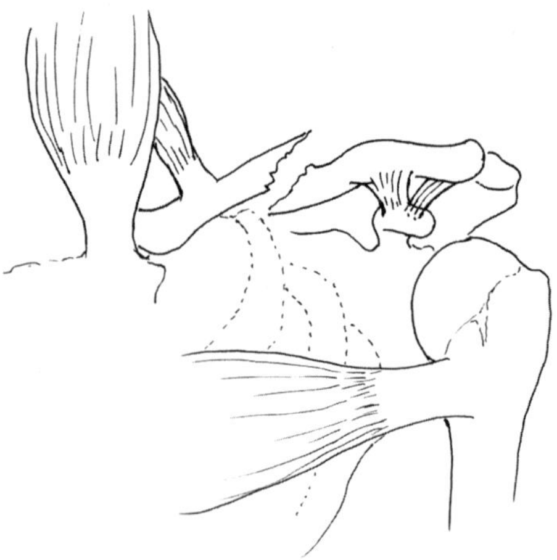

图 12-2　锁骨骨折

1. 锁骨中 1/3 骨折　最为多见，占锁骨骨折总数的 75% ~80%。中 1/3 移位骨折后发生典型的移位（图 12-2）。骨折可为横形或斜形，也可为粉碎性。

2. 锁骨外 1/3 骨折　较为少见，占锁骨骨折总数的 12% ~ 15%。根据喙锁韧带与骨折部位的相对关系，可再分为五种类型。

3. 锁骨内 1/3 骨折　最为少见，占锁骨骨折总数的 5% ~6%，可进一步分为三型。

二、临床表现

成人及较大年龄的儿童能够叙述病史及症状，因此一般诊断困难不大。临床表现为锁骨骨折处局部肿胀和畸形。骨折近段上翘，上臂连同患肩下坠。儿童会因肩部疼痛而将患肢上臂靠在胸壁上，或者以健肢手托住患肢的肘部。患儿的头常倾斜向患肢，以缓解因胸锁乳突肌牵拉引起的疼痛。触诊时锁骨骨折部位压痛，可触及骨擦音及异常活动。在诊断锁骨骨折的同时，应除外其他合并损伤，如气胸、肋骨骨折、肩部其他骨折以及神经、血管损伤。对于邻近肩锁关节及胸锁关节部位的骨折，应鉴别于关节脱位和骨骺分离。在青少年时期，当锁骨内端骨骺尚未骨化时，X 线片诊断易误诊为胸锁关节脱位。

三、治疗方法

锁骨骨折的治疗方法很多，其中锁骨干骨折和锁骨远端骨折的愈合率都很高。对于无移位的锁骨骨折，保守治疗虽然难以达到解剖复位，但绝大部分骨折可达到骨折愈合。保守治疗移位的锁骨骨折常常会伴有较高的骨折不愈合率，并且会影响到肩关节功能活动。移位的锁骨远端骨折与锁骨干骨折相比，发生骨折不愈合的概率更高。

（一）婴幼儿及儿童锁骨骨折

新生儿及婴儿发生锁骨骨折时，其骨折愈合很快，皮肤细嫩，无须特殊固定，只需要注意避免压迫、活动锁骨即可，以免损伤皮肤。

幼儿锁骨骨折后，由于骨的塑形能力很强，因此，一定的畸形在生长发育过程中可自行矫正。没有必要为了取得较好的复位而反复整复，同样不宜采用手术治疗。对于青枝骨折和无移位的骨折，只需用颈腕吊带保护，限制患肢活动即可。6 岁以下儿童移位的锁骨骨折，一般不需要特别复位，可用 8 字绷带固定 3 周即可。注意固定不要过紧，以免压迫皮肤坏死或造成肢体循环障碍。

对年龄较大的儿童或十余岁的少年锁骨骨折，由于患儿活动量较大，因此需严格制动。一般骨折复位后以 8 字绷带固定，必要时需以石膏加固。一般制动 4 ~ 6 周，伤后 3 ~ 4 个月内患肩避免剧烈运动。

（二）成人锁骨骨折

1. 保守治疗 对于大多数（80%以上）锁骨骨折患者来说，保守治疗的结果仍然是比较满意的。保守治疗可使用多种外固定方法。在实践中，我们发现能真正维持骨折的复位是很难做到的，患者经常感到极不舒适，并且各种固定方法之间在结果上没有明显的差异。传统的 8 字绷带简单易行，但仍有很多患者不甚满意（图 12-3）。需要强调一点，制动方式仅适合于锁骨中段骨折以及部分稳定的锁骨远端骨折。对于不稳定的锁骨远端骨折，各种保守治疗方式往往只能延误治疗时机，并增加患者的痛苦，因此，应尽早手术治疗。

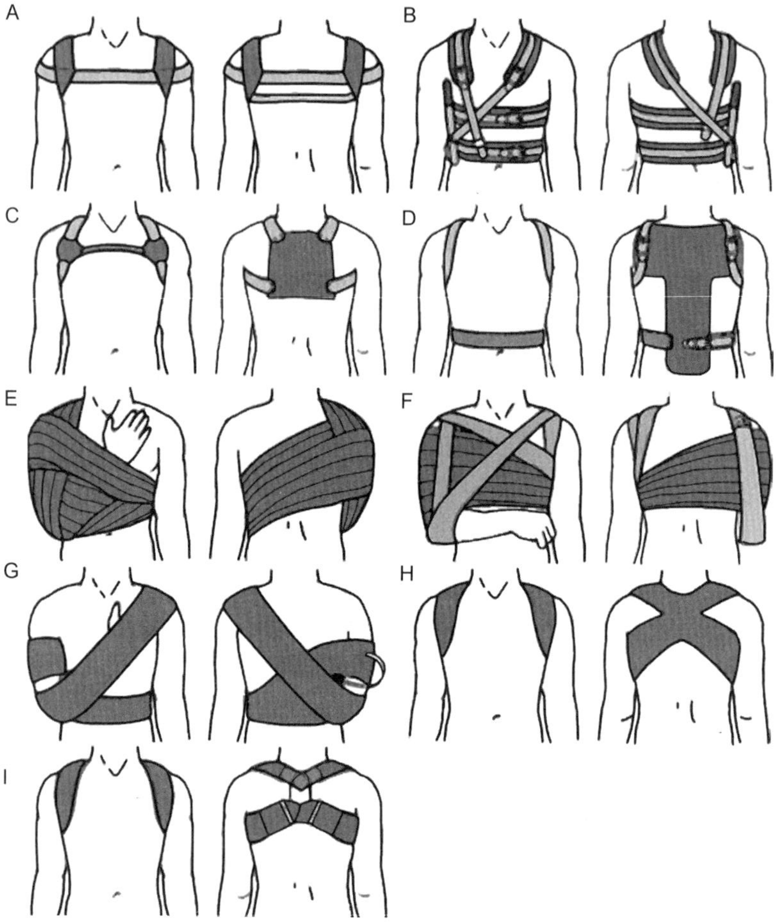

图 12-3　成人锁骨骨折绷带固定法

2. 手术治疗

（1）手术治疗的参考适应证：移位的骨折，伴有神经和血管损伤；合并其他临床病变，使保守治疗无法实施，如帕金森病或癫痫发作；开放性骨折需要手术清创；患者对外形要求较高，特别是年轻女性，无法接受畸形愈合的局部包块；锁骨远端骨折，骨折位于喙肩韧带内侧，伴有显著移位；“漂浮肩”，即锁骨骨折伴不稳定的肩胛骨骨折；多发伤，采用手术固定可以使创伤治疗更加容易；骨折移位明显，严重压迫皮肤，采用闭合复位无法获得良好的骨折复位。

（2）手术治疗方法

①克氏针张力带固定：适用于锁骨远端骨折。

② T 形钢板固定（图 12-4）：其固定强度不足以满足肩关节早期功能练习。术后应佩戴吊带保护，直至骨折愈合。这种方法固定出现失效时有发生。

③带钩锁骨钢板固定（图 12-5）：适用于锁骨远端骨折。术后 1 周患者即可进行肩关节主动活动，术后 6 周恢复日常生活和工作能力。

④关节镜下锁骨远端骨折的内固定手术：适用于没有累及锥形韧带锁骨止点的骨折类

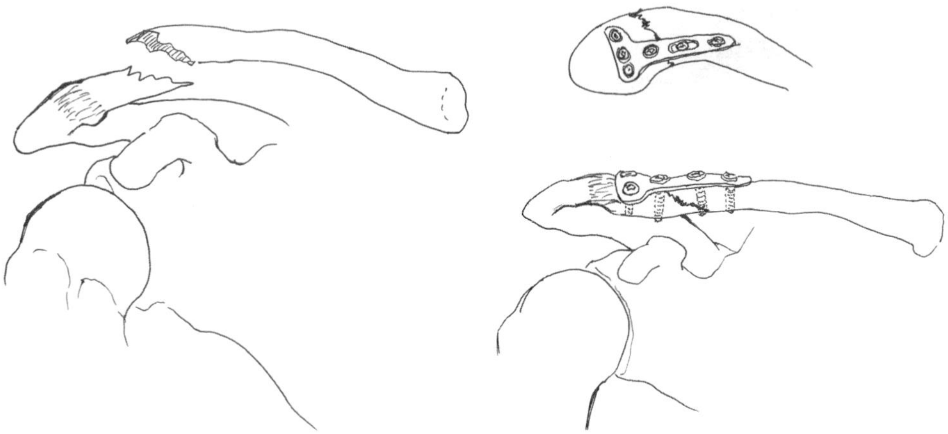

图 12-4　锁骨骨折 T 形钢板固定

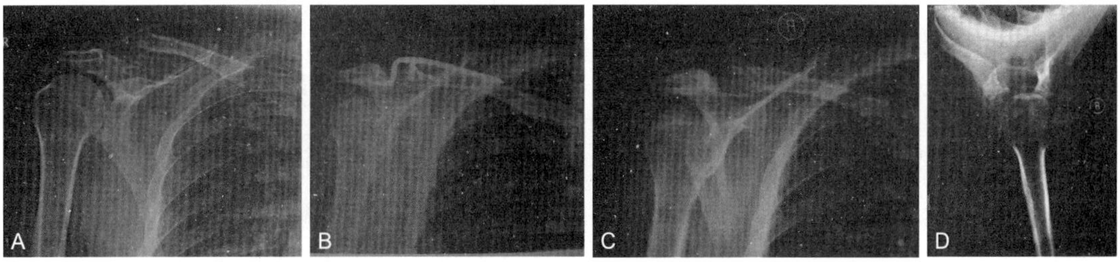

图 12-5　带钩锁骨钢板。A. 术前；B 术后骨折愈合；C 取出内植物；D 腋位片

型。优点在于创伤小，不需要二次取出内固定，可同时治疗肩关节内损伤，不存在肩峰下撞击综合征的危险（图 12-6 至图 12-9）。

⑤钢板固定和髓内固定（图 12-10 至图 12-12）：适用于锁骨中段骨折。

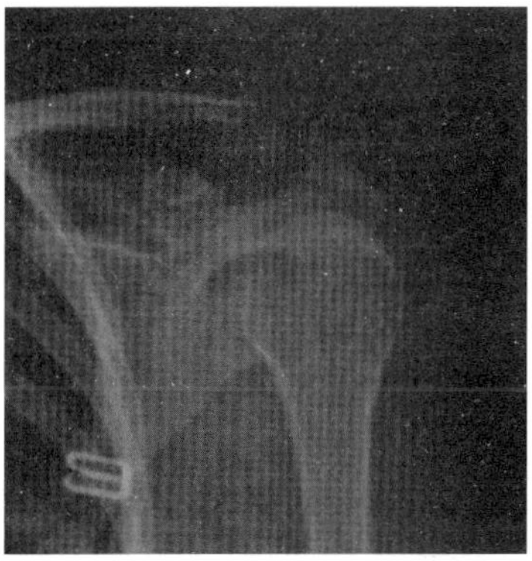

图 12-6　术前片

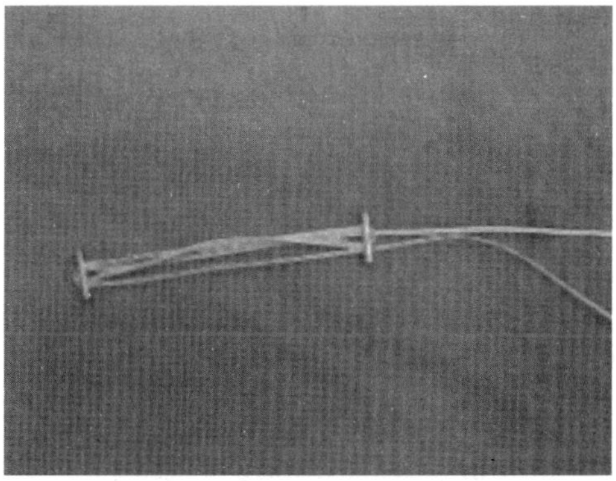

图 12-7　纽扣钢板

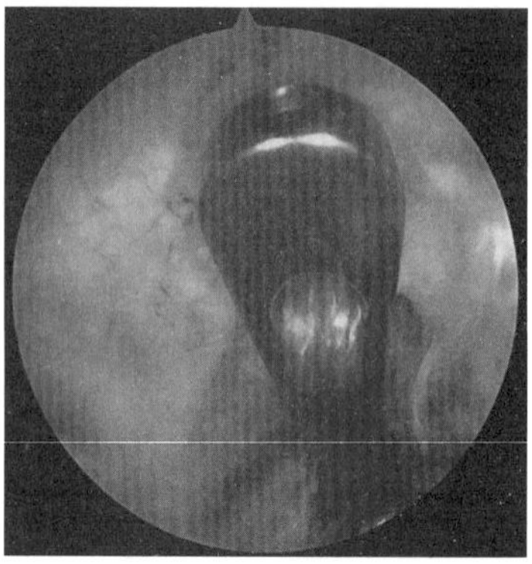

图 12-8　节镜下显示一枚纽扣放置于喙突下方

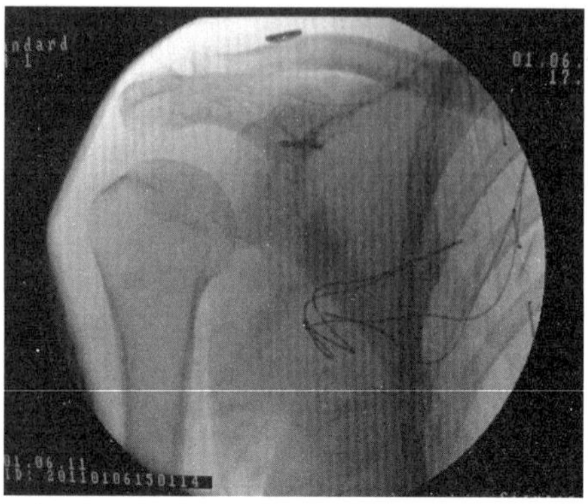

图 12-9　术中透视

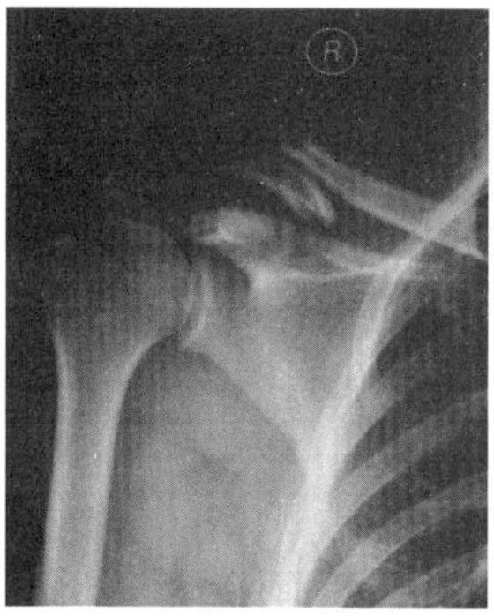

图 12-10　术前正位片

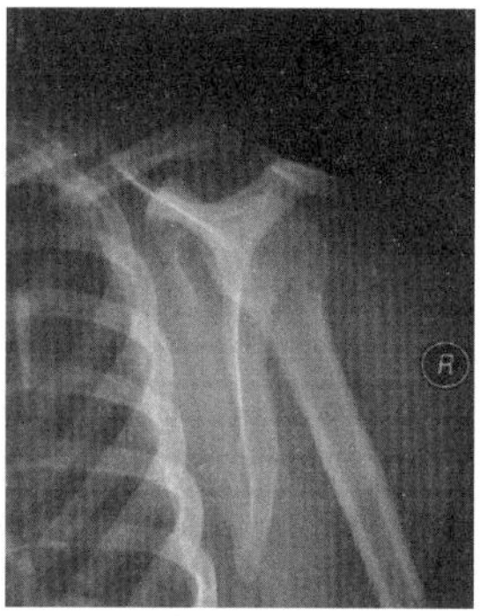

图 12-11　术前 X 线侧位片

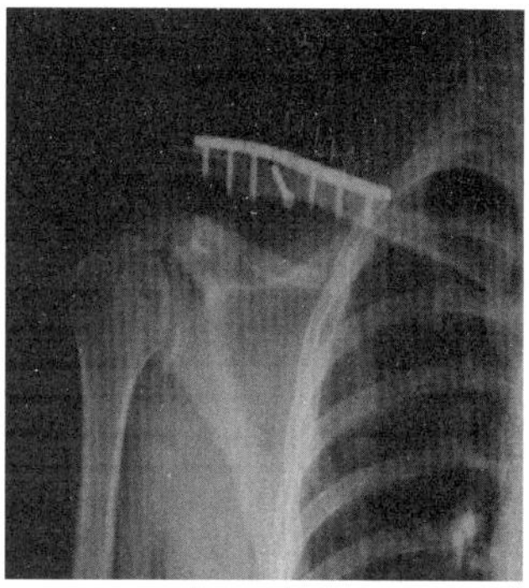

图 12-12　术后 X 线片

四、护理措施

（一）术前护理

1．患者发生锁骨骨折后，由于肩关节活动受限，患肢腋下皮肤易出现潮湿，且不易清洗，易成为藏污纳垢的地方，很容易被忽略。术前充分的皮肤准备对于骨科手术前准备尤为重要，能够有效降低手术切口感染的发生率。护士应向患者做好解释工作，使其能够理解和配合，协助患者被动展开肩关节，认真做好皮肤准备。

2．其他内容详见第二章。

（二）术后护理

1．锁骨骨折术后，应注意患肢皮肤的护理。由于术后伤口疼痛，患肢腋下皮肤易出现潮湿，汗液长期浸渍，局部皮肤发生破溃，会造成患者的二次痛苦。术后佩戴支具能够缓解伤口疼痛，增加肢体的舒适性。但长时间佩戴支具易出现皮肤完整性受损。因此，护士应注意观察局部皮肤情况，协助患者做好清洁工作，保持其完整性。

2．其他内容详见第二章。

五、功能锻炼

锁骨骨折保守治疗的操作简单，但维持复位较难，且患者受外固定支具限制，自理和疼痛等各种困扰，选择内固定手术治疗能够有效地解决保守治疗中的顾虑，提高患者的决心与信心，实施健康教育，做好功能锻炼训练，更好地促进患肢的恢复过程。

（一）第一阶段（0～4周）

1. 指导患者佩戴颈腕吊带，患肢肘部及肘部以下的各个关节主动活动，包括握拳、伸指、腕屈伸、腕环绕、肘屈伸、前臂旋前和旋后，幅度尽量大，逐渐增加活动强度，时间每日应不少于 10 min。

2. 肩关节被动活动，目的在于防止关节粘连和关节僵硬[2]。活动以不引起疼痛为宜，包括前屈、后伸、外展、内旋和外旋等活动。每个动作要求动作缓慢、平稳、匀速，时间至少 5 s，10 次 / 组，2～3 组 / 日[3]。

（1）被动上举训练（图 12-13）：取站立位，双手于体前互握，健手带动患肢上举，缓慢至头上方。注意肘关节伸直，不能屈曲。

（2）肩关节被动后伸训练（图 12-14）：取站立位，双手于体后互握，健手握住患肢，健手带动患肢后伸。注意使肘关节伸直，不能屈曲。

（3）肩关节内旋、外旋训练：肘关节屈曲 90°，依靠门或墙角固定患肢肘关节并旋转身体，带动患肩做内旋、外旋运动。

3. 增加患肢的肌肉力量训练，如握力器和抗阻腕屈伸运动等。

4. 增加肘关节抗阻运动[4]。

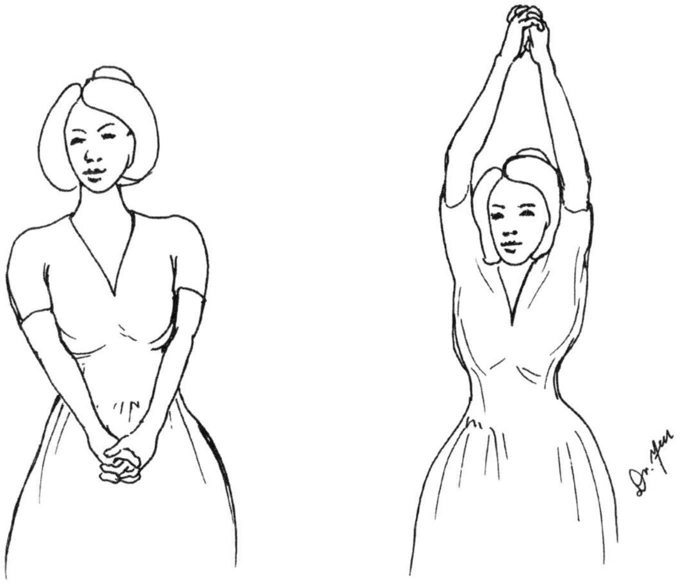

图 12-13　肩关节被动上举训练

（二）第二阶段（5～8周）

肩关节的全范围关节活动，指导患肢主动辅助被动功能锻炼。

1. 钟摆训练　患者身体前倾，患肢自然下垂做回旋动作（图 12-15）。活动范围由小到大，活动量由少到多，每日 3～5 次。如活动后疼痛，可遵医嘱给予镇痛治疗，有利于功能锻炼的顺利进行。10～20 个 / 组，1～2 组 / 日。

2. 体操棒运动　每个动作 5～10 个 / 组，1～2 组 / 日。

（1）持棒肩关节上举训练：取站立位，双手持一木棒于体前。训练方法：缓慢上移木棒，之后回到开始姿势。

（2）持棒肩关节上举、外展训练（图 12-16）：双手握木棒两端（手背向外），双臂逐渐向上，双手持木棒高举过头（注意双肘保持伸直），举木棒至一定程度后向左右推伸（健肢带动患肢向外伸展）。

（3）持棒肩关节后伸训练（图 12-17）：取站立位，双手持一木棒于臀部，健手带动患肢，缓慢抬高木棒，之后回到开始姿势，注意保持肘关节伸展。

（4）持棒肩关节内旋、外旋训练（图 12-18）：手持木棒，在另一只手的帮助下做内旋、外旋活动。需要注意的是，在肱骨远端和肘部外侧放置叠起的被单或毛巾，以增加患者的安全感，也可以稍稍外展 15°～20°，也有助于训练。

（5）持棒肩关节内收、内旋训练（图 12-19）：取站立位，手在背后抓棒，患肢胳膊在下方，用健肢手向上提拉，辅助患肢肩关节内收、内旋。

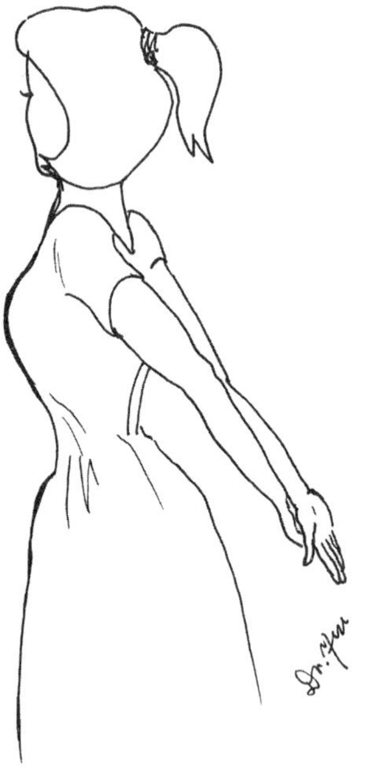

图 12-14　肩关节被动后伸训练

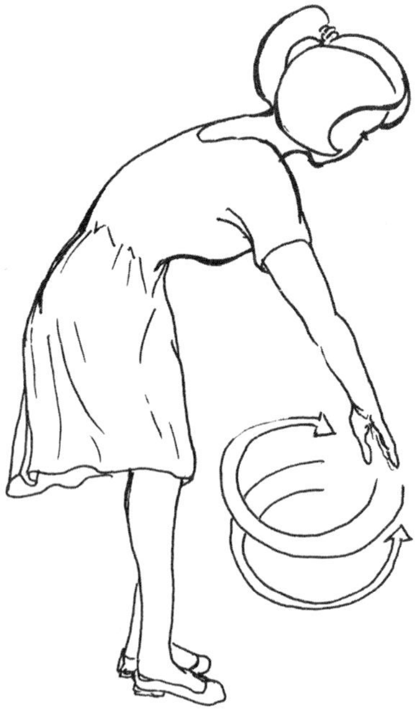

图 12-15　钟摆训练

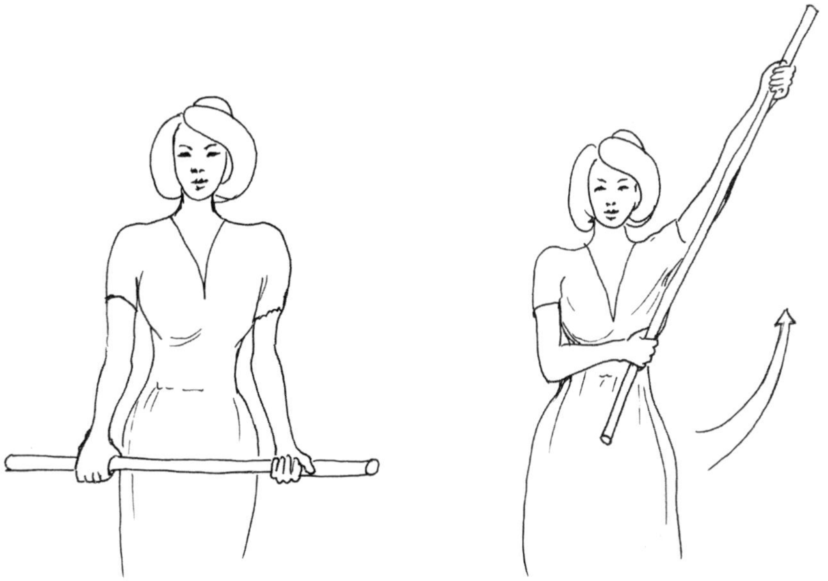

图 12-16　持棒肩关节上举、外展训练

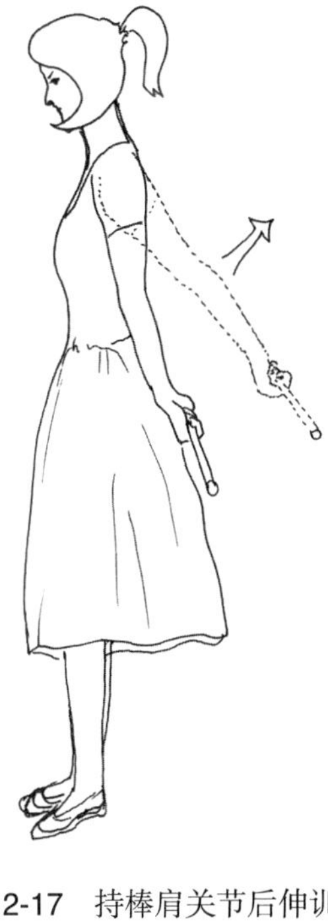

图 12-17　持棒肩关节后伸训练

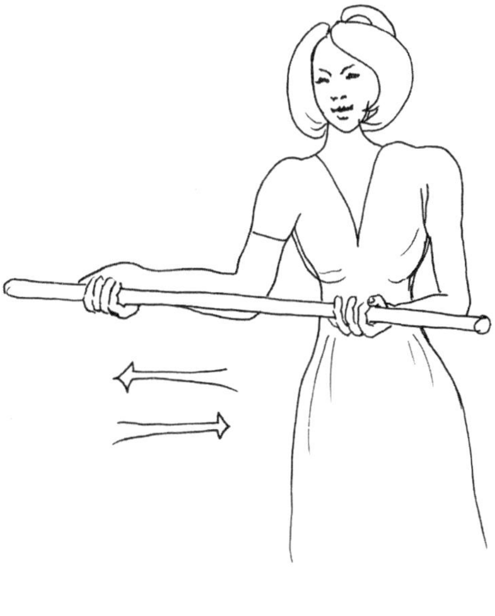

图 12-18　持棒肩关节外旋训练

3．拉力器训练：通过健肢协助患肢进行外展、上举、内收和后伸等运动。每个动作5～10个/组，1～2组/日。

（1）肩关节上举训练：沉肩坠肘，切勿耸肩，掌心向前抓住拉力器，向前上方上举肩关节（图12-20）。

（2）肩关节外展上举训练（图12-21）：手掌向下抓住拉力器，手臂伸直，持拉力器前屈外展45°位上举肩关节。

（3）肩关节屈肘上举训练：掌心向内侧抓住拉力器，屈肘90°，将持拉力器维持向上拉至肘关节与肩高。

（4）肩关节内收训练（图12-22）：沉肩坠肘，掌心向前抓住拉力器，持拉力器向健肢斜上方拉伸。

（5）肩关节后伸训练（图12-23）：将拉力器固定在门上，高度与肩同高。面向门，掌心向下抓住拉力器，向肩关节方向水平回拉。

（三）第三阶段（9～12周）

肩关节全范围无痛关节活动度主动练习，强化肌肉力量和肩关节抗阻力训练，如哑铃负重练习，做游泳和划船动作，或使用肩部拉力器。

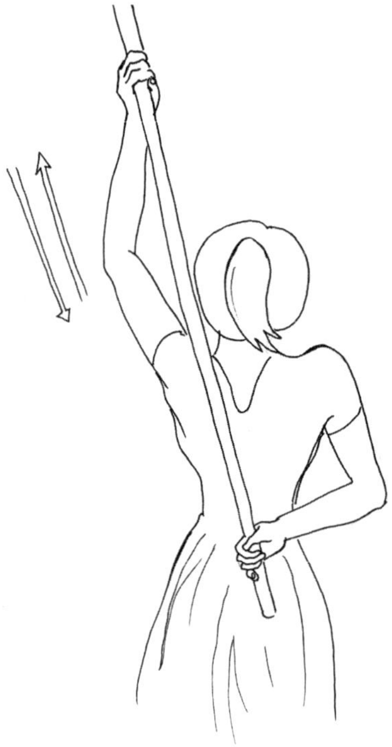

图12-19　持棒肩关节内旋训练

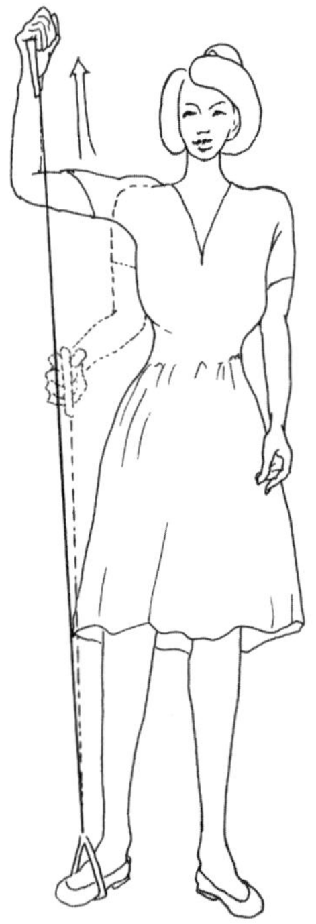

图12-20　持拉力器肩关节上举训练

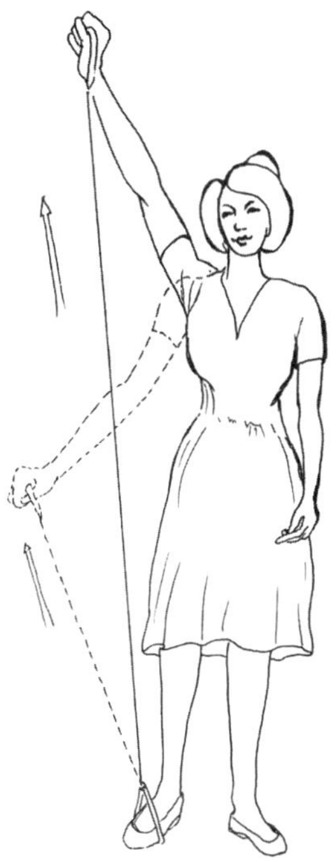

图 12-21　持拉力器肩关节外展上举训练

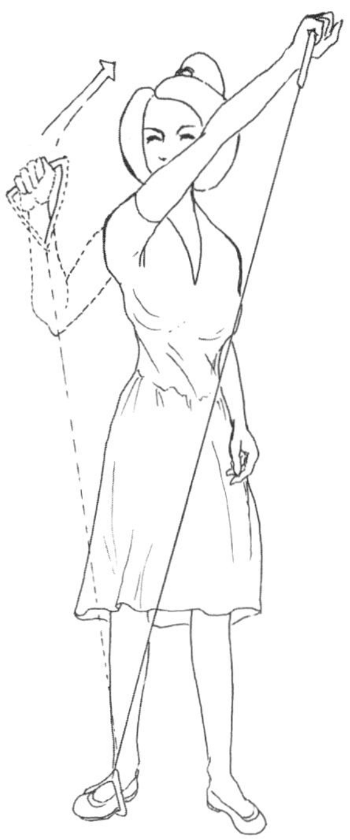

图 12-22　持拉力器肩关节内收训练

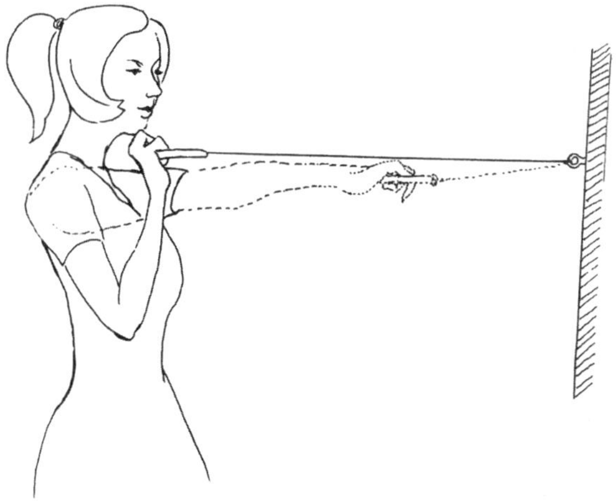

图 12-23　持拉力器肩关节后伸训练

六、出院指导

1. 医护人员向患者强调功能锻炼的重要性，避免患者放任自流，不重视功能锻炼锻炼。同时，也要向患者告知避免过于急躁，活动幅度过大，力量过猛，而造成软组织损伤等。

2. 其他内容详见第二章。

第三节　肩锁关节脱位

肩锁关节是构成肩关节复合体的五个关节之一。肩锁关节与胸锁关节共同连接上肢和中轴骨，属于微动关节。

一、概述

（一）损伤机制

肩锁关节是由锁骨的肩峰端和肩胛的肩峰关节面、关节滑膜及纤维关节囊构成。其中20% 的个体，在两个相邻的、略呈扁平的关节面之间有关节软骨盘结构。软骨盘增加了两个关节面相互的适应性。肩锁关节关节囊比较薄弱，肩锁韧带、斜方肌和三角肌腱纤维在其上方加强，下方则有强劲的喙锁韧带（斜方韧带及锥形韧带）来维持该关节的稳定性。锁骨的任何向上或向后倒移位程度都取决于肩锁和喙锁韧带、肩锁关节囊以及斜方肌和三角肌的损伤程度。

肩锁关节参与肩关节的联合运动。当上肢上举超过 120° 时，肩锁关节除了有外展及关节面相互靠拢等运动外，锁骨端关节面随锁骨旋后而发生旋转运动。这些运动虽然范围不大，却参与了肩部各方向的活动，也对肩锁关节产生了较强的挤压、分离和扭转等应力作用。

（二）分型

Rockwood 根据损伤程度不同提出了系统分型（图 12-24）。

1. Ⅰ型　为肩锁关节挫伤，并未形成肩锁间的脱位，喙锁韧带被牵拉，可能有部分韧带纤维断裂，但两组韧带的连续性仍然保持。

2. Ⅱ型　为肩锁关节半脱位，肩锁关节囊和肩锁韧带已破裂，喙锁韧带中的斜方韧带部分也有断裂，肩锁关节分离或部分脱位。

3. Ⅲ型　为肩锁间的完全性脱位，缘于喙锁韧带的组成部分——圆锥韧带和斜方韧带已完全断裂所致，并有明显畸形。

4. Ⅳ型　为较少见的一种完全性脱位。锁骨端向肩峰的后方移位，在前后位上肩峰与锁骨外侧端形成重叠移位。对于此型脱位，原则上需要手术复位与固定。手法复位难以成功，也难以维持位置。

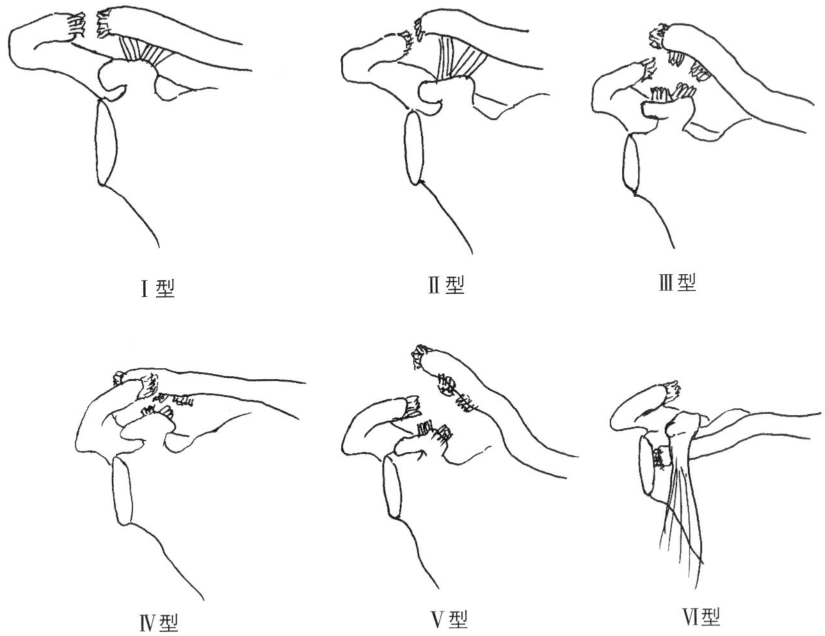

图 12-24　肩锁关节脱位分型

5. Ⅴ型　本型的肩锁关节脱位中，锁骨外侧端向头端翘起，难以使肩峰与锁骨外端对合。原因是锁骨外侧端往往插入斜方肌后缘，导致锁骨远端与喙突间隙大于正常的一倍。本型是手术治疗的适应证，而且往往需要修复斜方肌。

6. Ⅵ型　本型的肩锁脱位是最为少见的一种类型。完全脱位的锁骨外侧端移位至喙突下方，在喙肱肌和肱二头肌短头联合肌腱的后方。此型脱位有可能伴有臂丛或腋动脉血管的损伤，应引起重视。本型也是手术治疗的适应证。

二、临床表现

肩锁关节脱位在临床上表现为肩部疼痛，患肢上举或外展时疼痛加重。肩锁关节局部压痛或出现畸形，肩峰外侧端隆起，往下推压出现反弹性的琴键征（piano sign）。琴键征阳性意味着肩锁关节的完全性脱位，还有部分患者会出现斜方肌前缘肿胀和压痛。

三、治疗方法

（一）保守治疗

1. Ⅰ型　是最轻微的损伤，可以使用支具悬吊固定 5～7 d，以减少肩锁关节所受的应力。伤后 48～72 h 可以给予冰敷消肿，对症服用非甾体抗炎药（nonsteroidal antiinflammatory drugs，NSAIDs）。只要患者症状减轻，即可尽早行轻柔的功能锻炼，以防止关节僵硬。如果是运动员，1～2周即可完全恢复体育运动。

2. Ⅱ型　虽然软组织损伤较Ⅰ型严重，但两者的治疗原则相同，只是本型的治疗时间略微延长。一般来说支具悬吊固定需1～2周，同样冰敷48～72 h，对症服用NSAIDs。如果是运动员，2～3周后可恢复简单体育运动。但Ⅱ型中有一部分人可能存在轻微畸形，会影响外表美观，或者在伤后出现肩锁关节退行性变。若症状不减轻，则需要在关节镜下修复或开放行锁骨远端切除术。

3. Ⅲ型　针对这型的治疗方案一直存在争议，目前仍推荐保守治疗。虽然晚期结果多有畸形存在，但症状和功能丧失常不明显。对于投掷运动员来说，因其上肢活动范围及应力长期较正常人高，因此会对运动造成影响，故不推荐保守治疗。保守治疗的原则及方法大体同Ⅰ、Ⅱ型，即予冰敷、固定及对症消肿镇痛。

（二）手术治疗

对于Ⅳ、Ⅴ和Ⅵ型损伤，手术治疗是首选方法。肩锁关节脱位手术修复的方法很多，其手术方式可归纳为肩锁间固定、喙锁间固定及韧带修复或重建。

1. 肩锁关节穿针固定术　将肩峰和锁骨远端使用克氏针固定的手术方法。由于固定强度差，内固定易移位，临床上已基本不采用本方法。

2. 锁骨钩板螺钉内固定术　适用于肩锁关节脱位和锁骨远端骨折，是目前临床常用的治疗方法。

3. Bosworth法　即喙锁间加压螺丝钉内固定和喙锁韧带缝合术（图12-25）。

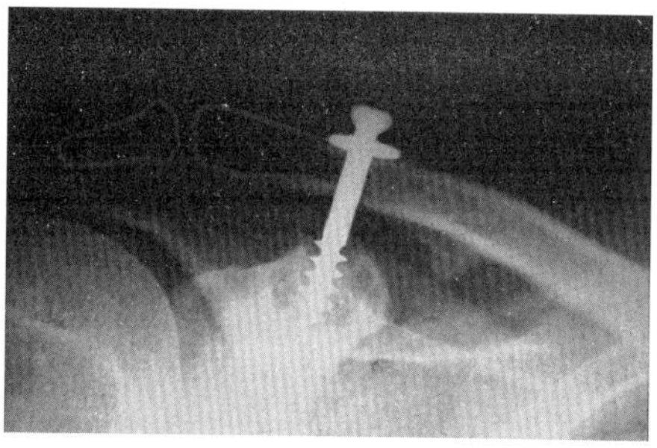

图12-25　喙锁螺钉固定

四、护理措施

（一）术前护理

内容详见第二章。

（二）术后护理

1. 肩锁关节脱位内固定术后，应向患者讲解支具佩戴的重要性，严格遵医嘱执行，严禁提前摘下支具，以防止再脱位发生。同时，佩戴支具时应注意观察局部皮肤情况，防止出现皮肤压力性损伤，保护其完好性。

2. 其他内容详见第二章。

五、功能锻炼

（一）第一阶段（0～4周）

佩戴颈腕吊带保护肩关节，被动活动进行肩关节的各个运动，前屈、后伸、外展、内旋、外旋、钟摆运动，主动屈伸肘关节运动，防止关节僵硬和挛缩。

（二）第二阶段（5～8周）

进行肩关节的全范围主动无痛关节活动，进行肌肉力量训练，采用由轻至重的抗阻力训练，使功能基本恢复。

（三）第三阶段（9～12周）

进行肩关节耐力训练，强化肌肉力量和抗阻力训练，如哑铃负重练习、游泳和划船动作以及拉力器练习。

六、出院指导

（一）支具佩戴时间

护士要告知患者骨折固定后需要一个愈合过程，在此期间需要支具保护。由于患者的骨折类型不同，骨质也不同，颈腕吊带需要佩戴4～6周。6周内进行肩关节主动辅助性功能练习，6周后进行肩关节主动活动。

（二）术后复查时间

护士要告知患者在术后的1个月、2个月、3个月、6个月及12个月到创伤骨科门诊复查，因为在术后不同阶段，患者需要定期拍片检查骨折愈合的情况，护士要向患者强调复查的重要性。

（三）其他内容

详见第二章。

第四节　肩胛骨骨折

肩胛骨骨折占全身各部位骨折的1%，占肩部骨折的5%。肩胛骨体部骨折占50%，肩胛冈及肩峰部骨折占14%，喙突部骨折占1.5%，肩胛盂的骨折占30.5%，肩盂颈部骨折约占4%。超过90%的肩胛骨骨折移位轻，可以保守治疗。绝大多数肩胛骨骨折患者是高能量损伤，80%～95%合并全身其他部位骨折、软组织损伤或者脏器损伤。最容易受累的部位包括同侧肩胛带、上肢、肺和胸壁。25%～45%的患者合并肋骨骨折，15%～40%的患者有锁骨骨折，25%的患者有颅骨骨折，10%～40%的患者有颅脑损伤。肩胛骨骨折患者的死亡率达2%。

一、概述

肩胛骨骨折主要是由于直接暴力所致，如重物直接打击。肩胛骨部位受到撞击，造成肩胛骨体部骨折，但喙突骨折是由于肱二头肌短头及喙肱肌的强烈收缩造成的撕脱骨折。而肩盂部位骨折主要是由于前臂传递暴力，使肩盂受到冲撞所引起。肩盂前后缘骨折可在肩关节脱位中出现。肩胛盂下缘的骨折也可以因肱三头肌牵拉引起。

二、临床表现

绝大多数患者是受到了高能量创伤，造成患肢肩胛区肿胀和压痛，患者保护性地将患肢上臂内收，肩关节活动因为疼痛而受限，外展时尤其明显。通过 X 线检查肩胛骨前后位及侧位像为常规的检查方法，但仍有较高的漏诊率。CT 及 CT 三维成像能清晰地显示骨折与骨折块的移位，诊断价值明显优于 X 线片。

三、治疗方法

（一）保守治疗

由于肩胛骨表面有丰富的肌肉覆盖，因此，肩胛骨体部的骨折受到胸、背侧肌肉的保护，起到肌肉夹板的稳定与保护作用。如无明显移位，或仅属于线形骨折，仅用三角巾悬吊固定即可达到骨折的愈合。用支具悬吊固定 4 ~ 6 周。固定期间在患者可耐受的范围内进行肩关节被动活动练习，以避免发生创伤性肩关节周围炎（创伤性凝肩）。经过 2 个月骨折初步愈合后，即开始肩关节及肩胛带肌肉的力量训练和协调性训练，以及患肢主动功能训练，尽早开始恢复功能。第 3 个月开始强化肌肉力量训练，恢复肩袖及肩关节周围肌肉功能，以及进行抗阻力训练。第 4 个月患肢可以完成基本功能[5]。

（二）手术治疗

1. 骨折合并肩胛上神经损伤　涉及肩胛上切迹或盂上切迹的骨折，如果同时伴有肩胛上神经损伤，应选择手术治疗，固定骨折并同时探查肩胛上神经。

2. 肩峰部骨折　肩峰骨折后，由于受到斜方肌和三角肌的牵拉，骨折端常常不稳定，容易导致不愈合，因此，对于移位的肩峰骨折可以选择手术治疗。通过克氏针张力带或者空心螺钉加压固定。

3. 严重移位的肩胛骨体部骨折　骨折严重移位，预计骨折端有肌肉嵌入或者骨折畸形愈合后容易导致肩胛胸部运动障碍者可以采取手术治疗。

4. 浮动肩　肩胛颈骨折合并肩锁结构损伤者建议采用切开复位，通过内固定恢复肩胛盂的正常解剖位置并获得肩锁稳定。

5. 明显移位的肩胛颈骨折　移位大于 1 cm，成角大于 40°。

四、护理措施

（一）术前护理

内容详见第二章。

（二）术后护理

内容详见第二章。

五、功能锻炼

（一）治疗单纯肩胛骨体部骨折

因这种类型的骨折不涉及肩盂，骨折部渗血仅进入表面的骨膜下或肌肉内，一般不进入盂肱关节或胸壁、肩胛间隙，因此，肩的功能锻炼相对较容易。

1. 第一阶段（0～4 周） 进行肘部及以下部分的主动活动，肩的被动功能训练，包括外展、内收、上举及后伸。

2. 第二阶段（5～8 周） 进行肩部的全范围主动无痛关节活动，肌肉力量训练，由轻至重的阻力训练，使功能基本恢复。

3. 第三阶段（9～12 周） 进行患肢的抗阻力训练，强化肌肉力量和耐力训练。

（二）治疗肩胛盂骨折的功能锻炼训练，需要固定的时间需相对延长

1. 第一阶段（0～4 周）

（1）指导患者佩戴颈腕吊带，患肢肘部及肘部以下的各个关节主动活动，如握拳、伸直、腕屈伸、腕环绕、肘屈伸、前臂旋前和旋后，幅度尽量大，逐渐增大力度，每日练习时间应不少于 10 min。

（2）肩关节被动活动，目的在于防止关节粘连和关节僵硬，以不引起疼痛为宜。被动活动包括前屈、后伸、外展、内旋和外旋等活动，每个动作要求动作缓慢、匀速，时间至少 5 s，10 次 / 组，1～2 组 / 日。

（3）增强患肢的肌肉力量训练，如握力器和抗阻腕屈伸运动等。

（4）增加肘关节抗阻运动。

2. 第二阶段（5～8 周） 肩关节的全范围活动，指导患肢主动辅助被动功能锻炼。

（1）钟摆训练：10～20 个 / 组，1～2 组 / 日。

（2）体操棒：取立位，双手前握棒，做前屈上举、左右摆动和体后运动，也可将棒斜放于背后，患肢握于下端，健肢握于上端，做推拉运动。每个动作 5～10 个 / 组，1～2 组 / 日[6]。

（3）拉力器训练：通过健肢协助患肢进行外展和上举等运动，每个动作 5～10 个 / 组，1～2 组 / 日。

3. 第三阶段（9～12 周） 肩关节全范围无痛关节活动度练习，强化肌肉力量和肩关节抗阻力训练，如哑铃负重练习、游泳和划船动作和肩部拉力器。

六、出院指导

内容详见第二章。

第五节　肱骨近端骨折

肱骨近端是由肱骨头以及肱骨大、小结节和肱骨的干骺端组成。肱骨头周围环形缩窄的部分是解剖颈，外科颈位于大、小结节基底的下缘，在大、小结节之间形成结节间沟，肱二头肌长头肌腱由此穿过。肱骨近端骨折是指肱骨大结节基底部以上部位的骨折，包括肱骨外科颈骨折、肱骨解剖颈骨折和肱骨大结节骨折等。肱骨近端骨折是常见的骨折类型，发生率在 4%～5%。肱骨近端骨折可发生于任何年龄组，尤以中老年患者多发，其中 80%～85% 的患者可采取保守治疗，配合康复锻炼，可以得到较好的治疗效果[7]。

一、概述

（一）损伤机制

肱骨头的血供来源于旋肱前动脉的前外侧支。该动脉在外科颈平面从旋肱前动脉发出，沿肱二头肌腱的外侧走行，于结节间沟的外侧上方进入肱骨头移行为弓形动脉。此动脉与旋肱后动脉、肩胛下动脉、胸肩峰动脉、肩胛上动脉及肩袖滋养动脉等肩关节周围动脉均有吻合支。因此，手术显露及内固定时应保护前外侧支及其吻合支免受损伤，减少肱骨头缺血坏死的发生率。腋神经经外科颈穿四边孔，位于盂肱关节的下方，肱骨头前方脱位及外科颈骨折易损伤腋神经。肌皮神经穿行于喙肱肌之间，对肱骨头前方脱位行整复牵引及开放复位内固定时可以造成损伤。

（二）分型

1．Neer 分型　根据肱骨近端四个解剖区域，即肱骨头、大结节、小结节和肱骨干以及相互之间的移位程度，共分为六型。

（1）Ⅰ型：移位极小。

（2）Ⅱ型：解剖颈骨折移位。

（3）Ⅲ型：外科颈骨折移位。

（4）Ⅳ型：肱骨大结节骨折移位。

（5）Ⅴ型：肱骨小结节骨折移位。

（6）Ⅵ型：骨折脱位。

骨折移位的诊断标准为：骨折断端成角＞45°，或者骨折块移位超过 1 cm。

2．在此基础上，Neer 根据四个解剖区域分为一、两、三、四部分骨折（图 12-26）。

（1）一部分骨折：只要满足骨折块移位＜1 cm，且断端成角＜45°，无论有多少条骨折线，都属于此类型。

（2）两部分骨折：包括外科颈骨折、解剖颈骨折、单纯大结节骨折和单纯小结节骨折，同时满足上述骨折移位的诊断标准。

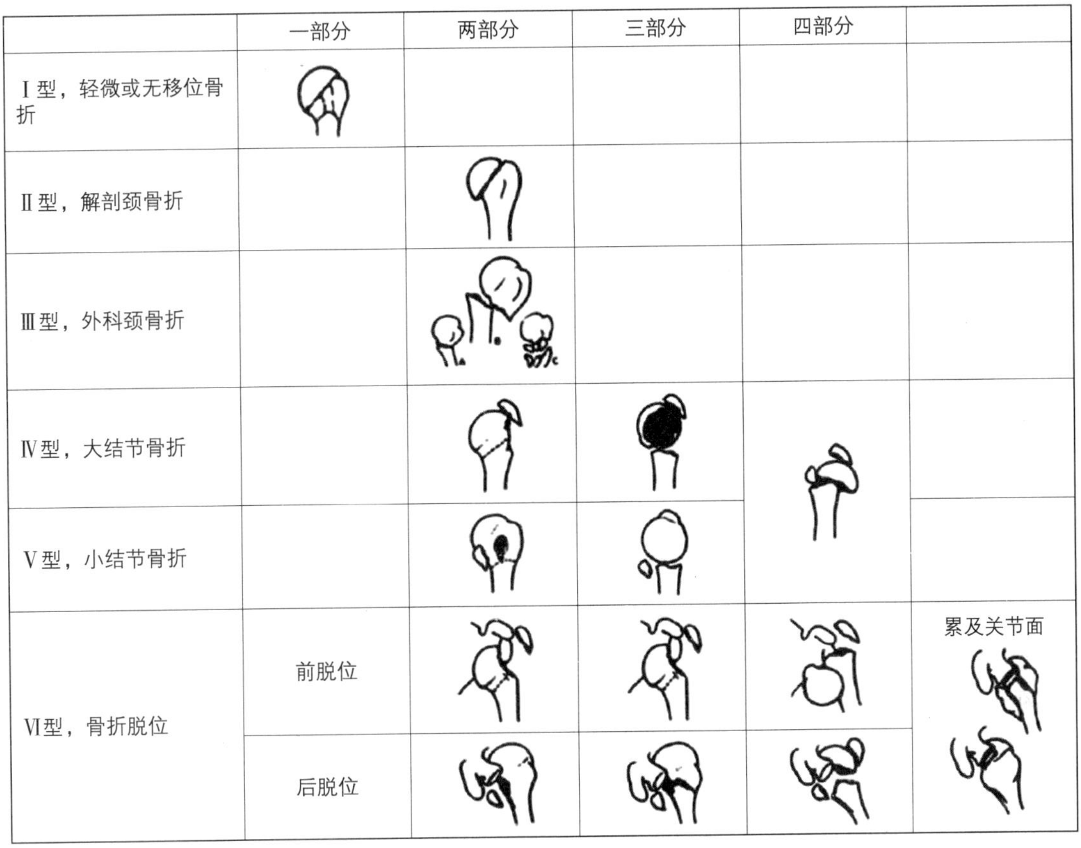

图 12-26 Neer 分型

（3）三部分骨折：包括外科颈骨折合并大结节骨折或外科颈骨折合并小结节骨折，同时满足上述骨折移位的诊断标准。

（4）四部分骨折：骨折累及上述四个解剖区域，满足骨折移位的诊断标准，是肱骨近端骨折中严重的类型。该类型骨折还包括两个特殊分型——外翻压缩型骨折和肱骨头劈裂骨折。

①外翻压缩型骨折：肱骨近端内侧软组织铰链相对完好，肱骨头的血运破坏相对较少，肱骨头坏死率较其他四部分骨折低。

②肱骨头劈裂骨折：根据累及关节面的程度分类，可分为 <20%、20%～45% 和 >45% 三种[8]。

二、临床表现

肱骨近端骨折最明显的临床表现是患肢的疼痛、肿胀以及活动受限。部分患者可能合并有腋神经的损伤，应注意评估三角肌区域的皮肤感觉有无异常。

三、治疗方法

（一）保守治疗

对于肱骨近端骨折中无移位或者轻度移位的类型，通常可采用保守治疗，用颈腕吊带悬吊固定4～6周，配合早期功能锻炼，可以得到较好的效果。

（二）手术治疗

1. 闭合复位外固定架固定术　主要适用于开放性骨折，骨折端软组织条件差，以及全身状况差无法耐受长时间手术等情况。

2. 切开复位内固定术　适用于骨质情况好、肱骨头内侧骨折线超过8 mm、肱骨外科颈两部分骨折、外翻压缩性或内翻移位性的肱骨近端两、三和四部分骨折。

3. 闭合复位内固定术　适用于有移位且不稳定的两、三部分骨折和累及肱骨干的肱骨近端骨折。

4. 人工肩关节置换术　包括半肩关节置换术和反式肩关节置换术。半肩关节置换术主要适用于四部分骨折伴或不伴脱位、严重的三部分骨折合并骨质疏松、解剖颈骨折或肱骨头劈裂以及压缩塌陷＞40%的肱骨头骨折。反式肩关节置换术主要用于内固定治疗失败的肱骨近端骨折或首次采用半肩关节置换术治疗失败后的翻修，不常用。其中切开复位内固定、闭合复位髓内钉内固定以及半肩关节置是较为常用的手术方式。

四、护理措施

（一）术前护理

1. 发生肱骨近端骨折后，由于肩关节严重活动受限，患肢腋下皮肤易出现潮湿，且不易清洗，易成为藏污纳垢的地方，很容易被忽略。术前充分的皮肤准备在骨科手术前尤为重要，可以有效降低手术切口感染的发生率。护士应向患者做好解释工作，使其能够理解和配合，协助患者被动展开肩关节，认真做好皮肤准备。

2. 肱骨近端骨折患者肢体不稳定，疼痛剧烈，给予佩戴支具可以减轻患者的不适。佩戴时应注意观察局部皮肤情况，防止出现皮肤压力性损伤，保护其完好性。

3. 其他内容详见第二章。

（二）术后护理

1. 由于臂丛神经分布于上肢，肱骨近端骨折后易合并神经损伤。因此，护士应对患肢皮温、血运、感觉和运动认真观察，做好巡视工作。若患者术后出现肢体感觉麻木或活动受限，护士应警惕有无神经损伤，并且立刻通知医生予以处理。如存在桡侧三个半手指麻木及抬腕活动受限，可能为桡神经损伤。如有环指小指麻木，可能为尺神经损伤。

2. 当患肢佩戴支具或石膏时，护士应严密观察患肢肿胀及肢体末梢情况。若出现以下情况，则为5P征：肢体肿胀明显；皮肤颜色较正常侧明显不同，出现苍白发绀或者大理石花斑；感觉异常，肢体麻木；动脉搏动减弱或者无脉；肢体由于麻痹而活动受限；牵拉骨筋膜室会出现剧烈疼痛。患肢出现任何症状，均应警惕骨筋膜室综合征。应立刻检查敷料包扎是否过紧，或支具石膏佩戴位置有问题，立即通知医生予以处理。

3. 其他内容详见第二章。

五、功能锻炼

肩关节是人体活动范围最大的关节，骨折后过分限制肩关节活动会导致肩关节僵硬，而且引起长期严重疼痛。因此，肩关节的功能锻炼极为重要。医护人员要与患者以及家属充分沟通，相互理解和配合，才能得到最好的治疗效果。

（一）肱骨近端骨折切开复位内固定 / 闭合复位髓内钉内固定术后功能锻炼

对于骨质疏松严重且骨折粉碎的患者（Neer 分型Ⅲ型、Ⅳ型），板钉内固定往往难以维持有效的固定强度，术后可能会出现内固定松动、移位甚至断裂。对于这样的患者，往往采用半肩关节置换术进行治疗，功能锻炼根据 Neer 等的康复原则分为三个阶段。患者应在手术医生和责任护士的指导下循序渐进地进行功能锻炼，并结合肱骨大、小结节的愈合情况调整功能锻炼的进度[9]。

责任护士在术后要与主管医生充分沟通，了解患者术中内固定的稳定程度以及患者的骨质情况，评估患者术后对疼痛的耐受程度，并给予有针对性的康复指导。

1. 第一阶段（术后 4～6 周）

（1）在院期间的功能锻炼

①手部锻炼：麻醉恢复后即开始进行手部的训练，有助于静脉和淋巴回流，消除肿胀，预防深静脉血栓形成。

②具体方法：主动伸手握拳练习（图 12-27），使各掌指关节和指间关节充分屈曲和伸展，每个动作维持 3～5 s，每组做 20 次，每天做 3～4 组。根据患者的耐受力和疼痛程度调整练习的次数，以不感到疲劳为宜[10, 11]。

③腕关节的锻炼（图 12-28）：每日进行腕关节的主动屈伸、旋转以及双手的对掌练习。

④肘关节的锻炼（图 12-29）：每日进行肘关节被动屈伸练习，以保持关节活动度，防止挛缩。

⑤肩关节的锻炼（图 12-30）：对于内固定稳定的患者，可以进行肩关节被动的前屈、外展和外旋练习，每日 2 次。练习的强度以患者可以耐受为准，前屈小于 90°，外展小于

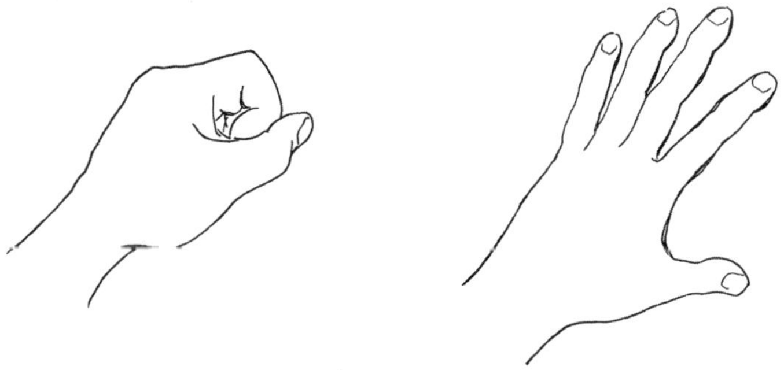

图 12-27 主动伸手握拳练习

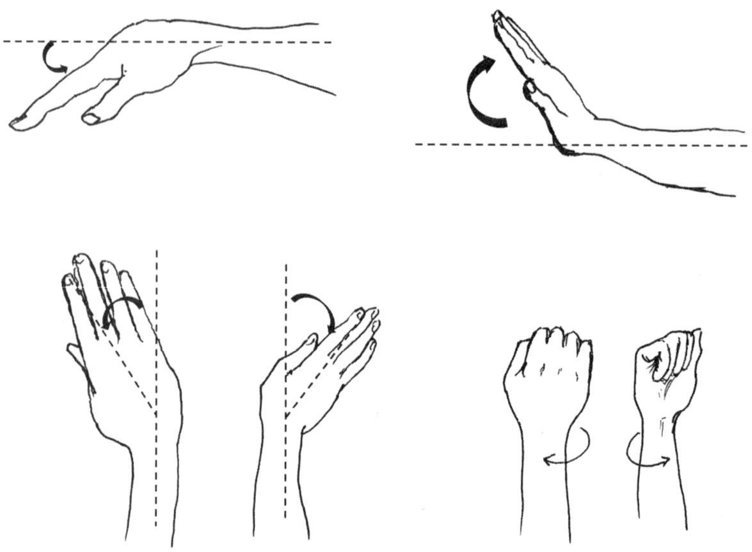

图 12-28　腕关节屈伸旋转

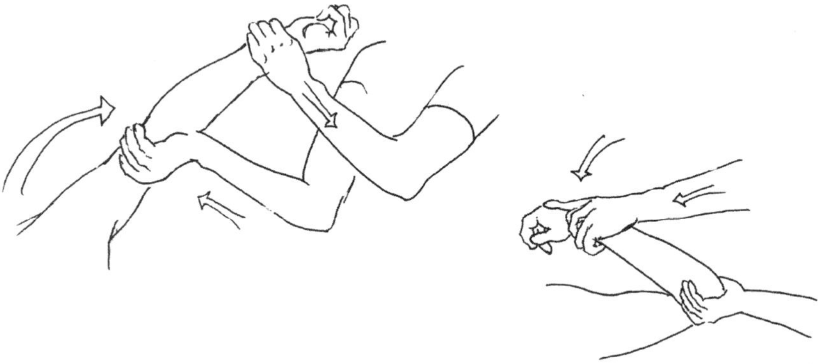

图 12-29　肘关节屈伸

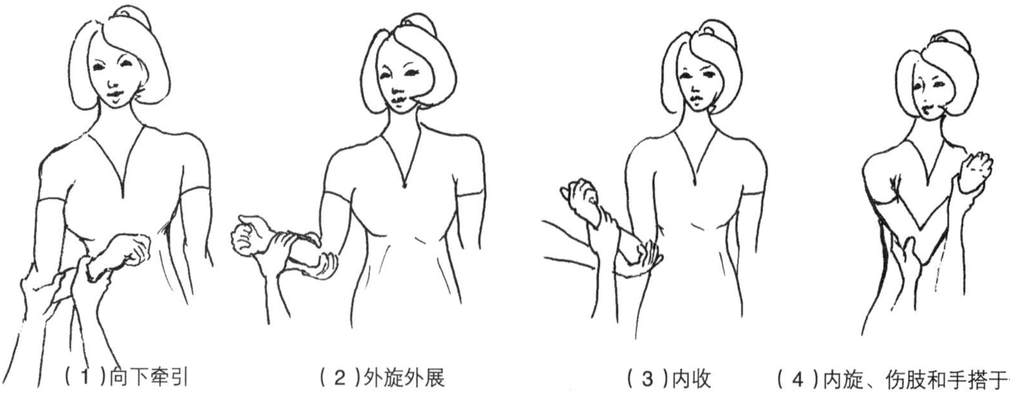

（1）向下牵引　（2）外旋外展　（3）内收　（4）内旋、伤肢和手搭于健肩

图 12-30 肩关节被动活动

60°，外旋小于 30°[12, 13]。

（2）出院后的功能锻炼

①继续在院期间的功能锻炼，并增加活动范围。

②术后 1 周开始，指导患者做钟摆练习，患肢在颈腕吊带及健侧肢体的保护下将身体前屈（弯腰），使上身与地面平行，手臂自然下垂，做肩关节的前后、左右侧向及环绕运动。每组 3 ~ 5 min，每日 2 组。

③术后 4 周之内，根据患者骨质的情况以及内固定的稳定程度，继续进行肩关节被动前屈、外展及外旋练习。前屈小于 90°，外展小于 60°，外旋小于 30°，逐步增加活动范围。功能锻炼的强度以患者可耐受为宜[14]。

④术后 4 ~ 6 周门诊复查，根据 X 线片显示骨折有愈合迹象，医生开始指导患者由被动运动肩关节逐步过渡到主动运动，以恢复关节的活动度和肌力。

2. 第二阶段（术后 7 周至 3 个月）　术后 3 个月内，可在无痛情况下使用弹力带等辅助器材进行抗阻力训练。可做手指爬墙活动或使用木棒做肩关节上举、外展、内旋、外旋运动或联合运动（图 12-31），进行日常生活训练，避免参加对抗性体育运动和从事重体力劳动。

其他训练内容详见本章第二节。

3. 第三阶段（3 个月后）　目的是增加关节活动的范围和力量的训练，以期获得更加满意的肩关节功能，如哑铃负重练习、游泳和划船的动作。

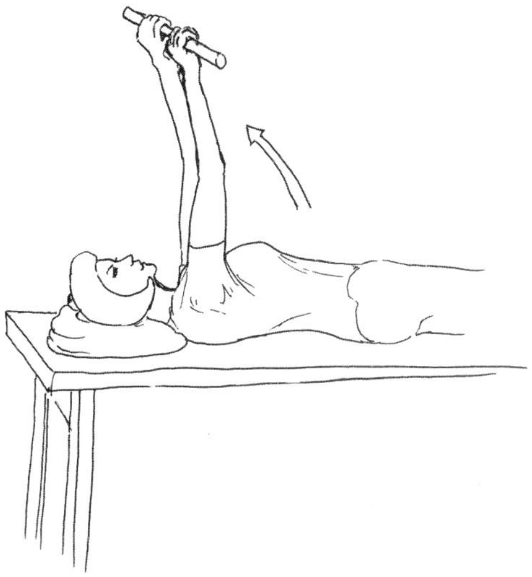

图 12-31　肩关节抗阻练习

（二）半肩关节置换术后功能锻炼

1. 第一阶段（术后 6 周内）　肩关节被动练习，应注意禁止主动运动。肩关节在休息时，用颈腕吊带将其悬吊固定于外展 60°、前屈 30°、屈肘 90° 休息体位[15]。

（1）术后 1 ~ 2 天

①张手握拳练习：进行掌指关节和指间关节的主动屈伸练习，20 次 / 组，2 ~ 4 组 / 日。练习时注意用力、缓慢，每个动作保持 2 s，以促进血液循环、消肿以及预防深静脉血栓形成。

②腕关节主动屈伸和桡屈、尺屈练习（图 12-32）：尽量大范围地活动腕关节，20 次 / 组，2 ~ 4 组 / 日。

③肘关节主动屈伸练习（图 12-33）：尽量大范围地活动肘关节，1 ~ 2 次 / 组，2 ~ 4 组 / 日。

（2）术后 3 ~ 4 天：进行肩关节被动前屈练习（<90°）。取仰卧位，用健侧手臂托住患侧腕部及肘部，辅助患侧肩关节被动、缓慢地进行前屈练习，3 ~ 5 分钟 / 次，1 ~ 2 次 / 天（图 12-34）。

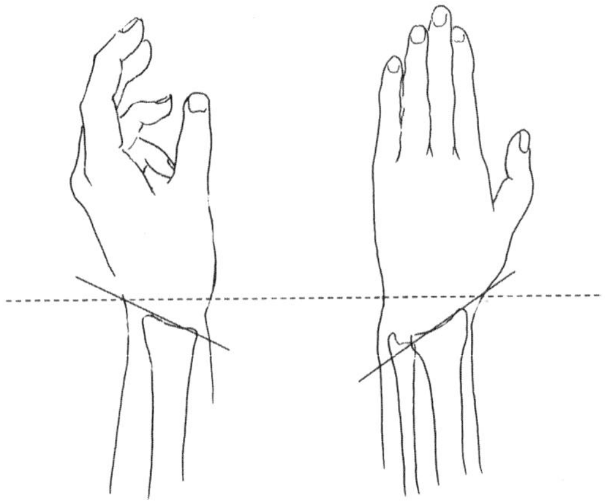

图 12-32　腕关节桡屈、尺屈练习

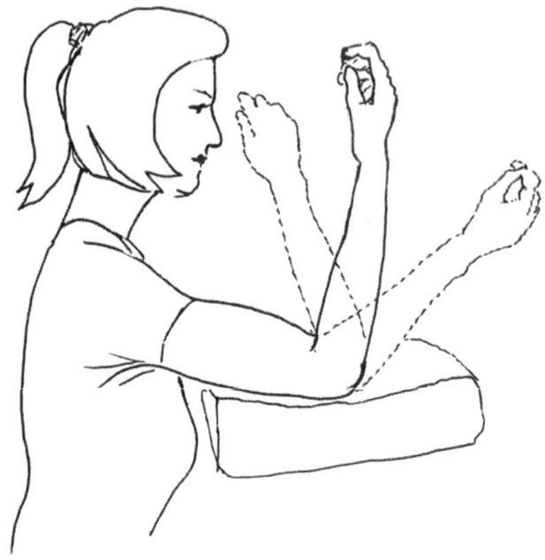

图 12-33　肘关节主动屈伸练习

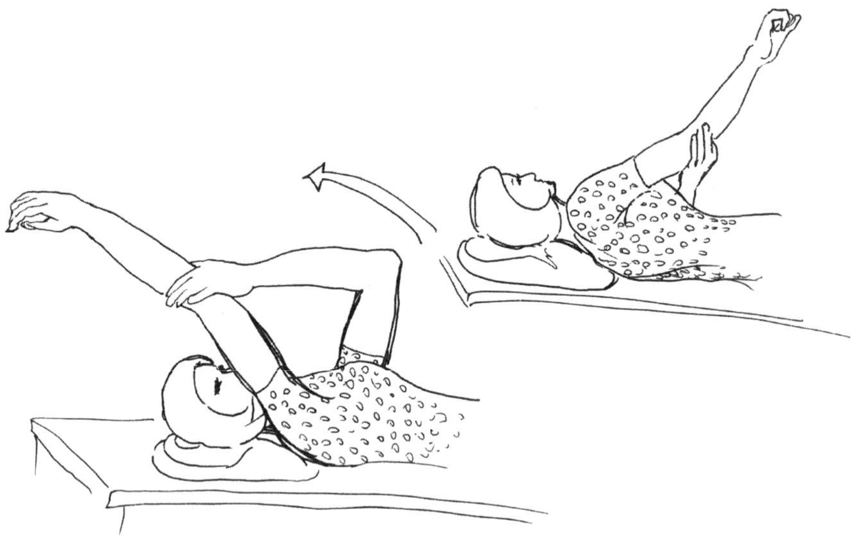

图 12-34　肩关节被动前屈练习

（3）术后 5 ~ 7 天：肩关节被动外旋练习。将患肩固定于体侧中立位，健侧手臂顶住患侧手部轻推，辅助患侧做肩关节被动外旋活动。3 ~ 5 分钟 / 次，1 ~ 2 次 / 天。

（4）术后 1 周至 3 个月："钟摆样练习"，患者身体前屈（弯腰），患肢自然下垂，在地面上进行内旋或外旋画圈，并逐渐增大圈的半径。每个方向 10 ~ 20 次 / 组，1 ~ 2 组 / 天。通过"钟摆样练习"可减轻肌肉克服重力的负担，使肩部肌肉进一步松弛。

2. 第二阶段（术 7 ~ 12 周）　早期的主动活动练习、肌肉抗阻力练习和牵拉练习。术后 6 周时若在 X 线片上存在大、小结节愈合的证据，则开始第二阶段的功能锻炼。注意在此过程中不要忽视肘关节、腕关节及手部的活动练习。同时继续被动活动度训练，逐步开展辅助主动活动训练、抗阻力练习和牵拉练习 [16]。

（1）进行仰卧位的主动前屈上举：待肌力逐渐恢复后可改为直立位的前屈上举练习。3～5 分钟 / 次，3 次 / 天。

（2）抗阻肌力练习：利用弹性绷带或拉力器可进行内旋和外旋的肌肉锻炼。3～5 分钟 / 次，3 次 / 天。

（3）牵拉锻炼（图 12-35）：进行内旋后伸位牵拉练习。3～5 分钟 / 次，3 次 / 天。

在此期间应指导患者服用止痛药物。医生会根据患者术后疼痛的程度给予患者口服非甾体抗炎药，比如塞来昔布（西乐葆）2～4 周。疼痛剧烈者，可以口服氨酚羟考酮（泰勒宁）2 周。患者的其他长期用药可以恢复服用。

3．第三阶段（术后 13 周至 1 年） 加强练习，全面恢复患肩的肌力和关节活动度。

（1）逐步开展力量训练：以抗阻力训练为主，增加肌力和耐力，目的是逐步恢复患肩的肌力和关节活动度。

（2）无痛主动运动：主动进行关节的各项活动，以最大程度恢复上肢功能。

（3）肩关节置换术后的康复期比较长，患者需要了解自身在康复过程中不同时间所起的作用，与医生密切的配合，以获得最满意的治疗效果。

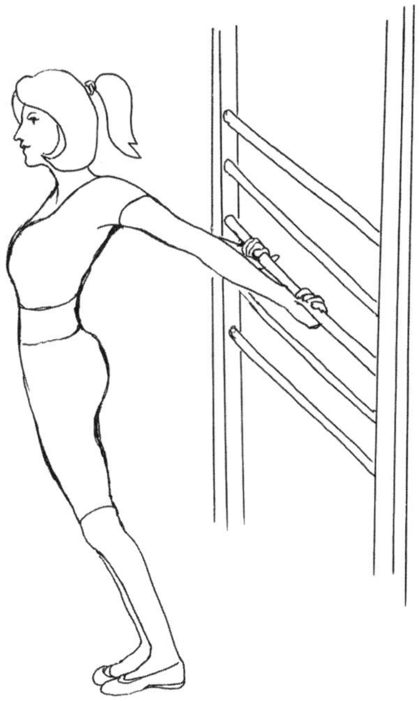

图 12-35　牵拉练习

六、出院指导

1．向患者强调功能锻炼的重要性，避免患者放任自流，不重视功能锻炼锻炼。同时也要向患者告知避免过于急躁，活动幅度过大，力量过猛，而造成软组织损伤等。

2．支具佩戴时间应严格遵医嘱执行。护士要告知患者骨折固定后需要一个愈合过程，在此期间需要支具保护。

3．其他内容详见第二章。

第六节　肩袖损伤

一、概述

1．发病机制　在发病机制上有肩峰下撞击学说、内撞击学说、退变学说和创伤学说[17]。

2．分类　按损伤程度分类可分为不完全断裂及完全断裂。

二、临床表现

（一）疼痛

绝大多数患者存在肩关节重度疼痛，病程持续时间长，大多数表现为肩前方疼痛和肩部弥漫性钝性疼痛，不能患侧卧位。夜间痛是肩袖损伤的典型表现。疼痛严重时，单纯使用消炎止痛药物不能明显缓解疼痛。肩关节前屈上举动作会引起疼痛加重，而且疼痛多数局限在肩周及三角肌区。当合并长头肌腱炎时，疼痛会放散到肘部。

（二）压痛部位

压痛部位是在肩前方，比如结节间沟和大结节前部。

（三）关节活动范围受限

由于长时间肩痛，患者活动受限，会出现继发性凝肩，最常表现为肩关节上举受限和内旋受限。但随着肩痛时间延长，疼痛能够逐渐缓解，肩关节被动活动范围会得以改善。如出现外旋异常增大，往往提示肩胛下肌全层撕裂[17]。肩袖完全性撕裂患者肩关节被动活动范围基本正常，但主动活动范围可能会持续性受限。

（四）肌力降低

肩袖全层撕裂者会出现损伤肌肉支配方向活动的肌肉力量下降。对于部分撕裂者，由于疼痛导致肩袖功能失常，也会出现肌力下降。

（五）肩关节摩擦感

由于肩峰下及三角肌下滑囊炎性增生和粘连，查体时被动活动肩关节可以感受到关节活动时的摩擦感。

（六）肩关节不稳定

常见于巨大肩袖撕裂患者，表现为肱骨头向前上方半脱位。

（七）临床查体

1．肩坠落试验（arm drop sign） 被动抬高患臂至上举 90°～120° 范围，撤除支持，患臂不能自主支撑而发生臂坠落和疼痛，即为阳性。

2．Neer 撞击征（Neer impingement sign） 检查者一只手稳定住肩胛骨，另一只手将患肢在肩胛骨平面上举，患者出现肩前部疼痛为阳性（图 12-36）。

3．Hawkins 及 Kennedy 撞击征 检查者一只手稳定住肩胛骨，另一只手将患肢屈肘 90° 在肩胛骨平面内旋。患者出现肩前部疼痛为阳性（图 12-37）。

4．疼痛弧征（pain arc sign） 在患臂上举 60°～120° 范围内出现肩前方或肩峰下区疼痛，对肩袖挫伤和部分撕裂有一定的诊断意义。

5．Neer 撞击征（impingement sign） 在检查完 Neer 撞击征后，如果结果为阳性，可向肩峰下注射利多卡因溶液。如果再次检查撞击征阴性，即为撞击试验阳性。

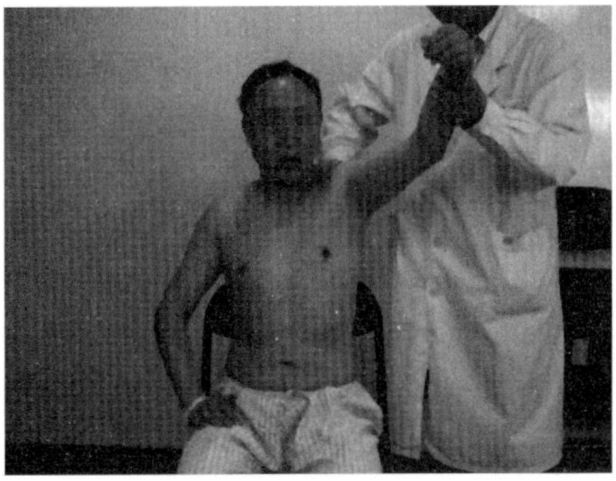

图 12-36　Neer 撞击征的检查方法

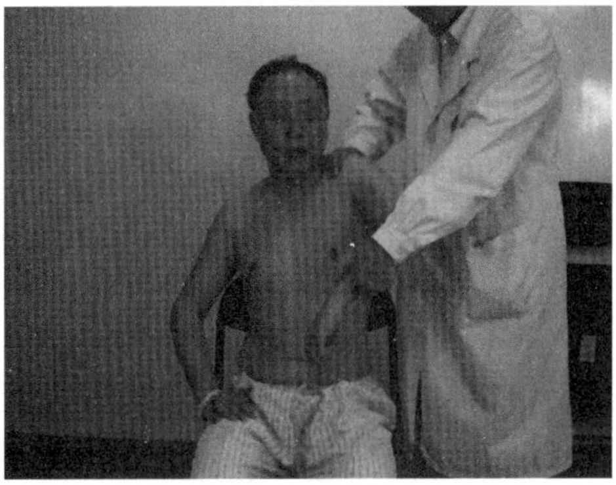

图 12-37　Hawkins 及 Kennedy 撞击征的检查方法

对肩袖断裂做出正确诊断并非易事。凡有肩部外伤史，肩前方疼痛伴大结节近侧或肩峰下区域压痛的患者，若同时合并存在上述四项中任何一项特殊阳性体征，都应考虑肩袖撕裂的可能性。如同时伴有肌肉萎缩或关节挛缩，则表示病变已进入后期阶段，对肩袖断裂可疑病例应做进一步的辅助检查。

三、治疗方法

（一）保守治疗

肩袖损伤无论是部分撕裂还是全层撕裂，一旦发生，多数难以自行愈合，并且会随着时间的延长逐渐增大。保守治疗的目的在于缓解症状，通过功能锻炼改善剩余肩袖的功能而恢复肩关节功能。已经存在的肩袖撕裂不能愈合。保守治疗包括如下内容：

1. 使肩关节制动休息，用颈腕悬吊制动 2～3 周，口服消炎镇痛药物，同时局部物理疗法包括冰敷和理疗，以消除急性炎症反应及疼痛。疼痛剧烈者可用 1% 利多卡因加糖皮质激素做肩峰下滑囊或盂肱关节腔内注射。疼痛缓解之后即开始做肩关节功能锻炼。

2. 功能性活动　症状充分缓解后，开始肩关节功能性活动。功能性活动是指患肢可以在身体前方、低于肩关节水平的范围内进行日常使用，以不引起明显疼痛为限，不要做上举或摸后背等动作，以免诱发疼痛。

3. 功能锻炼　包括肩关节囊的牵拉训练和肩袖肌肉、三角肌、肩胛带肌肉的力量、耐力和协调性训练。目的是恢复肩关节的活动范围，通过改善肩袖肌肉的功能恢复肩关节功能。在锻炼过程中要避免引起剧烈疼痛，锻炼之后出现的短暂疼痛不适是正常的。但如果出现持续性加重的疼痛，就说明锻炼强度过大，需要降低强度。

（二）手术治疗

经过 6 周以上的保守治疗后，如果症状不缓解，或肩关节功能恢复没有进展，就需要考虑手术治疗。手术治疗的方法可以归纳为三类：第一类是对损伤的肩袖进行完全的解剖性修复；第二类是对肩袖进行功能性修复；第三类是对于不可修复性的巨大肩袖撕裂通过肌腱移位的方法进行功能重建。一般来说，在对肩袖损伤修复的同时进行肩峰前下缘成形和肩峰下滑膜清理。对肩袖撕裂进行解剖性或者功能性修复的手术方法可分为以下三类：

1. 传统切开手术修补方法。

2. 小切口的修复肩袖方法。

3. 关节镜内修补方法　随着内镜手术器械的发展与完善，近二十年来关节镜下治疗肩袖损伤由简单的镜下滑膜刨削清创进展到了完全的镜下修补。与传统的切开手术相比，镜下手术软组织损伤小，避免了三角肌的剥离；术后疼痛较轻；可以更早地进行功能锻炼；还可以同时对盂肱关节腔病变进行全方位的评估，并治疗关节内的并存损伤。

（1）巨大肩袖损伤的肌腱移位手术：适用于不可修复性的肩胛下肌腱损伤合并或者不合并冈上肌腱损伤。

（2）背阔肌或者大圆肌移位术：适用于冈上下肌腱不可修复性损伤。

四、护理措施

（一）术前护理

内容详见第二章。

（二）术后护理

1. 肩袖损伤患者做手术的原因经常是由于肩关节活动受限，影响日常生活。因此，术后功能锻炼的指导对于患者来说尤为重要。护士应取得患者的配合和理解，为患者做好详细的功能锻炼计划，先被动活动，再主动活动，严格按照不同阶段的锻炼内容进行训练。

2. 肩袖修复需要时间才能愈合，因此正确佩戴支具很重要。护士应做好相关的健康教育。若提前摘除支具，易发生肩袖再断裂的可能；若过晚摘除支具，会影响肢体功能康复的进展，故需要严格遵医嘱。

3. 其他内容详见第二章。

五、功能锻炼

肩袖损伤可占肩区运动损伤的75%，目前多以微创手术治疗为主，在肩关节镜下修复肩袖，其术后的功能锻炼目的是增强三角肌肌力和肩袖张力，改善肩周肌肉协调和肩周肌肉耐力[18]，恢复肩关节功能。年轻人的术后训练可根据情况积极一些，老年人可适当延长康复训练每一阶段的锻炼时间。若为巨大肩袖撕裂患者，应佩戴中立位外展包8周。功能锻炼计划分为四个阶段。

（一）第一阶段（0～6周）

功能锻炼的目的为肩部佩戴外展支具，保护性约束肩关节，可配合局部理疗、消肿、止痛和冰敷，减轻疼痛及关节肿胀，通过早期的肌力和活动度训练，避免肩关节粘连和肌肉萎缩[19]。

1. 主动练习五指屈伸　手掌张开保持2 s，握拳保持2 s，用力并缓慢，可反复进行，能够有效地促进肢体血液训练，以利于肿胀消退。30次/组，2～3组/日。

2. 钟摆训练　首先是前后方向，待适应基本无痛后增加左右侧，最后增加环绕动作。

20～30次/组，1～2组/日。

3. 肘关节训练　将肩部支具取下，肩部保持不动，主动、缓慢、用力全范围屈伸肘关节，20～30次/组，1～2组/日，练习后马上佩戴支具。

4. 耸肩训练　耸肩训练不会影响肩袖的肌肉运动。目的是放松肩部，更好地进行功能锻炼训练。10～20次/组，1～2组/日。

5. 被动前屈上举训练　取下肩部支具，健肢手握紧患肢肘部，患肢完全放松，由健肢用力将患肢经体侧沿垂直方向向上举起，至疼痛点后再缓慢地放回体侧，前屈角度在90°以内。3～5次/组，1～2组/日。练习后马上佩戴支具。

6. 被动外旋内旋训练　患者取中立位，维持患肢屈肘90°，将肘关节及上臂紧贴胸壁，健肢手握紧患肢手腕，取下肩部支具。患肢完全放松，由健肢将患肢向身体外侧推出为外旋，感疼痛点后再缓慢返回至躯干为内旋。外旋角度在90°以内，3～5次/组，1～2组/日。肩胛下肌撕裂的外旋为20°以内，以防止再次撕裂。

7. 被动外展训练　取下肩部支具，健肢手握紧患肢肘部，患肢完全放松，由健肢用力将患肢经体侧沿水平方向向上举起，至疼痛点后再缓慢放回体侧。上举角度在90°以内。3～5次/组，1～2组/日。练习后马上佩戴支具。

（二）第二阶段（7～12周）

目的是无痛全范围地进行肩关节活动，改善肌力，以及增加功能活动。

1. 加强肩关节活动度训练　至术后12周可逐渐达到全范围肩关节活动。指导患者在无痛状态下行肩关节主动辅助被动运动，使肩部尽可能向不同的方向活动。5～10次/组，2～3组/日[20]。主动外旋和内旋训练的训练方式为：肩关节取外展位，患者取站立位，屈肘90°，背靠墙，将肘部和上臂紧贴墙面并靠拢躯干。以拇指触墙，向上为外旋，向下为内旋。3～5次/组，1～2组/日[21]。

（1）强化肌力，增加抗阻力训练，强度从轻逐步过渡至重。依照循序渐进的原则，借助工具，由健肢带动患肢来实施。

（2）拉力器训练：将患肢放于背后，用患肢手握住轮滑练习器手柄的一端，健肢手握住另一端向下拉。5～10个/组，2组/日。

（3）弹力带训练（图12-38）。

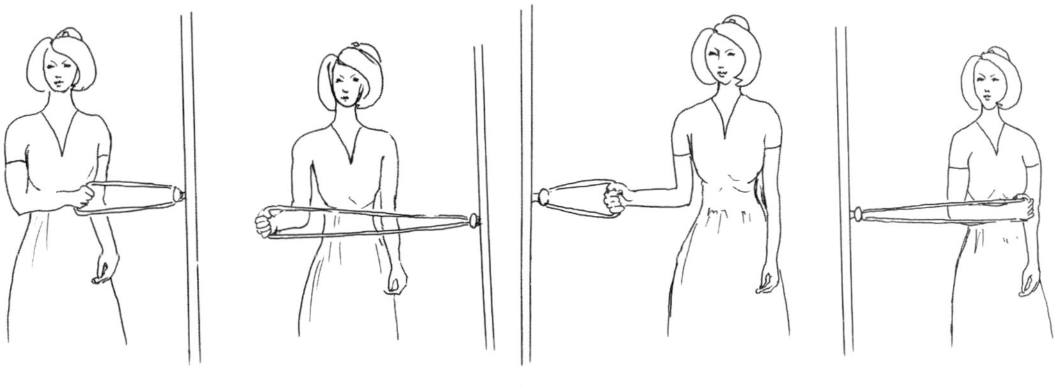

图12-38　肩关节弹力带训练

2. 持棒训练 取平卧位，两手并在一起，一同握住一根较短的木棒，以健侧上肢逐渐向上抬起，带动患侧上肢一同抬起（图 12-39）。

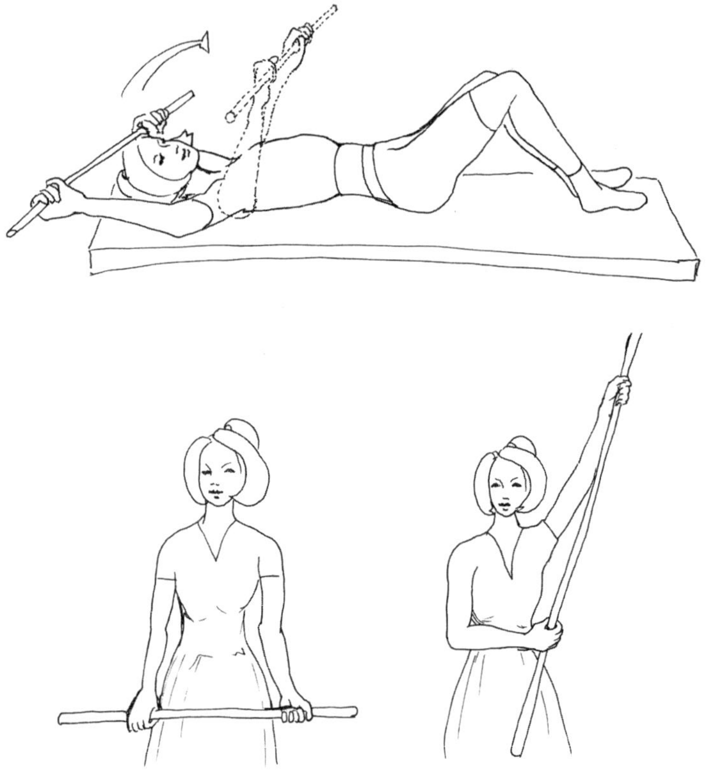

图 12-39 肩关节持棒训练

（三）第三阶段（13 ~ 24 周）

功能锻炼的目的是保持全范围无痛活动，强化肩部力量，改善神经肌肉控制，逐渐恢复各项功能。

1. 爬墙梯锻炼。

2. 负重上举、投掷训练和哑铃训练，如患肢持 2 ~ 3 kg 哑铃进行肩关节外展和上举训练，每天 1 ~ 2 次，可随着音乐的节奏进行锻炼。

3. 恢复运动功能的专项训练，开展体育活动，如两臂做划船动作或游泳运动[22]。

六、出院指导

内容详见第二章。

（田 园）

参考文献

[1] 王亦璁 , 姜保国 . 骨与关节损伤 . 5 版 [M]. 北京 : 人民卫生出版社 , 2012.

[2] 张燕萍 , 郑孝云 , 王姝 . 锁骨骨折术后实施功能锻炼指导的效果分析 . 当代护士 , 2017, 6(6): 48-49.

[3] 于长隆 . 常见运动创伤的护理和功能锻炼 . 北京 : 北京大学医学出版社 , 2006, 6: 68-69.

[4] 杜克 , 王守治 . 骨科护理学 . 北京 : 人民卫生出版社 , 1995, 7: 153.

[5] 王鹏飞 , 张堃 , 宋哲等 . 肩胛骨骨折治疗最新进展 . 国际骨科学杂志 , 2013, 1(34): 26-28.

[6] 张永萍 . 肩胛骨骨折的围术期护理 . 西部中医药 , 2013, 26(13): 130-131.

[7] Kruithof RN, Jonkers HAF, Ven DJCVD, *et al*. Functional and quality of life outcome after non-operatively managed proximal humeral fractures[J]. J Orthop & Traum, 2017, 18(4): 1-8.

[8] 王薇 . 肱骨近端三部分骨折临床护理要点分析 [J]. 中国伤残医学 , 2017, 25(7): 94-95.

[9] 李俐俐 . 肱骨近端加压锁定钢板治疗肱骨近端骨折的优质护理干预 [J]. 中国伤残医学 , 2017, 25(22): 81-82.

[10] 田园 , 孔祥燕 . 反式全肩关节置换术治疗陈旧性肩关节前脱位伴肩胛盂骨缺损一例报告及护理体会 [J]. 中华肩肘外科电子杂志 , 2016, 4(2): 118-119.

[11] 真启云 , 费文勇 , 张云飞 . 关节镜下肩袖修补术患者围术期护理流程优化及效果评价 [J]. 中华护理杂志 , 2016, 51(6): 645-649.

[12] 李筱敏 . 快速康复外科在肩关节镜手术患者围术期的应用 [J]. 实用临床医药杂志 , 2017, 21(2): 80-82.

[13] 孔祥燕 . 肱骨近端严重骨折半肩关节置换术后护理与康复治疗 [J]. 中华肩肘外科电子杂志 , 2015(3): 167-174.

[14] 陈育贞 , 黄纯苗 , 谢洁 , 等 . 锁定钢板运用在肱骨近端骨折内固定术中的护理体会 [J]. 实用临床护理学电子杂志 , 2017, 2(32).

[15] 李静 , 廖涛 , 秦小娟 . 沙滩椅位用于 MultiLoc 治疗肱骨近端骨折手术患者的体位护理 [J]. 国际护理学杂志 , 2016, 35(14): 2014-2016.

[16] 陈杰维斯 . 半肩关节置换术手术护理配合 [J]. 实用临床护理学电子杂志 , 2017, 2(9): 47-50.

[17] 于长隆 , 敖英芳 . 中华骨科学 : 运动创伤卷 [M]. 北京 : 人民卫生出版社 , 2010, 3: 211-212. 142-144.

[18] 冯华 , 姜春岩 . 实用骨科运动损伤临床诊断 [M]. 北京 : 人民军医出版社 , 2010, 8: 185.

[19] 舒彬 . 创伤功能锻炼学 [M]. 北京 : 人民卫生出版社 , 2010, 4: 174.

[20] 牛茹 , 那键 . 分阶段功能锻炼锻炼对创伤性肩袖损伤术后患者肩关节功能恢复的影响 [J]. 护理学杂志 , 2016, 9(31): 89-91.

[21] 朱克俭 . 实用病症功能锻炼手册 [M]. 长沙 : 湖南科学技术出版社 , 2002, 04: 224.

[22] 庞剑剑 , 真启云 . 关节镜下单排铆钉固定修复肩袖损伤患者的功能锻炼护理 [J]. 护理学杂志 , 2014, 11(29): 78-80.

第十三章　肱骨干骨折的护理

一、概述

肱骨是周围有较大的肌肉包裹的单一管状骨。肱骨外科颈以下 1 ~ 2 cm 至肱骨髁上 2 cm 之间的骨折称为肱骨干骨折。肱骨干骨折占全身骨折的 2% ~ 3.5%。老年人多为低能量损伤，青壮年多为高能量损伤。骨折后可见肿痛、畸形、反常活动和骨擦音 [1]。

（一）肱骨干的解剖

肱骨外科颈下 1 ~ 2 cm 至肱骨髁上 2 cm 处的一段坚质骨呈长管状结构，称为肱骨干。肱骨上部较粗，中部 1/3 以下逐渐变细，至下 1/3 逐渐呈扁平状，且稍前倾。肱骨干中下 1/3 交界处后外侧有桡神经沟。桡神经由此通过。桡神经紧贴骨面向外前方进入前臂，此处损伤极易伤及桡神经，表现为垂腕、垂指和虎口区麻木。该处神经损伤可因骨折端直接撞击引发，也可能是外侧肌间隔卡压所致 [1]。

（二）损伤机制和分型

肱骨干骨折可因直接暴力、间接暴力和旋转暴力引发。因肱骨干的解剖结构，不同的损伤因素会引发肱骨干不同部位的骨折。根据骨折的发生部位，肱骨干骨折分为肱骨干上 1/3 骨折、肱骨干中 1/3 骨折及肱骨干下 1/3 骨折 [1]。

肱骨干上 1/3 骨折多因直接暴力引发（如棍棒打击或重物挤压等），常呈横断骨折或粉碎性骨折。肱骨干上 1/3 骨折位于三角肌止点以上，近端因胸大肌、背阔肌及大圆肌的牵拉而向前、向内移位。远端因三角肌、喙肱肌、肱二头肌及肱三头肌的牵拉作用而向上、向外移位 [2]。

肱骨干中下 1/3 骨折多因间接暴力引发，常因倒地时手掌或肘部着地，力量向上传导加上身体倾斜所造成。偶因猛力投掷（球类运动和标枪等）或掰手腕也可引发斜形或螺旋形骨折。肱骨中 1/3 骨折位于三角肌止点以下，近端因三角肌及喙肱肌的牵拉而向外、向前移位。远端因肱二头肌和肱三头肌的牵拉而向上移位。肱骨下 1/3 骨折的移位方向与暴力直接作用方向、前臂和肘关节所处的位置而有所区别，大多有成角、短缩及旋转移位。此外，肱骨下 1/3 骨折容易损伤滋养动脉，使骨折远端血供减少，影响骨折愈合 [2]。

二、临床表现

肱骨干骨折后，局部出现明显肿胀和疼痛，有环状压痛及纵向叩击痛，上臂活动出现功能障碍等表现。大部分移位的骨折，上臂出现缩短或者成角畸形，有异常活动和骨擦音。检查时可发现假关节活动、骨摩擦感、骨传导音减弱或消失。X 线片可显示骨折的类型及移位方向。

肱骨干骨折合并有桡神经损伤的患者，可出现患肢垂腕畸形，各手指掌指关节不能背伸，拇指不能伸直，前臂旋后功能障碍，手背桡侧第 1、2 掌骨间皮肤（虎口区）感觉减退甚至消失[1-4]。

三、治疗方法

著名骨科学教授坎贝尔曾说过："肱骨干骨折在主要的长骨骨折中也许是最容易用保守治疗方法治疗的。"临床上对大部分肱骨干横断骨折或者短斜形骨折可采取保守治疗的方法，可选择手法复位外固定技术。但对部分具备手术适应证的患者，应选用的治疗方法为切开复位内固定。

术前给予患者患肢消肿和镇痛等治疗。

（一）手法复位外固定

1．麻醉　根据患者的情况选择全麻颈丛、臂丛或神经阻滞麻醉。

2．体位　在骨科牵引床上让患者取仰卧位。

3．牵引　助手用布带绕过腋窝向上。另一助手握住前臂中立位向下，沿上臂纵轴对抗牵引，纠正重叠和成角畸形。对肱骨干上 1/3 骨折行内收位牵引，对肱骨干中下 1/3 骨折行外展位牵引[2]。

4．复位

（1）肱骨干上 1/3 骨折：给予患肢持续牵引。操作者固定住骨折远端外侧，将骨折近端内侧向外端提，使断端微向外成角，再由外推远端向内，即可复位。

（2）肱骨干中 1/3 骨折：给予患肢牵引，操作者固定住骨折近端外侧，将骨折远端内侧向外端提，即可复位。

（3）肱骨干下 1/3 骨折：此处骨折多为斜形骨折或螺旋形骨折，因此用轻微力量的牵引矫正成角畸形，将两斜面挤压捺正，即可复位。

畸形矫正后，骨传导音恢复正常即证明复位成功。复位后行 X 线片检查，确认对位对线关系[4]。

5．外固定　给予患肢成功复位后，为减轻牵引力，维持复位的状态，此时选择夹板固定或石膏固定。肱骨干上 1/3 骨折石膏（夹板）固定需超过肩关节，中 1/3 骨折不超过上下关节固定，下 1/3 骨折要超过肘关节固定。

（1）夹板固定：用前、后、内、外四块夹板，其长度视骨折部位而定。用夹板固定肱骨干骨折时注意夹板下端勿压迫肘窝。有侧方移位者，利用固定垫两点加压；有轻度成角者，利用固定垫三点加压，桡神经沟处禁止放置固定垫。固定肘关节屈曲位应呈 90° 功能位。固定时间成人 6～8 周，儿童 3～5 周，对中 1/3 骨折应适当延长固定周期。

（2）石膏固定：骨折复位后比较稳定者可选择 U 形石膏进行固定。中下段长斜形或螺旋形骨折或手法复位不稳定的患者，应选择悬垂石膏固定。在石膏固定期间应严密观察骨折的对位和对线情况。

（二）切开复位内固定

1. 适应证

（1）反复手法复位失败，骨折端对位对线不理想，手法复位后仍影响功能的患者。

（2）骨折分离移位较远或骨折断端软组织嵌入影响愈合的患者。

（3）合并桡神经损伤或骨折断端主要血管损伤的患者。

（4）陈旧性骨折迁延不愈合的患者。

（5）畸形愈合，影响功能的患者。

（6）同侧多发骨折的患者。

（7）8～12 h 内污染不严重的开放性骨折的患者（对一期开放性骨折尽量不采用内固定，可局部清创并临时外架固定，明确无感染或感染控制后择期内固定治疗）。

2. 手术方案

（1）麻醉：根据患者病情选择全麻、颈丛麻醉或臂丛神经阻滞麻醉。

（2）体位：取仰卧位，将患肢外展 90° 放于手术桌上。

（3）切开：从肱二头肌、肱三头肌间隙切开。若为上 1/3 骨折，切口向上沿三角肌和肱二头肌延长；若为下 1/3 骨折，切口向下沿肱二头肌和肱桡肌延长。在操作中注意保护桡神经。

（4）复位与固定：尽可能达到解剖复位。根据骨折类型选择加压钢板或髓内钉闭合复位内固定。加压钢板的稳定性优于髓内钉。髓内钉对技术要求高且二次手术的发生率高，但是对组织的破坏少。应对血管和神经损伤做相应的处理。若发生完全断裂，可一期修复。若神经连续性存在，可切开神经外膜，减轻张力及压迫，防止神经发生继发性病理改变[2-4]。

四、护理措施

（一）术前护理

1. 同创伤骨科术前的一般护理。

2. 体位　进行 U 形石膏托固定时，嘱患者取平卧位，将患侧肢体用垫枕垫起，尽量保持骨折侧固定位置不移动。采用悬垂石膏固定时只能取坐卧位或半卧位，维持其下垂牵引作用[5]。

3. 观察患肢情况

（1）夹板或石膏固定者，观察患肢血液循环情况。如有患肢青紫、肿胀和剧痛等，立即汇报医生。

（2）观察是否存在桡神经损伤，观察感觉及运动情况。桡神经损伤表现为垂腕，伸拇伸掌关节功能丧失，前臂后旋障碍，手背桡侧皮肤感觉减退或消失。

（3）如远端皮肤苍白，皮温低，且摸不到动脉搏动，排除夹板石膏固定过紧因素外，考虑存在肱动脉损伤的可能。如前臂肿胀严重，皮肤发绀和湿冷，则可能有肱静脉损伤。

（二）术后护理

1．同创伤骨科术后一般护理。

2．体位　内固定术后，使用外展架固定者以半卧位为宜。平卧位时，患肢下垫软枕，使之高于心脏水平，以利于减轻肿胀。

3．疼痛护理　手术切口疼痛在术后 3 日内较为剧烈，以后逐日递减，应给予预防性规律镇痛治疗。组织缺血引起的疼痛表现为剧烈疼痛且呈进行性，肢体远端有缺血体征。如发现此情况，应及时报告医生给予处理。

4．预防血管痉挛　神经修复和血管重建术后可能出现血管痉挛症状。

（1）避免不良刺激：严格卧床休息，患肢保暖，保持室温在 25 °C 左右；患肢用石膏固定 2 周；充分镇痛；避免患肢测血压；禁烟；避免憋尿。

（2）保持血管的扩张状态，1 周内规律使用扩血管及抗凝药物。

（3）密切观察患肢血液循环情况。定时检查皮肤的颜色、温度及毛细血管回流反应，以及有无肿胀或发绀、伤口渗血情况等[6]。

五、功能锻炼

为患者行手法复位外固定或切开复位内固定后，在病情允许的情况下，术后均需早期进行功能康复训练。

（一）早期功能锻炼

从术后麻醉恢复后至术后 1 周内，患肢行上臂肌肉主动舒缩运动，加强两骨折断端在纵轴上的挤压力。做掌指关节主动屈伸、屈腕及主动耸肩动作 10～20 次，练习强度和频率以不感到疼痛和疲劳为宜。严禁上臂的旋转活动，以防止再移位。伴有桡神经损伤的患者，使用伸指及伸腕弹性牵引装置，使屈肌群能被动伸展。用橡皮筋牵拉掌指关节，进行手指的主动屈曲运动。

（二）中期功能锻炼

术后 2～3 周进行腕、肘关节主动屈伸运动和肩关节外展内收运动，运动角度及活动量遵循循序渐进的原则。

1．悬吊患肢　患者取站立位，上体向健侧侧屈、前倾 30°，患肢在吊带的支持下自由下垂 10～20 s，做 5～10 次。

2．肩、肘关节伸屈运动　健侧手握患侧腕部，带动患肢向前伸展，再进行屈肘、后伸上臂练习。

3．旋转肘关节。

4．双臂上举运动　将两手置于胸前，十指相扣，屈肘 45°。用健肢带动患肢，先使肘屈曲 120°，双上臂同时上举，再缓慢返回原处（图 13-1）。

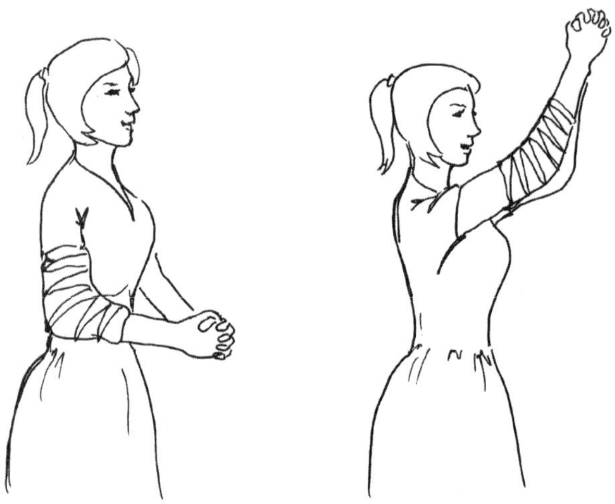

图 13-1　肘关节屈曲，旋转肩关节

（三）后期功能锻炼

4 周后进行肩关节的全面运动并加大活动量。

1．肩关节外展、内旋和后伸运动（反臂摸腰）　用患侧手指从背侧触摸腰部。

2．肩关节外展和内旋运动（举臂摸头）　用患侧手触摸头顶后并逐渐向对侧移动，去触摸对侧耳朵及枕部（图 13-2）。

3．双臂轮转　此方法可使肩、肘、腰、腿和颈部均得到锻炼（图 13-3）。

4．手爬墙练习。

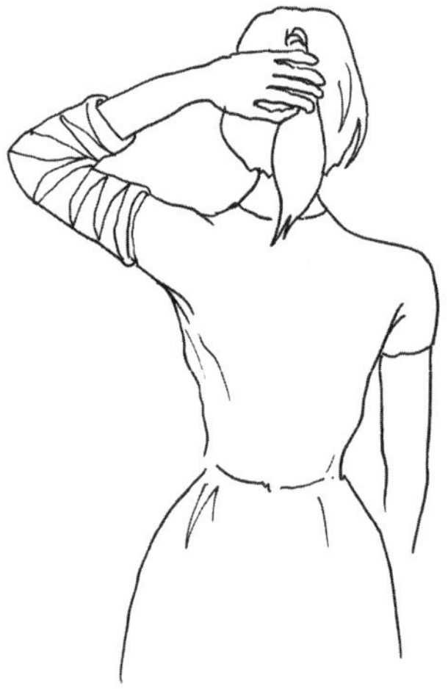

图 13-2　肩关节外展外旋

六、出院指导

1．心理指导　先向患者及家属宣教，肱骨干骨折术后如果遗留 20° 之内的向前成角和 30° 之内的向外成角畸形，并不影响患肢功能，以其减轻心理负担。

2．饮食指导　应选择进食高热量、高蛋白质、高维生素及含钙丰富的饮食，以促进骨折恢复。

3．肱骨干骨折伴有桡神经损伤时，患肢伸腕和伸指功能障碍，短期内症状改善不明显，治疗周期长，患者的心理压力大，易产生急躁悲观的情绪。可向其介绍治疗措施，如口服神经药物并配合理疗 3 个月。对患者感觉和运动恢复的微小变化予以重视，并以此激励患者，使其主动配合治疗。

4．在石膏固定期间，患者 2 周内不能平卧，只能取坐位或半卧位，向患者宣教该治疗方法的治疗意义，以取得患者的理解与配合。

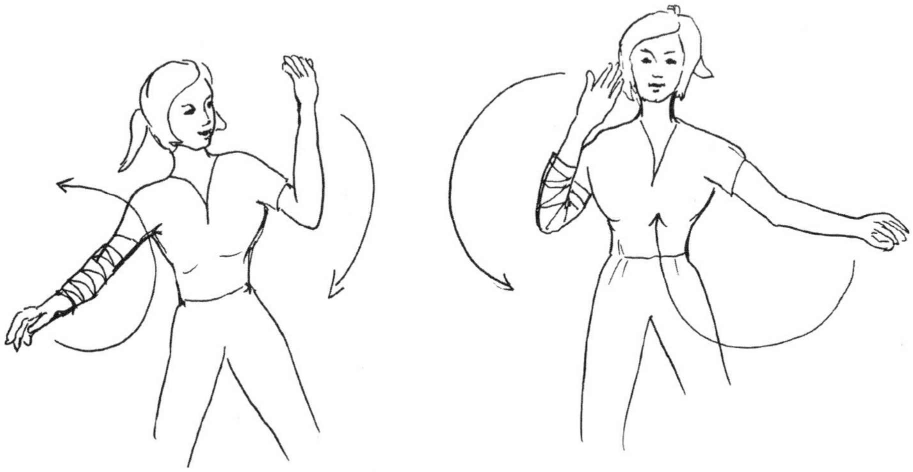

图 13-3　双臂轮转

5. 继续进行功能锻炼。骨折 4 周内严禁做上臂旋转活动。有外固定者解除固定后逐步达到生活自理。

6. 复查指征及时间　使用 U 形石膏固定的患者，消肿后石膏会出现松动，应及时来院复诊。悬吊石膏固定 2 周后来医院更换长臂石膏托，维持固定 6 周左右后再拆除石膏。术后 1 个月、3 个月及 6 个月门诊复查 X 线片，以了解骨折移位愈合情况。有桡神经损伤者，应定期门诊复查肌电图，了解神经功能恢复情况[5,6]。

（李　立）

参考文献

[1] 陈孝平，汪建平．外科学．8 版 [M]. 北京：人民卫生出版社，2013.

[2] 付中国，张殿英．肱骨近端骨折的外科治疗 [M]. 北京：北京大学医学出版社，2014.

[3] 莱恩．克劳斯拜著 (美). 肱骨近端骨折诊断和治疗 [M]. 李尚仲译．沈阳：辽宁科学技术出版社，2017.

[4] Spiguel A R, Steffner RJ. Humeral shaft fractures[J]. Curr Rev Musculoskelet Med, 2012, 5(3): 177-183.

[5] Hong Z, Orthopedics DO. Clinical nursing experience of humeral shaft fracture[J]. Chin Contin Med Educ, 2016, 008(018): 263-264.

[6] Yonghong L. High quality nursing service in the application of rehabilitation treatment of patients with humeral shaft fracture after operation[J]. Chin Comun Doct, 2015, (23): 143-144.

第十四章　肘部损伤的护理

第一节　肘关节的解剖

肘关节是由肱骨下端、桡骨头、尺骨鹰嘴窝、关节囊及韧带组成的，包括肱骨关节、肱桡关节和桡尺近侧关节三个关节。关节两侧有两条韧带，具有加强功能，分别是尺侧副韧带和桡侧副韧带。肘关节主要完成屈伸、旋转运动及很少的尺偏、桡偏活动。

一、肘关节的骨性结构

肱骨下端的关节面分为肱骨滑车和肱骨小头。肱骨滑车及其中央呈螺旋状，肱骨小头呈半球形。

尺骨上端有尺骨鹰嘴与冠状突，两者之间下向前方有较大凹陷，称肱骨切迹。切迹中间有突出的嵴，将关节面分隔开，与肱骨滑车沟相适应。肱骨上端的桡侧有桡骨切迹。

桡骨头呈盘状，并略呈椭圆形，其上面有微凹的桡骨头凹。

二、肘关节的软组织结构

（一）关节囊

关节囊前面近侧附着在肱骨冠状突窝的上缘，两侧附着在内外上髁的远侧（故肱骨内外上髁在关节囊外），后面附着在鹰嘴窝底和内外侧缘上，在下方附在滑车切迹两侧和环状韧带。由于桡骨头和尺骨冠状突完全位于关节腔，因此骨折时容易造成关节内出血。若发生鹰嘴骨折，可使鹰嘴滑膜囊与关节腔相交通。肘关节囊的前后部分较薄弱松弛，但借肱二头肌腱及肱三头肌腱加强。

（二）韧带

1. 尺侧副韧带　分为三束，呈扇形位于内上髁冠状突与鹰嘴之间。前束由内上髁至冠状突，形成一坚固的圆形束，伸肘运动时呈紧张状；后束薄弱，呈扇形，屈肘运动时呈紧张状；斜行纤维（Cooper 韧带）由尺骨鹰嘴至冠状突，可以加深滑车切迹。尺侧副韧带可稳定肘关节，防止肘关节屈曲运动时过分移向外侧止于尺骨的旋后肌背。

2. 桡侧副韧带　呈扇形，起于肱骨外上髁，止于尺骨的旋后肌嵴并延长到桡骨外侧面。此韧带的作用在于稳定肘关节，防止桡骨向外脱位。

3. 环状韧带　由坚韧的韧带构成，围绕住桡骨头，与尺骨之桡骨切迹合成一环，上大下小，起到维持桡骨头位置的重要作用。

4. 方形韧带　起于尺骨上端的桡骨切迹下缘，止于桡骨颈。前部纤维限制了桡骨的过度旋后运动，后部纤维限制了桡骨的过度旋前运动。

（三）局部血管

1. 肘关节局部动脉　肱动脉远侧端（下段）仍为肱二头肌的内侧缘所覆盖，正中神经在其内侧。在肘窝部，动脉位于肱二头肌腱膜下。其外侧为肱二头肌腱，内侧仍为正中神经。至桡骨颈处，分为桡、尺二动脉至前臂的桡、尺侧，并与同名神经伴行。有时肱动脉在臂部分为桡、尺两动脉。

2. 肘关节局部静脉

（1）贵要静脉：起始于手背静脉网尺侧，渐转至前臂，过肘窝时接受肘正中静脉后变大，继续沿肱二头肌内侧上行，至臂中点稍下方处穿深筋膜注入肱静脉（又称臂静脉）。或伴肱静脉上行直达腋腔，与肱静脉共同构成腋静脉总干。因管径粗，位置表浅恒定，其入口处与肱静脉或腋静脉的方向相延续，因而临床上常经该静脉做有关医疗操作。

（2）头静脉：起始于手背静脉网桡侧，转至前臂前面，经肘部前面，依肱二头肌外侧沟上行。该静脉在肘窝处通过肘正中静脉与贵要静脉相交通汇。

（3）正中静脉：位置在肘窝处皮下，一般为一条，起自头静脉，斜向内上方连于贵要静脉。但该静脉变异多，常作为临床采血用，为输液或静脉注射药物的入口。

（四）肘关节的局部神经

1. 桡神经　由肱骨干上部内侧向外走行，经肱二头肌长头和内侧头之间向后行。到肱骨背侧神经沟内，走行在肱三头肌内侧头和外侧头之间。此段神经与肱深血管相伴行。在肱骨的下 1/3 处，桡神经穿过外侧肌间隙，在肱肌和肱桡肌之间进入臂的掌侧。这里是外科显露桡神经比较便利的部位。

2. 尺神经　在肱骨中分穿过内侧肌间隔，与尺侧上副动脉伴行，在肱三头肌内侧头前面下行。经过肱骨内上髁背侧的尺神经沟进入前臂掌侧。

3. 正中神经　起始后沿肱动脉的外侧下行，至上臂中部稍下方部位，跨过动脉的前面达动脉的内侧。至肘部神经经旋前圆肌的两头之间进入前臂。此肌的深头（尺头）将正中神经与尺动脉分开，在此正中神经发出骨间前神经，之后即贴附于指浅屈肌的深面下行。

第二节　肱骨远端骨折

一、概述

肱骨远端骨折一般是指肱骨髁上骨折、肱骨髁间骨折、肱骨内外髁骨折以及肱骨小头骨折等。肱骨远端骨折在成人中的发病率很低，约为 5.7/10 万，占全身骨折的 2%，肱骨骨折的 33%。

（一）损伤机制

肱骨远端骨折的损伤年龄可呈现两个高峰值分布，第一高峰出现在 12 ~ 19 岁的青年男性患者中，多为直接暴力损伤所致；第二高峰为存在骨质疏松的老年女性（大于 80 岁），多为跌伤所致。尽管肱骨远端骨折在成人中较为少见，但近年来其发病率及患者数量不断增加，尤其是存在骨质疏松的老年女性人群中尤为突出。肱骨远端骨折类型复杂，包括肱骨髁上骨折、肱骨髁间骨折、肱骨内外髁骨折、肱骨小头骨折以及骨骺骨折等。此类骨折常属于关节内的粉碎性骨折。由于关节面完整性被破坏，且常伴有关节囊和周围软组织广泛撕裂，因而在处理上常有一定难度。肱骨远端骨折极易损伤经过肘关节前后的血管及神经。治疗及护理时应特别小心，避免二次损伤。

（二）骨折分型

为了尽量还原骨折的受伤机制，评估肱骨远端骨折治疗前及治疗后的稳定性，应选择骨折的治疗方案并判断骨折的预后情况。临床上对于肱骨远端骨折进行了多种临床分型。比较常见的临床分型包括用于长管状骨骨折的 OTA/AO 分型，用于肱骨小头或肱骨远端冠状面骨折的 Bryan & Morrey 分型及 David Ring 分型等。

OTA/AO 分型目前在肱骨远端骨折被广泛接受。AO 骨折的诊断包括骨折的部位及形态特点，并采用一种三元字母数字编码描述骨折。第一位代表骨折的类型，第二位代表组，第三位代表亚组。肱骨远端骨折按照关节外、部分关节内及完全关节内分为 A、B 及 C 三大类型骨折，其更细的分类为 27 个亚分类，共 61 小类。

A 型骨折为关节外骨折，其中 A1 型为骨突撕脱骨折，可细分为：A1.1 型，为肱骨外髁撕脱骨折；A1.2 型，为肱骨内髁撕脱骨折，骨折块未嵌入关节，可再细分三个亚型——无移位型、移位型及粉碎型；A1.3 型，为肱骨内髁撕脱骨折，骨折块嵌入关节。A2 型为简单干骺端骨折，可细分为：A2.1 型，为骨折线斜向下内关节外骨折；A2.2 型，为骨折线斜向下外关节外骨折；A2.3 型，为横形关节外骨折，再细分为三个亚型——A2.3a，干骺端无明显移位；A2.3b，干骺端向后移位；A2.3c，干骺端向前移位。A3 型为干骺端粉碎性骨折，可细分为：A3.1 型，干骺端简单粉碎性骨折，可再细分为两个亚型——A3.1a，内侧型；A3.1b，外侧型；A3.2 型，干骺端一侧粉碎性骨折，可再细分为两个亚型——A3.2a，内侧型；A3.2b，外侧型；A3.3 型，为干骺端复杂粉碎性骨折。

B 型骨折为部分关节内骨折，其中 B1 型为外髁矢状骨折，可细分为：B1.1 型，经肱骨小头骨折；B1.2 型，经滑车简单骨折；B1.3 型，经滑车粉碎性骨折。B2 型为内髁矢状骨折，可细分为：B2.1 型，经滑车内侧骨折；B2.2 型，经滑车沟骨折；B2.3 型，经滑车粉碎性骨折。B3 型为额状面骨折，可细分为：B3.1 型，肱骨小头骨折；B3.2 型，滑车骨折；B3.3 型，肱骨小头及滑车骨折。

C 型骨折为完全关节内骨折，其中 C1 型为简单关节内、简单干骺端骨折，可细分为：C1.1 型，轻度移位的干骺端骨折；C1.2 型，明显移位的干骺端骨折；C1.3 型，T 形骨骺骨折。C2 型为关节内简单、干骺端粉碎性骨折，可细分为：C2.1 型，完整楔形骨折；C2.2 型，粉碎楔形骨折；C2.3 型，复杂骨折。C3 型为关节内粉碎性、干骺端粉碎性骨折，可细分为：C3.1 型，干骺端简单骨折；C3.2 型，干骺端楔形骨块；C3.3 型，干骺端复杂性骨折。

肱骨小头或肱骨远端冠状面骨折依据 Bryan & Morrey 分型可分为四型。Ⅰ型：肱骨小头完全骨折，可伴有滑车外侧的少量累及。Ⅱ型：肱骨小头前方骨或软骨骨折，仅带有少量软骨下骨。Ⅲ型：肱骨小头压缩骨折或粉碎性骨折。Ⅳ型：肱骨小头冠状骨折延伸至内侧并累及绝大部分肱骨滑车。David Ring 分型则把肱骨小头或肱骨远端冠状面骨折分为五型。Ⅰ型：骨折仅累及肱骨小头及外侧滑车。Ⅱ型：Ⅰ型骨折合并外上髁骨折。Ⅲ型：Ⅱ型骨折合并肱骨小头后方的外侧柱骨折。Ⅳ型：Ⅲ型骨折合并滑车后部骨折。Ⅴ型：Ⅳ型骨折合并内上髁骨折。

二、临床表现

肱骨远端骨折的临床表现为肘关节剧烈疼痛、肿胀和活动受限，并可能出现畸形；上肢有可能出现短缩；发生血管和神经损伤时，可出现神经损伤及缺血表现。肱骨远端骨折患者的临床评估应包括同侧肩和腕关节的详细查体，开放伤口皮肤的检查，以及具体的神经和血管检查。伤后或复位后应注意是否有肱动脉的急性损伤和前臂掌侧骨筋膜室综合征，是否会出现 5P 征：疼痛（Pain）、桡动脉测不到搏动（Pulselessness）、苍白（Pale）、肌麻痹（Paralysis）和感觉异常（Paresthesia）。在进行临床评估之后，应进行肱骨远端正侧位 X 线平片检查。对于关节内粉碎性骨折，CT 三维重建有助于骨折的分型和术前计划的制订。

三、治疗方法

（一）无移位骨折（A1 型的髁上骨折）

对于无移位骨折，将患肢置于屈肘 60°，用前臂吊带悬吊 2～3 周。

（二）有移位骨折

对于有移位骨折，需进行手法复位，石膏固定，用前臂吊带及（或）石膏固定屈曲 90° 并固定于胸前 2～3 周。

（三）当符合以下任意一项情况时应选择手术治疗

1. 如手法复位失败，应立刻改行手术治疗。反复行手法复位容易损伤肘部血管及相关神经。

2. 开放伤口较小且感染不严重的骨折。

3. 有神经及血管损伤的肱骨远端骨折。

目前肱骨远端骨折手术固定效果表明，大部分患者适用于手术治疗。目前临床普遍观点认为肱骨远端骨折的手术治疗在多项临床效果实验中优于保守治疗。对于选择保守治疗且伤后时间较长、局部组织损伤严重以及出现骨折部严重肿胀的患者，不能立刻行手法复位。应选择卧床休息，抬高患肢，行尺骨鹰嘴悬吊牵引，同时加强手部活动，维持患肢血运供应，待消肿后尝试手法复位。

四、护理措施

(一) 术前护理

1. 一般术前护理同创伤骨科的一般护理。

2. 肘关节周围损伤后患肢局部大部分肿胀严重。手法复位石膏固定后，需密切观察患肢远端的血液循环、感觉和活动情况、皮肤温度、颜色、桡动脉搏动情况、手指感觉以及自主运动有无异常，警惕有无骨筋膜室综合征的发生。若出现剧烈疼痛，桡动脉搏动减弱或消失，末梢血液循环差，手部皮肤苍白、发凉，被动伸屈手指引起剧痛等症状，需报告医生及时处理。

观察是否存在正中神经、桡神经和尺神经损伤症状。正中神经损伤表现为拇指对掌动作消失，拇、示、中指末节屈曲功能丧失，形成猿形手。患肢的大鱼际肌群萎缩。拇、示、中及环指的一半掌面及诸指末节背侧面感觉消失。发生尺神经损伤时，患者出现小指、环指间关节不能伸直，形成所谓爪形手。发生桡神经损伤时，伸指及拇指不能背伸和桡侧外展。骨背面皮肤感觉消失，出现垂腕。若有上述神经损伤症状，及时报告医生处理。

(二) 术后护理

1. 一般术后护理同创伤骨科的一般护理。

2. 交接　责任护士与麻醉医生交接患者术中各种情况，包括皮肤、管路、用药和麻醉方式等情况，并根据麻醉方式给予患者正确卧位。

3. 术后将患肢抬高，观察伤口是否渗血，以及患肢远端皮肤温度、血液循环、感觉及运动情况。若发现异常，应及时解除固定并报告医生。及时调整石膏的松紧度，以防止外固定过紧而引起患肢压力升高，引起肌肉缺血坏死。对于不能准确叙述患肢情况者，应更加仔细地观察患者的表现，如表情痛苦。应仔细检查患肢血液循环皮肤温度和末梢颜色，如发现异常，及时报告医生处理，同时向患者家属说明本病的严重性，如发生问题及时告知责任护士。

4. 引流管　做好管路标识，妥善固定，并行引流管常规护理。

5. 因血肿机化，关节周围软组织容易发生粘连反应，尤其是患者因术后疼痛，活动不及时，可能会引发肘关节强直，无法弯曲，故应向患者及家属告知风险，并要求患者及家属配合，进行功能锻炼（相关内容详见功能锻炼）。定期复查X线片，观察有无骨化性肌炎的发生。

五、功能锻炼

计划对患者进行阶段性康复指导。因康复时间较长，应给予患者增强康复的信心，使患者主动进行康复训练。康复训练分成三个阶段。

1. 第一阶段　手术后1～7天，患者骨折处疼痛难忍，水肿严重，不建议行大动作的活动，要求患者制动，减少肩、肘和腕部的活动，但可进行手指屈伸运动。每组40次，每天5～6组，可减轻局部水肿，减慢肌肉萎缩的速度。

2. 第二阶段　手术后8～30天，骨折部位逐渐消肿，可协助患者进行肩关节的外展、内收和小范围的旋转运动，以及腕关节的各种运动，由被动运动逐渐向主动运动转化。注意该阶段的活动范围不宜过大，防止骨折再移位。

3. 第三阶段　手术后 1 个月，此时期局部骨痂已经形成，骨折愈合良好。这时可以拆除石膏，先协助患者或在关节持续被动活动仪（CPM）的辅助下行肘关节被动伸屈运动。每 30 次 / 组，每天 10 组，视患者的具体情况增减运动量。由被动运动逐步向主动运动过度，从空手开始，之后逐渐增加负重锻炼。

六、出院指导

1. 告知患者手术后 2 周白天可增加被动的最大范围的旋转活动，程度仍以感觉到轻微不适为止，其余时间仍以前臂吊带悬吊患肢于休息位（一般为屈肘 90°）。夜间可不佩戴支具，但仍尽可能置于伸直位休息。术后 4 周可进行不费力的简单日常活动，如洗脸、吃饭和坐办公室等。任何时候，不要用患肢负重超过 2.5 kg。

2. 告知患者按时服用消肿、活血和促进骨愈合等药物。

第三节　尺骨鹰嘴骨折

一、概述

（一）定义

尺骨鹰嘴骨折是一种常见损伤，是由肘尖部撞击的直接暴力或肱三头肌牵拉的间接暴力引起，可以是简单骨折，也可以是伴发其他骨折或合并肘关节脱位的复杂损伤。通过病史、查体和影像学检查，往往可以获得可靠的诊断。由于鹰嘴骨折是涉及关节的骨折，治疗以恢复鹰嘴的解剖关系可靠固定为原则，进行早期功能锻炼，恢复肘关节功能[1]。

（二）分型

鹰嘴骨折的分类有很多种[2]，但没有一种分类被广泛接受。可简单地分为无移位骨折和移位骨折，或是简单横形骨折和粉碎性骨折。另外，常用的有 Colton 分类和 Schalzker 分类（图 14-1）。

Colton 把鹰嘴骨折分为两大类，无移位骨折（Ⅰ型）和移位骨折（Ⅱ型）。Ⅰ型无移位骨折的定义为骨折块分离小于 2 mm，肘关节屈曲到 90° 时移位无增加，患者可以克服重力伸展肘关节。Ⅱ型移位骨折进一步分为：ⅡA 型，撕脱骨折；ⅡB 型，斜形和横形骨折；ⅡC 型，粉碎性骨折；ⅡD 型，骨折脱位。1987 年 Schatzker 从内固定的力学方面对尺骨鹰嘴骨折进行分类（图 14-1）。A 型：横形骨折，为张力带固定的经典类型，接骨板和螺钉固定也有效。B 型：横向压缩骨折。必须识别和复位关节面的压缩，并使用植骨和（或）内植物来稳定，骨折固定方式如 A 型。C 型：斜形骨折，由拉力螺钉产生骨折间加压，并由接骨板或张力带提供保护。D 型：粉碎性骨折，将中间骨折块复位，并应用双皮质或

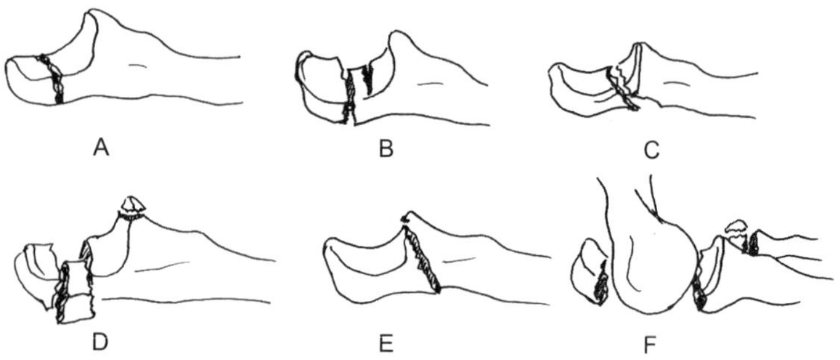

图 14-1 Schalzker 分类

A. 横形骨折；B. 横向 - 压缩骨折；C. 斜形骨折；D. 粉碎性骨折；E. 远端斜形骨折；F. 骨折伴脱位

骨内螺钉固定。如果骨折状况稳定且允许加压，则使用张力带固定。如果骨折状况不允许加压，可使用接骨板螺钉固定。E 型：远端斜形骨折，在力学上不适合张力带固定。使用接骨板和螺钉，于骨折间应用拉力技术。F 型：骨折伴脱位，为显著不稳定的复杂骨折，需要注意所有损伤的骨性和软组织成分。

二、临床表现

鹰嘴骨折属于关节内骨折，常发生关节内出血和渗出，导致肿胀和疼痛。在骨折端可触及凹陷，并伴有疼痛及活动受限。不能抗重力伸肘是可以引出的最重要体征，表明肱三头肌的伸肘功能丧失，伸肌装置的连续性中断。此体征的出现与否对确定治疗方案非常重要。有时合并尺神经损伤，特别是直接暴力导致严重粉碎性骨折时更易出现，应在确定治疗方法之前仔细地评定神经功能，以便及时进行处理。

三、治疗方法

（一）保守治疗

对无移位或移位小于 2 mm 的鹰嘴骨折，患者往往可以主动伸肘，采取保守治疗。用屈肘 45° ~ 90° 长臂石膏后托固定 2 ~ 3 周即可。避免固定于完全伸肘位，因其易导致关节僵硬。在固定 5 ~ 7 天内应行 X 线监测，以保证骨折未发生再移位。固定 3 周即可获得充分的稳定，此时可去除石膏外固定，在保护下进行主动及被动功能锻炼。6 ~ 12 周开始抗阻力伸肘运动。骨折在 X 线片上表现为完全愈合之前避免屈肘超过 90°。

（二）手术治疗

对有移位的骨折，切开复位内固定或对骨折块进行一期切除已被普遍认为是治疗尺骨鹰嘴移位骨折的可行方法。对于移位鹰嘴骨折的治疗目的是维持肘关节的伸肘力量，避免关节面不平滑，恢复肘关节稳定，以及防止肘关节僵硬。要达到上述目的，最重要的是选择何种形式的内固定，以允许患者在术后尽快获得理想的功能恢复。

1. 张力带钢丝固定　现在临床上常用的内固定方法是 AO 组织推荐的张力带固定技

术（图 14-2）。此法适用于喙突近端的非粉碎性鹰嘴骨折，尤其是撕脱骨折和横形骨折。

2．接骨板螺钉固定[3]　当粉碎性骨折伴有骨缺损时，应用预塑形和重建接骨板可获得重建（图 14-3），也可以应用于尺骨鹰嘴乙状切迹中点以远部位的简单骨折。

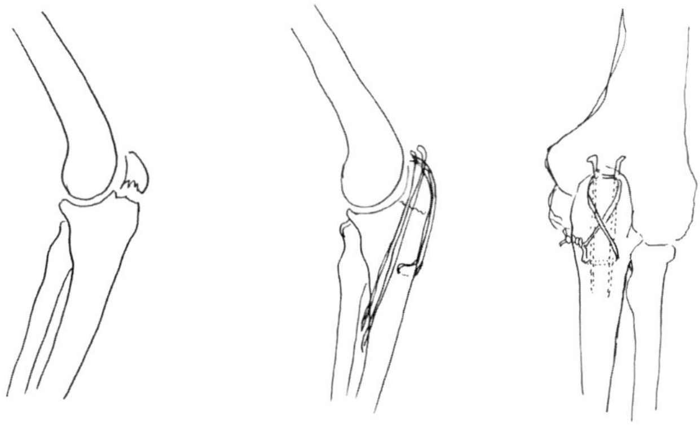

图 14-2　尺骨鹰嘴骨折克氏针张力带内固定

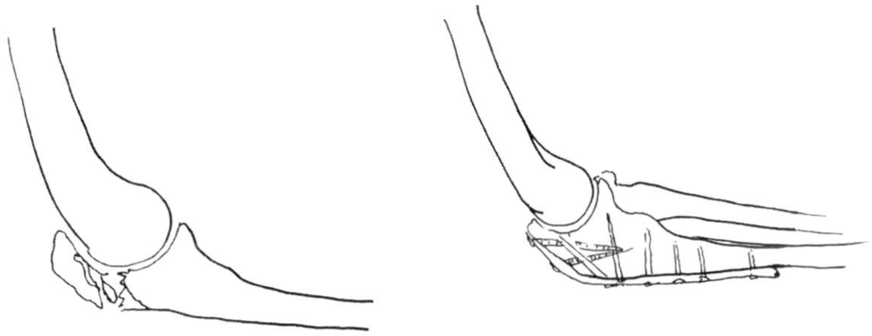

图 14-3　尺骨鹰嘴骨折板钉内固定

3．髓内固定　适用于鹰嘴简单骨折。应用髓内螺钉固定时需要非常小心，才能确保良好的效果（图 14-4）。螺钉的直径太小，拧入髓腔后不能获得较好的把持力，宜选用两枚螺钉垂直于骨折线平行打入。

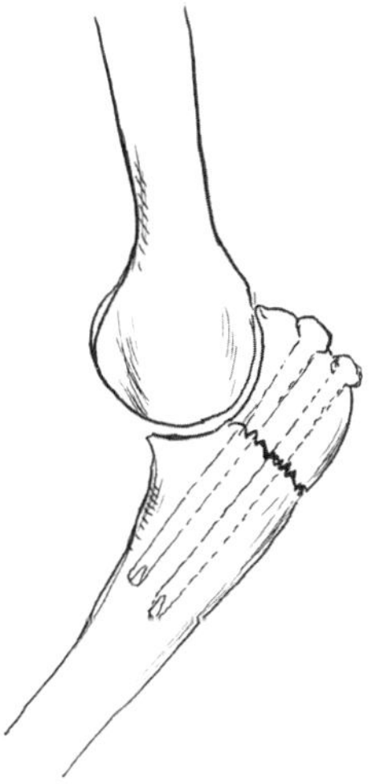

图 14-4　尺骨鹰嘴骨折髓内固定

4．尺骨鹰嘴切除术　Mac Ausland 和 Wymn 对尺骨鹰嘴骨折进行了广泛研究，特别是在对近端骨折块切除方面做了许多工作。根据其研究成果，他们总结了进行切除术的几个观点：①只要冠状突和前方的软组织保持完整，对大部分鹰嘴突都可进行切除。②必须把肱三头肌腱用不吸收缝线重新附着于远骨折端，不推荐使用钢丝进行缝合，因为术后肘关节主动活动时可导致钢丝断裂。③只有单纯的尺骨鹰嘴骨折才考虑进行切除术。若同时合并有前方结构的损伤，比如尺骨干和桡骨头脱位（骨折脱位型损伤）

等，则禁忌行切除术，否则整个肘关节的稳定性很难维持。

四、护理措施

1. 术前护理　内容详见第二章。需保持患肢抬高，支具固定，可持续冰敷治疗。

2. 术后护理　内容详见第二章。需保持患肢抬高，支具固定，可持续冰敷治疗。

3. 评估患肢感觉和运动情况，观察有无并发症的发生。常见并发症有被动活动时肘关节异常响动及小指麻木[4]。

4. 协助患者肩关节外展，将患肢用软枕抬高，高于心脏水平。

五、功能锻炼

1. 指导患者循序渐进地进行功能锻炼[5]：术后第 1 日进行上臂肌（如肱二头肌和肱三头肌）静息性舒缩活动及各掌指关节、指间关节和腕关节主动屈伸活动练习，以及主动肩关节内收和外展活动。术后第 2 日拔除伤口引流管后继续各掌指关节、指间关节和腕关节的主动屈伸活动，以及主动肩关节内收、外展、前屈、后伸和旋转活动。

2. 指导患者白天以前臂吊带悬吊患肢于体息位（一般为屈肘 90°），夜间均以伸直位支具固定，将患肢于 0° 伸直位，坚持 2 周。

3. 根据骨折固定情况，遵医嘱指导患者循序渐进地进行肘关节先被动后主动的屈伸活动，以感觉到轻微不适为止。

4. 指导患者卧床时肩关节外展，将患肢抬高，高于心脏水平，以利于静脉回流，减轻肿胀。进行床旁活动时，指导患者配戴前臂吊带，将患肢置于 90° 功能位。指导患者正确使用护具。

5. 告知患者伤口敷料若有渗血或渗液，应及时通知医务人员。

6. 告知患者按时服药。用药后如有不适，及时告知医护人员。

7. 指导患者平衡膳食，多食高蛋白质、高维生素、低脂肪、易消化且少刺激性的食物。戒烟酒。

六、出院指导

1. 内容详见本章第二节。

2. 遵医嘱定期复查。

第四节 尺骨冠状突骨折

一、概述

（一）定义

尺骨冠状突骨折是由于肘关节屈曲位着地时尺骨冠状突与肱骨滑车撞击所致。尺骨冠状突骨折系关节内骨折，临床上常合并肘关节后脱位、桡骨头粉碎性骨折、尺骨鹰嘴粉碎性骨折、肱骨内髁骨折及其他损伤，极易漏诊或误诊，常需CT检查协助诊断。单纯尺骨冠状突骨折较为少见。

（二）分型

最常使用的尺骨冠状突骨折的分型是1989年Regan和Morrey提出的基于冠状突骨折块的高度的分型法（图14-5）。Ⅰ型骨折包括冠状突尖的撕脱骨折，Ⅱ型骨折为≤50%的冠状突单纯或粉碎性骨折，Ⅲ型骨折为≥50%的冠状突单纯或粉碎性骨折。作者又进一步将这些类型分为A和B两型，分别表示不伴有或伴有脱位。

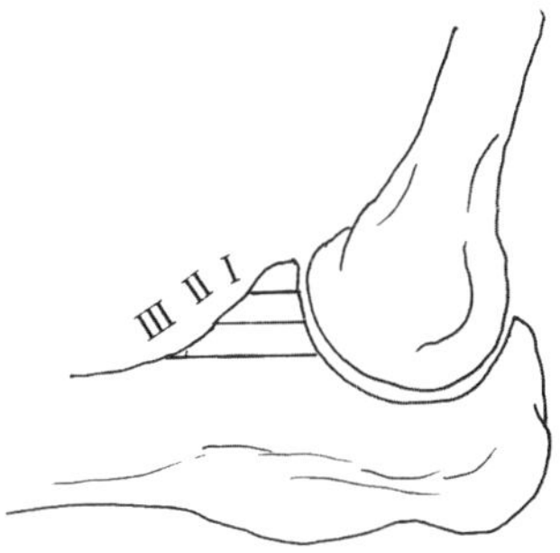

图14-5 冠状突骨折的Regan和Morrey分型

二、临床表现

肘部肿痛，多局限于肘关节前方。如为Ⅲ型骨折，则局部肿胀更为明显，伸屈活动受限，压痛点位于肘横线中点。X线正位片因重叠显示不清，可在侧位片上仔细观察半月切迹是否圆滑，冠状突是否完整。撕脱骨折块多位于桡骨头前方，容易误诊为肱骨头骨折或肱骨内上髁骨折。动态X线透视可从多角度显示骨折及移位情况。CT能显示骨折部位、骨块大小及移位情况，提高诊断率。

三、治疗方法

尺骨冠状突在解剖学上主要提供了前关节囊的中央部分及内侧副韧带前面的支持点，对维持肘关节的稳定具有重要作用。若诊断或治疗不当，可导致肘关节脱位的并发症，如习惯性肘关节脱位、肘关节僵硬、屈伸功能受限、创伤性关节炎、肘关节不稳定、尺神经炎和异位骨化等。对Ⅰ型骨折以及Ⅱ型稳定型骨折，也就是说当肘关节屈曲小于40°～45°时无向后移位的Ⅱ型骨折，可采取手法复位石膏托固定屈肘90°、前臂旋后位，4～6周即可。凡移位明显或手法复位失败的Ⅰ～Ⅲ型骨折，均应行手术治疗。

手术方法为取肘前S形切口，自肘屈侧横纹上方5 cm处开始，沿肱二头肌内侧向下至肘屈侧横纹。再沿此横纹向外侧延伸至肱桡肌内侧，沿肱桡肌内侧绕向下延伸 3 cm，注意保护前臂外侧皮神经。显露肱肌后，将肱肌沿肌纤维方向劈开，即可清楚地暴露冠状突骨折块及肘关节前方。屈肘 45° 位，将骨折块复位，用小螺钉平行于关节面固定移位的冠状突（图 14-6）。另一种入路为肱骨尺侧入路，注意保护尺神经。用薄凿将肱骨内上髁截骨，将内上髁连同附着的肌肉和尺神经一并牵向前方。此时可见冠状突，并可在直视下从背侧穿入螺钉固定，然后再复位内上髁，用螺钉固定。最后将尺神经放回原位。

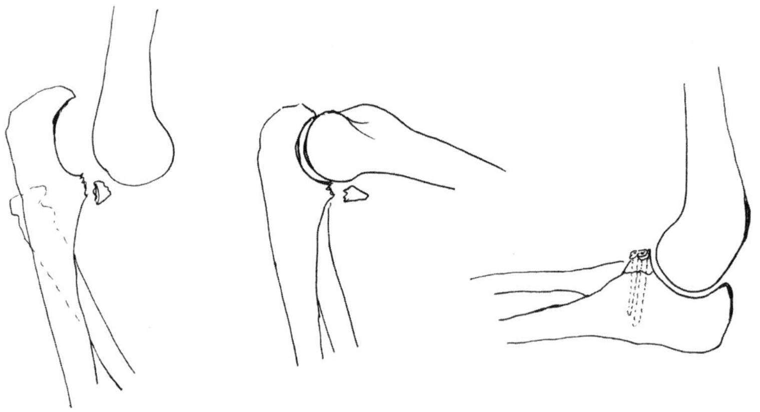

图 14-6 肘关节冠状突骨折螺钉内固定

四、护理措施

1. 术前护理　内容详见第二章。
2. 术后护理　内容详见第二章。

五、功能锻炼

1. 术后屈肘 90° 位石膏后托外固定，1 周后去除石膏外固定，行功能锻炼。
2. 内容详见本章第三节。
3. 石膏的护理内容详见第七章。

六、出院指导

内容详见本章第二节出院指导内容。

第五节　桡骨小头骨折

一、概述

(一)定义

桡骨小头骨折是成人最常见的肘部骨折，大约占肘部骨折的 1/3。这些骨折 85%见于 20～60 岁的青壮年。桡骨小头骨折可以单独发生，或仅为严重肘部损伤的一部分。当肘关节脱位时，桡骨小头骨折通常合并有其他损伤，如内侧副韧带断裂、尺骨鹰嘴骨折、尺骨冠状突骨折、肱骨远端关节面剪切骨折、孟氏骨折、恐怖三联征及 Essex-Lopresti 损伤[6]。因此，必须仔细检查肘部，以排除合并有韧带和骨性损伤。

(二)分型

早期 Mason 将桡骨小头骨折分为三型[1]：Ⅰ型，无移位的裂缝或边缘骨折；Ⅱ型，有移位的边缘骨折；Ⅲ型，桡骨头粉碎性骨折。由于此分类只考虑了骨折 X 线表现，而忽略了其他损伤，因此 Johnston 在此基础上增加了第Ⅳ型，即伴有肘关节脱位的桡骨小头骨折（图 14-7）。

二、临床表现

受伤后肘外侧局限性肿胀、疼痛，桡骨头周围有明显压痛。前臂旋转活动受限，被动

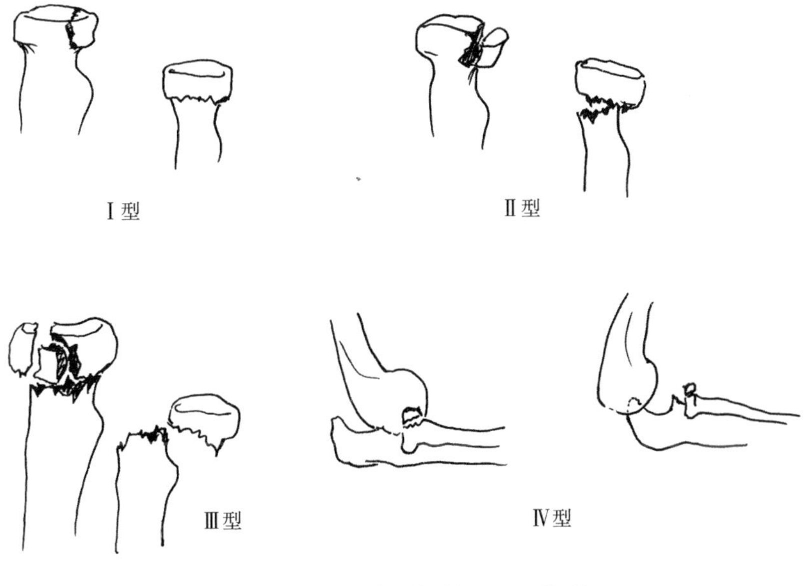

图 14-7　冠状突骨折的 Mason 分型

活动时疼痛，尤其在旋后时明显。肘关节功能障碍，屈伸时疼痛加重。

三、治疗方法

1. 治疗原则　Hotchkiss 在桡骨小头骨折的 Mason 分型基础上根据骨折类型、移位程度、骨折部位、肘关节活动受限程度、骨质情况以及韧带稳定性制订了治疗指南：Ⅰ型骨折为桡骨头或颈无移位或轻微移位的骨折，关节内骨折移位＜2 mm 或者边缘唇样骨折，可以行保守治疗；Ⅱ型骨折为桡骨头或颈骨折移位＞2 mm 但无粉碎或者骨折块阻挡前臂旋转，可以行切开复位内固定治疗；Ⅲ型骨折为桡骨头或颈的严重粉碎性骨折，可以行桡骨头切除术或人工桡骨头置换术。虽然这些指南有助于术中做出决定，但不能为术前判定骨折类型或者制订手术方案提供规范化标准。

2. 手术方法　手术方法有切开复位内固定术、骨折块切除术、桡骨头切除术、桡骨头置换术、关节镜治疗和外侧副韧带复合体修复。

3. 术后常见并发症　有骨间后神经损伤、关节僵直、骨不连、畸形愈合、创伤后关节炎、缺血性坏死、内植物凸出关节腔、假体松动和磨损等。需要观察患肢感觉和运动情况，以预防并发症的发生。

四、护理措施

1. 术前护理　内容详见第二章。
2. 术后护理　内容详见第二章。

五、功能锻炼

康复计划的制订主要依据合并骨折或韧带损伤情况以及修复损伤结构后的稳定性。对于行单纯桡骨头置换术而尺侧副韧带未受损的患者，应当从术后当天便开始主动活动锻炼。活动间歇可使用颈腕吊带将肘关节保持在 90° 中立位。对于未合并韧带断裂的患者，使用夜间静态固定夹板伸直位固定 12 周。随着伸直角度的改善，每周调整夹板的位置。对于合并有肘关节脱位或遗留有不稳定的患者，术后 6 周再使用伸直位夹板固定。

合并有骨折、脱位或韧带损伤的患者，应当从术后第一天开始在安全范围内进行主动屈伸活动锻炼。进行主动前臂旋转时应将肘关节保持屈曲 90°，这样可使受损或已修复的内外侧副韧带承受最小的应力。而伸展时也应将前臂保持在合适的旋转位。如果外侧副韧带受损而内侧副韧带完整，则应置于旋前位；如果内侧副韧带受损或经过修复而外侧副韧带完整，则应置于旋后位；如果内外侧副韧带均受损或经过修复，则应置于中立位。休息位夹板固定应将肘关节保持在 90° 并且将前臂置于合适的旋转位，固定 3 ~ 6 周。6 周内禁止被动伸展训练，以减少修复作用弱化和异位骨化的发生。伸展训练应于受损韧带及合并骨折充分愈合后再开始，通常开始于术后 8 ~ 12 周。对于因复杂肘关节损伤而接受手术治疗的患者，术后预防性口服吲哚美辛治疗，25 mg，每日 3 次，口服 3 周，认为可能降低异位骨化的发生率，也可以于术后 72 h 内行放射治疗，放射剂量为 700 cGy，但是这只用于异位骨化切除术的围术期，而非异位骨化的一级预防措施。

六、出院指导

内容详见本章第二节。

第六节　肘关节损伤三联征

一、概述

（一）定义

肘关节脱位被分为简单和复杂两种。单纯肘关节脱位是指关节囊和韧带损伤而不伴有骨折，而复杂的肘关节脱位则伴有相关的骨性损伤。由于肘关节后脱位合并桡骨头骨折和冠状突骨折。这种复杂脱位治疗困难，常导致复发不稳定、关节僵硬和关节炎等并发症，预后通常很差。1996 年 Hotchkiss 在《成人骨折》（*Fracture In Adults*）一书中首次将这种损伤命名为肘关节“恐怖三联征”或“可怕三联征”（*terrible triad of elbow*）。

（二）解剖

肘关节的稳定结构包括骨、韧带、肌腱和肌肉等，其相互作用可以允许进行稳定而无痛的活动。要成功地治疗肘关节损伤三联征，最主要的是要充分理解这些特殊的解剖结构（图 14-8）。

尺骨近端有两个关节面：大半月切迹（即鹰嘴切迹）和小半月切迹（即尺骨近端的桡骨切迹）。大半月切迹与肱骨滑车相关节，形成肱尺关节；而小半月切迹与桡骨头相关

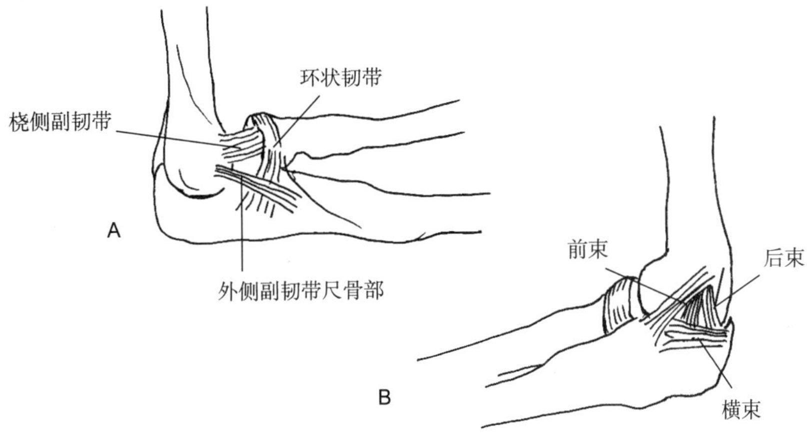

图 14-8　肘关节外侧副韧带复合体和内侧副韧带。A. 外侧副韧带复合体结构示意图；B. 内侧副韧带结构示意图

节，形成上尺桡关节冠状突。它们对于肘关节是重要的前方和内翻支撑，包括尖、体、前外和前内侧面。高耸结节（sublime tubercle）位于前内侧平面的内下缘，是内侧副韧带（medial collateral ligament，MCL）前束的附着点。外侧尺骨副韧带（lateral ulnar collateral ligament，LUCL）则附着于旋后肌嵴上，位于尺骨近端的外侧面，小半月切迹的下方。

桡骨头为轻度椭圆形结构，与肱骨小头和尺骨近端小半月切迹相关节。透明软骨覆盖了关节面和大部分关节边缘。而前臂旋转至中立位时，桡骨头边缘的外侧部分没有透明软骨，它并不与肱骨小头或尺骨近端相关节。桡骨头为肘关节提供了重要的前方和外翻支撑。

治疗肘关节损伤三联征时，除了考虑其骨性支持结构外，还要考虑一些相关的软组织。外侧副韧带（lateral collateral ligament，LCL）复合体包括桡侧副韧带（radial collateral ligament，RCL）、外侧尺骨副韧带和环状韧带（annular ligament，AL）。外侧副韧带对于对抗内翻和后外侧旋转不稳定很重要。

内侧副韧带分为前束、后束和横束。其中前束对肘关节的稳定最重要。前束起自内上髁的前下方，旋转轴的下方，止于冠状突基底的高耸结节。内侧副韧带（MCL）对于对抗外翻不稳定很重要。肌肉及关节囊也有助于肘关节的稳定性。前关节囊附着于冠状突尖以远几毫米，在单纯肘关节脱位时明显撕裂。起自内上髁的旋前屈肌群和起自外上髁的伸肌总腱是肘关节稳定性的次要约束机制。这些结构分别对抗外翻和内翻应力，可动态稳定肘关节。

（三）分型

1．桡骨头骨折分型　内容详见本章第五节。

2．冠状突骨折分型

（1）Regan 和 Morrey 提出的分类法内容详见本章第四节。

（2）O'Driscol 分型是由 O'Driscol 等基于骨折块相对于原始解剖的位置提出的。该分型将冠状突分为尖部、前内侧面和基底部。这几型又被分为多个亚型，以更好地描述骨折的解剖位置（图 14-9）。冠状突尖部骨折被分为骨折块≤2 mm 和≥2 mm 两种。肘关节损伤三联征最常见的是冠状突尖部骨折。尖部骨折通常不超过高耸结节，因而内侧副韧带的尺骨附着通常是完整的。前内侧面骨折被分为三种亚型。第一种亚型不累及冠状突尖部，从尖部的内侧延伸至高耸结节的前方。第二种亚型为第一种亚型累及冠状突尖部。第三种亚型包括冠状突的前内侧缘和高耸结节。冠状突基底部骨折为通过冠状突体部的骨折，至少累及冠状突高度的 50%。基底部骨折又被分为仅累及冠状突的第一种亚型，以及冠状突体部骨折伴有鹰嘴骨折的第二种亚型。一般认为在尺骨鹰嘴骨折脱位中常见的是大块冠状突骨折，而在肘关节损伤三联征中常见的则是小部的横

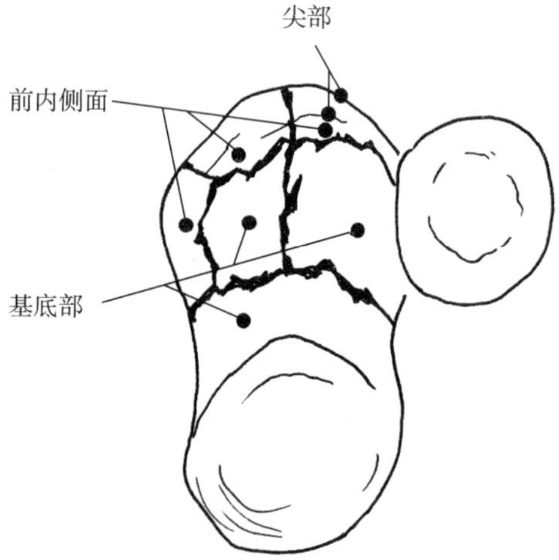

图 14-9　冠状突骨折的 O'Driscol 分型

形骨折，在内翻-后内侧旋转不稳定型损伤中常见的则是前内侧关节面骨折。正是因为“肘关节损伤三联征”中的冠状突骨折块常常较小，不易进行固定，而其对阻止发生肘关节后脱位又起着重要的作用，所以在临床上容易造成治疗失败。

二、临床表现

肘关节明显的畸形提示可能存在脱位或骨折。另外，瘀斑的部位可提示损伤的特殊部位，例如，肘关节内侧的瘀斑可能表示内侧副韧带损伤。要注意皮擦伤、过度肿胀和张力性水疱，因为它们可能会影响手术的时间。最后，要仔细检查是否有开放性伤口。如果存在，则要考虑进行急诊手术。如果患者能忍受疼痛，还要触诊肘关节，检查触痛、骨骼力线和肘关节活动范围，同样可以发现病变的部位。还要检查肘关节远近端关节，特别是下尺桡关节。如果存在桡骨头骨折而不检查腕关节，则可能漏诊骨间膜和下尺桡韧带的损伤，即所谓的 Essex-Lopresti 损伤。如果不进行治疗，这种损伤的预后很差。还要进行仔细的神经系统检查，仔细评估腋神经、肌皮神经、正中神经、尺神经和桡神经的功能（图 14-10）。

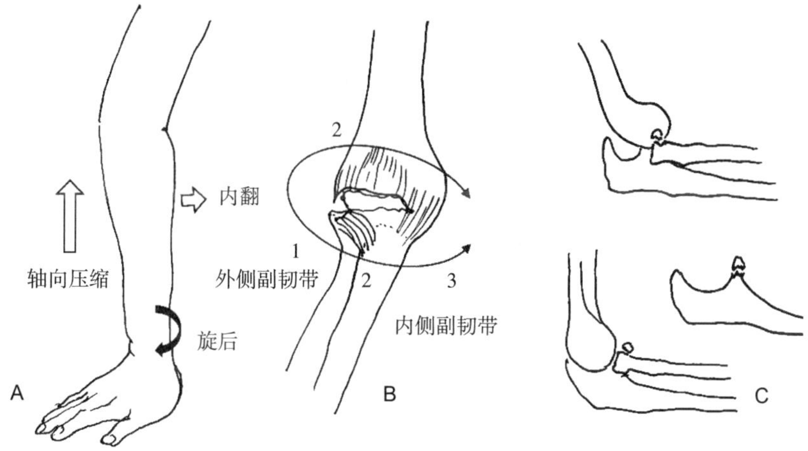

图 14-10　肘关节损伤三联征的受伤机制。A. 受伤时所受的应力；B. 肘关节后外侧旋转脱位时软组织的损伤；C. 脱位时引起桡骨头和冠状突骨折

三、治疗方法

（一）保守治疗

绝大多数肘关节损伤三联征的患者需要进行手术治疗，以获得肘关节的稳定性，然而，有些病例可以采用保守治疗。Pugh 等认为，对肘关节损伤三联征患者，应首先在麻醉下进行复位。复位后若想采取保守治疗，则必须满足以下条件：①肱尺关节和肱桡关节获得了同心圆性复位。②桡骨头的骨折块较小（ <25% ），或骨折无移位且不影响前臂旋转。③肘关节获得了充分的稳定性，能够在受伤后 2 ~ 3 周内开始活动。在急诊室内，

在镇定作用下初步复位后，通过透视来评估肘关节的对合程度。如果患者能够忍受疼痛，10 天后去除夹板后可以在透视下进行主动活动，以判断肘关节的对合程度。肘关节损伤三联征损伤严重，如单纯采取保守治疗外固定而不进行结构重建，很难维持肘关节的稳定性，而过长时间的制动必定导致肘关节僵硬，所以在临床实际工作中采取保守治疗的机会很少。

复位后，推荐早期使用石膏或轻型的纤维玻璃支具屈肘 90° 位制动 7 ~ 10 天。这有助于肘关节周围肿胀的消退和肌肉张力的恢复。要鼓励患者进行肱二头肌和肱三头肌的等长收缩。前 4 周要每周进行临床和放射学随访，以保证复位的维持以及相关骨折没有移位。

目前还没有最佳的肘关节损伤三联征的保守治疗方法。7 ~ 10 天后待肘关节周围肌肉张力恢复后，要开始进行主动活动，休息时使用夹板固定于 90°。4 ~ 6 周后，要在晚上使用静态渐进性伸直位夹板帮助伸肘的恢复。在韧带和骨性损伤修复后要开始进行力量训练。

患者年龄过大，对肘部功能要求不高，或同时合并严重的肘关节骨性关节炎或类风湿关节炎，全身情况差或合并严重的内科疾病不能耐受手术，是手术禁忌证，但也应尽量使肱尺关节脱位获得满意复位，并采取制动措施，将患侧肘部制动于功能位。即使将来肘关节发生僵硬，也可保留部分肘部功能。

（二）手术治疗

绝大多数肘关节损伤三联征都需要进行手术治疗。如果患者的身体条件允许，以下情况可以考虑进行手术治疗：保守治疗无效，开放伤口，和（或）神经及血管损伤。治疗目标是重建肘关节同心圆性中心复位及可靠的稳定性，允许早期进行功能活动，争取获得良好的功能疗效，以及减少并发症的发生。

基于对肘关节损伤机制、提供肘关节稳定性的主要和次要稳定结构、软组织损伤模式以及如何更好地采取手术修复方法的进一步认识，2003 年 Pugh 等提出了治疗肘关节损伤三联征的手术治疗原则：对冠状突骨折碎片进行固定，对桡骨头骨折进行复位固定或采取人工桡骨头置换术，以及修复外侧副韧带复合体。采取上述措施后，若肘关节仍存在不稳定，则需要对内侧副韧带进行修复和（或）使用铰链式外固定架[8]。作者认为采取上述治疗原则能够有效地充分恢复肘关节的稳定性，并可允许早期功能锻炼，改善最终的功能结果，减少并发症。

四、护理措施

1. 术前护理　内容详见第二章。

2. 术后护理　内容详见第二章，但特别强调患肢屈肘，将前臂置于中立位悬吊；勿旋转前臂，以避免假体脱位；观察外固定针孔处有无渗液，保持患肢清洁。

五、功能锻炼

若不使用铰链式外固定架，术后应制动 2 ~ 3 周，以保护修复的骨性结构和韧带。如果内侧副韧带完整，要用衬垫良好的纤维玻璃夹板将肘关节制动于屈肘 90° 位。将前臂置于完全旋前位，以避免后外侧不稳定，保护外侧副韧带修复。如果要同时修复内侧和外侧副韧带，要将前臂制动于旋转中立位。如果已牢固修复外侧副韧带，而没有修复内侧副韧带，则要将肘关节制动于屈肘 90°，完全旋后位。根据损伤情况不同，早期制动的时间也不同。对骨性结构和韧带修复牢固时，或应用了铰链式外固定架（图 14-11），在术后 2～5 天即可在监控下开始活动。患者要根据术中稳定性的评估，开始主动屈伸活动，避免肢体远端完全伸直。要在屈肘 90° 位进行全范围的前臂主动旋转，以保护侧副韧带的修复。锻炼时可采用过顶康复方法，患者要处于仰卧位，将上臂垂直放置。这种方法可以利用重力帮助活动，并减轻患者的恐惧。在 6 周内锻炼间歇期可使用休息位支具或使用外固定架连杆将肘关节制动在可主动达到的最大伸直位或最大屈肘位，将前臂制动在合适的旋转位置，并逐渐增加活动范围。8 周时一旦骨性结构和韧带完全修复，即开始进行力量训练。根据损伤类型的不同，术后康复训练的方法也不同，然而，基本的原则是要在维持同心圆性复位并保护骨与软组织修复的前提下开始早期肘关节活动，要特别注意骨折和异位骨化形成的危险。如果使用铰链式外固定架，只要软组织允许，即可开始早期活动，通常在术后 6～8 周骨与软组织修复后去除外架。

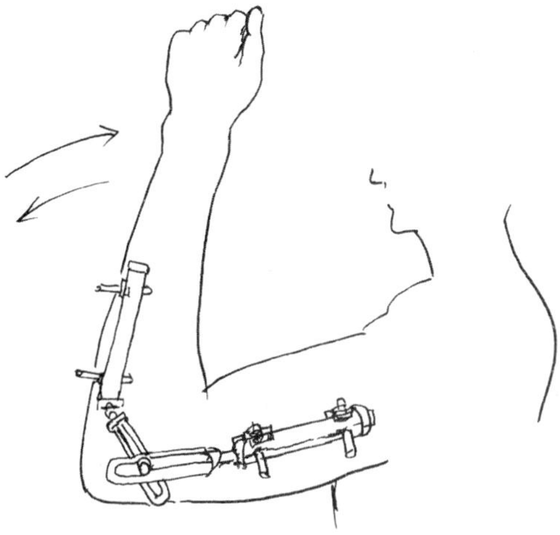

图 14-11　肘关节外固定架伸肘、屈肘位

六、出院指导

内容详见本章第二节。

第七节　孟氏骨折

一、概述

（一）定义

意大利米兰医生 Giovanni Battista Monteggia 于 1814 年首先对此种骨折脱位加以描述，后即以其名字称呼此种骨折脱位。Monteggia 最初描述的是尺骨骨折合并肱桡关节前脱位，也是目前最常见的 I 型孟氏骨折。1967 年 Bado 对孟氏骨折进行了详细描述。根据他的定义，孟氏骨折指尺骨任何部位骨折合并肱桡关节脱位。孟氏骨折是少见损伤，约占尺骨骨折的 7%，肘关节损伤的 0.7%。

（二）分型

Bado 对孟氏骨折有极大贡献，他提出的分型获得了广泛认可。Bado 提出孟氏骨折分为四型（图 14-12）：

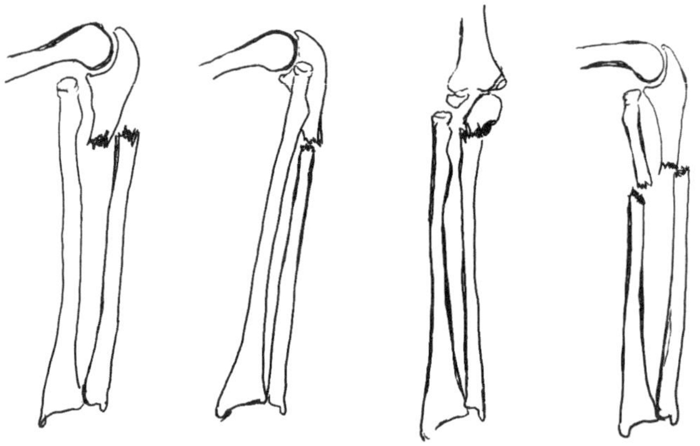

图 14-12 孟氏骨折的分型

Ⅰ型：为最常见的类型，占 55% ~78%，为尺骨任何水平的骨折，向前侧成角，并合并桡骨头前脱位。最常见于儿童。

Ⅱ型：占 10% ~15%，为尺骨干骨折（多在尺骨近端），向后侧（背侧）成角，并合并桡骨头后脱位或者后外侧脱位。最常见于成人。

Ⅲ型：占 6.7% ~20%，为尺骨近侧干骺端骨折，合并桡骨头外侧或前侧脱位，常见于儿童。

Ⅳ型：约占 5%，为桡骨头前脱位，尺桡骨近 1/3 水平骨折。

二、临床表现

患者都会表现为疼痛和局部明显的压痛，肘关节功能受限。Ⅰ、Ⅳ型可于肘前窝触到桡骨头，前臂短缩、肿胀，尺骨向前成角。前臂和手固定在旋前位。Ⅱ型可于肘后触及桡骨头，尺骨骨折的位置更接近近端，向后成角。Ⅲ型可于肘外侧触及桡骨头和尺骨近端向外侧成角。桡神经深支损伤为最常见的合并症，应检查相应的神经功能。

三、治疗方法

对于儿童孟氏骨折，闭合复位治疗是满意的，但如何治疗成人孟氏骨折存在着争论。我们过去习惯于对Ⅰ型、Ⅱ型、Ⅲ型骨折采取闭合复位的治疗方法。近年来随着对前臂旋转功能认识的深化，对尺骨复位的要求也更为严格。凡闭合复位不能达到要求时即应对尺骨切开复位内固定，以期获得更好的治疗结果。对Ⅳ型骨折，无疑更应早期切开复位，对尺桡骨骨折均行内固定。闭合复位需于臂丛阻滞下进行，牵引该患肢并于脱位的桡骨头处加压（Ⅰ型向后，Ⅱ型向前）即可整复桡骨头脱位，此时尺骨骨折多已复位。如仍有成角及侧方移位，应加以纠正。整复完成后以长臂前后石膏托固定。Ⅰ型固定于前臂旋后，屈肘 110° 位；Ⅱ型固定于前臂旋后，屈肘 70° 位（半伸直位）。直至尺骨愈合后，去除石膏，进行功能锻炼。桡骨头虽能复位，而尺骨骨折位置不良时应切开复位，用接骨板或髓内钉内固定。有时破裂的环状韧带妨碍桡骨头的复位，或桡骨头的脱位是自近端穿过环状韧带，交锁于肱骨外上髁处。此时切开复位宜采用 Boyd 切口，可以兼顾两者。手术内固定治疗者，术后应用长臂石膏托制动 4 ~ 6 周。Ⅰ、Ⅲ、Ⅴ型骨折固定于前臂旋转中立位，屈肘 110° 位；Ⅱ型骨折固定于屈肘 70° 位。石膏去除后进行功能锻炼。早期未治疗，或治疗不当而导致畸形愈合或不愈合者，应分别针对情况加以处理。如果仅是轻度尺骨成角畸形愈合，桡骨头脱位，最好接受此种位置，而仅切除桡骨头。如为中度尺骨成角畸形，桡骨头脱位，行桡骨头切除、尺骨骨突切除及骨间膜松解术当可改善前臂的旋转功能。如为严重的尺骨成角畸形愈合、桡骨头脱位，应做尺骨的截骨复位内固定术及桡骨头切除术。术中同时松解骨间膜。若尺骨不愈合，桡骨头脱位或半脱位，应行尺骨内固定植骨术，同时切除桡骨头。合并桡神经深支损伤为常见并发症，桡骨头复位后几乎都能自行恢复，不需要手术探查，但服用神经营养药物是有益的。

四、护理措施

1. 术前护理　内容详见第二章。
2. 术后护理　内容详见第二章。

五、功能锻炼

内容详见本章第三节。

六、出院指导

内容详见本章第二节出院指导内容。

第八节　肘关节置换术

一、概述

（一）肘关节置换术的历史与现状

肘关节置换经历了相当长的一段时间。总体说来，肘关节置换术的发展可分为四期：第一期为 1885—1947 年，为肘关节成形术阶段，分为肘关节切除成形术和肘关节解剖（功能性）成形术（不植入或植入间置材料）阶段；第二期为 1948—1970 年，为全限制性或部分限制性金属对金属的铰链型关节置换术阶段；第三期为 1971—1975 年，包括聚甲基丙烯酸甲酯合成技术出现阶段；第四期为 1976 年至今，半限制性的金属对聚乙烯铰链假体和非限制性金属对聚乙烯重建关节面关节置换术阶段。

（二）全肘关节置换术的适应证与禁忌证

1. 适应证　包括：①肱骨髁髁间骨折 C3 型，关节面损毁严重，无法复位并行内固定[9]。②老年患者，骨质疏松明显，内固定不能获得满意的强度。③内固定失败。④术后创伤性关节炎，有严重疼痛或功能障碍。目前，这种由骨折引起并最终需行全肘关节置换术的患者已占所有行肘关节置换术患者的 40%以上。

2. 禁忌证[10]　包括：①肘关节近期感染。②肘关节已长时间融合于功能位，不伴疼痛，不影响功能者。③软组织损伤伴有大量骨和软组织缺损，尤其是尺骨近端明显的骨缺损。④肘关节周围肌肉瘫痪者。⑤患者期望过高或伴有严重的内科疾病不能经受手术。关节呈“连枷”肘或不稳定是应用非铰链式假体的相对禁忌证，建议使用铰链式假体。如同侧肩关节也需要关节置换术，应选择病情较重的一个先行手术，两个假体柄之间至少间隔 3 cm。

（三）肘关节置换术的并发症及其预防

1. 伤口感染　发生率超过 5%，大多由于皮肤质量差、软组织覆盖不佳或血肿形成所致。术前应清洁皮肤，注意伤口处皮肤有无破损，术中及术后应用抗生素。保持引流通畅，观察伤口有无红肿热痛，定时换药，严格无菌操作。补充营养，进食易消化、高蛋白质及高维生素饮食。

2. 关节脱位　脱位是关节置换术最常见的并发症之一。术前告知患者如何保持正确的体位，避免患侧受压或受牵拉。将患肢用吊带支具使肘关节屈肘 90° 功能位，悬吊于胸前。

3. 神经损伤　发生率为 2% ～26%，是常见的并发症之一。暂时性麻痹常见，牵拉、压力、血肿、肿胀、绷带和骨水泥引起的热损伤均可引起。

4. 肱三头肌力量减弱　发生率为 2% ～60%，但是临床发生率可能比文献报道得更高，高发生率与手术入路相关，将肱三头肌腱与骨骼坚强相连及术后正规功能锻炼可避免此类并发症的发生。

5. 医源性骨折　合并骨关节炎患者内上髁骨折常见的并发症为医源性骨折，发生率约为 5%。

6. 滑膜炎　尺骨侧聚乙烯衬垫可能随着时间而磨损，引起颗粒性滑膜炎。一旦发生，不必更换全部假体，可通过去除双髁的锁钉和固定尺骨衬垫的锁钉而将假体轻易拆开，不需要翻修柄部即可更换衬垫。

7. 关节僵直与骨化性肌炎　多见于术后康复锻炼不系统。早期活动是手术修复后功能恢复的关键。肘关节的长期制动会导致僵硬，手术固定制动大于 3 周是发生僵硬和活动功能缺失的顶点。对于高危患者如伴脑外伤者，可预防性使用吲哚美辛或放疗。严重者可行关节松解。

二、护理措施

1．术前护理　内容详见第二章。

2．术后护理　内容详见第二章。特别强调要密切观察并预防术后并发症的发生；避免患肢被压迫，避免患肢牵拉旋转过度而导致假体脱位。

三、功能锻炼

1．麻醉期过后，如患者无不适，可指导患者佩带前臂吊带，取肘关节 90° 功能位，床旁活动。

2．术后第 1 日，指导患肢上臂肌如肱二头肌和肱三头肌静息性舒缩活动，各掌指关节、指间关节和腕关节主动屈伸活动，被动肩关节内收和外展活动。

3．术后第 2～3 日或没有引流液时拔除引流管，指导继续各掌指关节、指间关节和腕关节主动屈伸活动，被动肩关节内收、外展、前屈、后伸和旋转活动。

4．术后第 3～5 日，如没有渗液和血肿，即可开始被动屈肘训练。如肱三头肌已修复，可被动伸肘和在重力辅助下主动伸肘，遵医嘱行患肢被动关节活动，角度由小到大，速度由慢到快，以患者能耐受为准。

5．至术后 2 周内，指导患者每日白天上下午各进行 5 次，尽可能最大范围地被动屈曲活动（用健侧手握住患肢腕部进行肘关节被动屈伸练习或别人辅助）。在最大程度地屈曲范围时，以感觉到轻微不适为止，不要产生任何明显疼痛，白天其余时间以前臂吊带悬吊患者于 90° 功能位。夜间均以伸直位支具固定患肢于 0° 伸直位。

6．术后第 3 周，患者白天可增加被动的最大范围的旋转活动，程度仍以感觉到轻微不适为止。其余时间仍以前臂吊带悬吊患肢于休息位（一般为屈肘 90°）。夜间可不佩戴支具，但仍尽可能置于伸直位休息。

7．术后第 4～5 周，患者可进行不费力的简单日常活动，例如，洗脸、吃饭和坐办公室等，但以后的任何时候不要用患肢负重超过 2.5 kg。肘部勿过度旋转，以防假体脱落。

8．术后第 6 周，练习抗阻力伸肘。如术中未剥离肱三头肌，可主动、被动伸肘甚至抗阻力训练，通过负重伸肘训练可纠正伸肘时残存的紧张。

四、出院指导

1．内容详见本章第二节出院指导内容。

2．使用前臂吊带保护 3 周，最初 3 个月内提重量不超过 0.5 kg 的东西，以后患肢所提重量也不超过 2.5 kg。

（李　立　王红莉）

参考文献

[1] 王亦璁，姜保国．骨与关节损伤．5 版 [M]. 北京：人民卫生出版社，2012.
[2] 姜保国，王满宜．关节周围骨折 [M]. 北京：人民卫生出版社，2013.
[3] 杨明，张殿英，付中国，等．解剖锁定接骨板(LCP)治疗 11 例粉碎尺骨嘴骨折．北京大学学报(医学版)，2011, 43(5): 671-674.
[4] 北京大学人民医院．专科护理常规——规章与流程 [M]. 2015.
[5] 罗伟，张殿英，王静，等．手术治疗尺骨鹰嘴骨折的预后及影响因素分析．中华创伤骨科杂志，2009, 11(5): 412-415.
[6] 韩琳，党育．Essex-Lopresti 损伤 1 例报告．中国骨与关节外科，2008, 1(4、5): 344-347.
[7] 徐海林，张殿英，付中国，等．桡骨头骨折的治疗．中华手外科杂志，2006, 22(3): 158-159.
[8] 张培训，薛峰，党育，等．肘关节“恐怖三联征”临床多中心回顾性分析．中国骨与关节外科杂志，2010, 3(4): 275-278.
[9] 姜保国，陈建海，张培训，等．人工肘关节置换术治疗复杂肱骨远端骨折．中华外科杂志，2010, 48(3): 213-216.
[10] 洪新杰，牛云飞．人工肘关节置换治疗进展．中华肩肘外科电子杂志，2017, 5(3): 226-230.

第十五章　前臂骨干骨折的护理

第一节　概　　述

前臂是由尺桡骨组成的，两骨由骨间膜相连。在近侧，尺桡骨形成上尺桡关节；在远侧，形成下尺桡关节，是前臂旋转功能的重要解剖基础。

一、前臂的解剖

尺骨近端粗大，远端细小。近端的冠状突和鹰嘴所围成的半月切迹与肱骨的滑车相关节，称肱尺关节，为解剖上肘关节的主要部分。尺骨远端变圆，形成尺骨小头，小头远侧为圆形关节面，与三角纤维软骨盘相对。侧方的拱桥形关节面与桡骨的尺骨切迹关节面相关节，称下尺桡关节[2]。

尺骨截面呈三角形，全长均处于皮下，因而易造成开放性骨折。尺骨的远 1/3 处有轻度的向尺侧的弯曲。上端稍膨大，形成扁圆形的桡骨头。头的上面有凹陷的桡骨头小凹，与肱骨小头相关节。桡骨头周缘有环状关节面，与耻骨的桡切迹相关节。桡骨头下方光滑缩细，为桡骨颈。桡骨颈的内下方有一较大的粗糙隆起，为桡骨粗隆（图 15-1）。

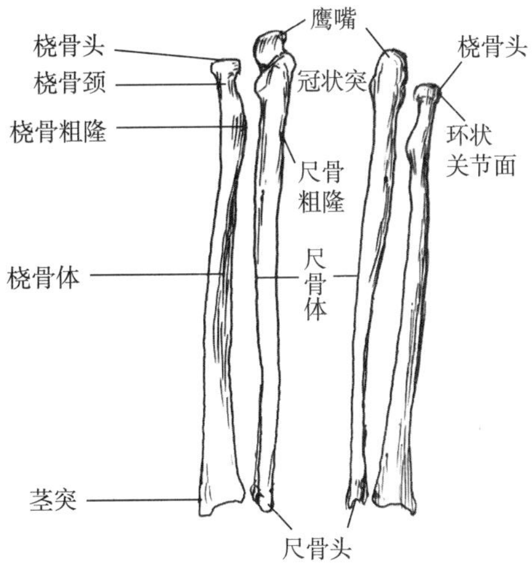

图 15-1　前臂解剖图

二、前臂双骨骨折 AO 分型

前臂双骨骨折 AO 分型为 A、B、C 型。A 型为简单骨折，B 型为楔形骨折，C 型为复杂骨折（图 15-2）。

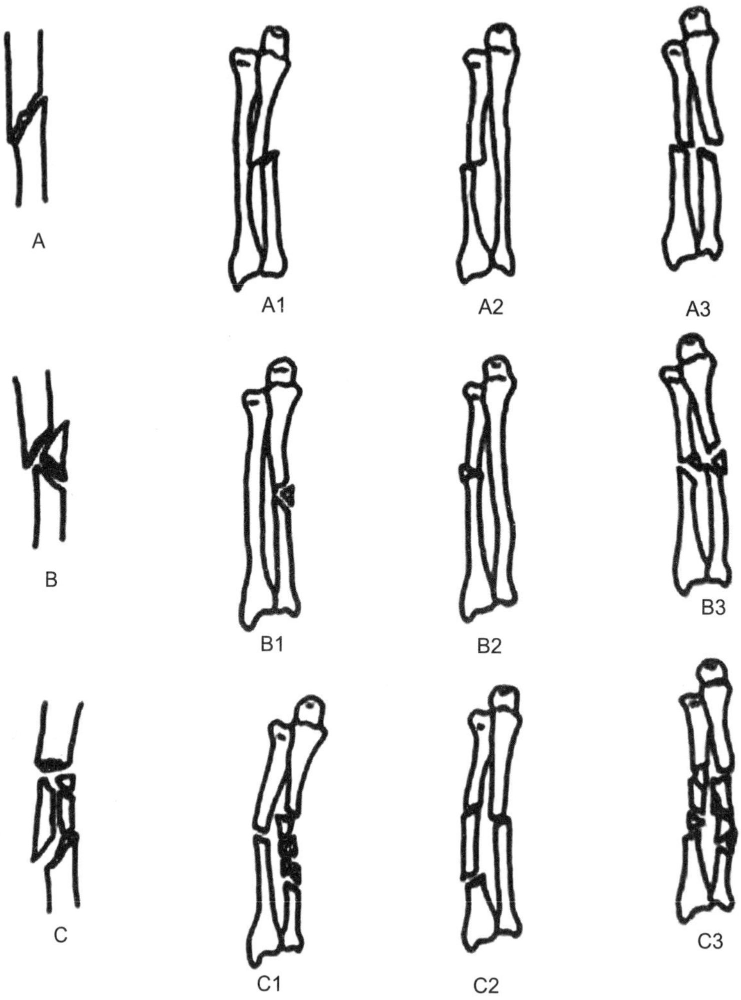

图 15-2　前臂双骨骨折 AO 分型图

第二节　前臂单骨骨折

一、损伤机制

多见于外力突然袭击，双手举起遮挡面部时被棍棒直接打击前臂或跌倒时手掌撑地所致。骨折线多为横形、蝶形，或为粉碎性。在单一桡骨干骨折，因有尺骨的支撑，骨折短缩、重叠，故移位较少，但常有桡骨骨折端之间的旋转畸形存在[2]。

二、临床表现

前臂肿胀、疼痛、畸形及功能障碍。尺骨上 1/3 骨干骨折合并桡骨小头脱位，称为孟氏骨折。桡骨干下 1/3 骨折合并尺骨小头脱位，称为盖氏骨折。

三、治疗方法

对于稳定无移位的骨折，应行石膏外固定 4 周。对于移位明显的骨折，可试行手法复位。如果复位失败或难以维持，应行手术治疗[2]。

1. 闭合复位内固定　适用于单纯尺骨或桡骨骨折。因尺骨或桡骨保持完整，故整复后有一定的稳定性。

2. 切开复位加压接骨板内固定　适用于桡骨近 1/3 骨折，因局部肌肉丰满，闭合复位有一定困难。

3. 髓内钉、克氏针、加压钢板内固定　适用于不稳定骨折。

四、护理措施

（一）术前护理

1. 将患肢抬高，遵医嘱给予前臂吊带悬吊，持续冰敷，以及消肿止痛治疗。

2. 给予术前宣教、备皮、修剪指甲、清洁皮肤及手术标识。

（二）术后护理

1. 术后根据麻醉方式给予患者术后宣教。在麻醉未恢复时，指导患者患肢下垫软枕，密切观察患肢末梢的皮温、血运以及五指的感觉和运动恢复情况。术后佩戴石膏者，因石膏未干透，应注意保护石膏，佩戴石膏处勿用力，要将患肢放在被子外面待干。如伤口有渗出，及时通知医生给予处理。

2. 麻醉恢复后，指导患者床边坐起，并佩戴前臂吊带。协助其饮水。如饮水无不适，可嘱患者进食。禁忌食用辛辣刺激食物。

3. 指导患者术后正确佩戴前臂吊带，禁止患肢长时间下垂。告知患者术后 12 周或 X 线显示骨折已愈合后，患肢方可负重。出院后遵医嘱定期复查，根据骨折愈合情况，医生会指导下一步的功能锻炼。在恢复期间患肢的肘关节和肩关节功能活动不受限。

五、功能锻炼

1. 麻醉恢复后至术后 1 周，固定牢固者即可行功能锻炼。指导患者做手指屈伸如握拳练习（用力使手掌张开保持 10 s，然后握拳至最大力量，保持 10 s，放松后重复）及腕部屈伸和肘部屈伸活动。

2. 术后 2～4 周，肿胀消除后，除了继续以上训练外，应逐渐做肩肘关节活动，如肩肘前平举（患者取站或坐位，上身保持正直，手臂在体前抬起至最高位置，保持至力竭后放下，5～10 次 / 组）、肩肘侧平举（同样保持上半身正直，手臂在体侧抬起至自己能耐受的最高位置，保持至力竭后放下，5～10 次 / 组）和肩后伸（上半身保持正直稍前倾，健侧手臂扶在膝上，帮助支撑身体保持上半身在活动中的稳定。患肢手臂在体侧向后抬起至无痛角度，于最高位置保持一定时间或完成动作为一次，5～10 次 / 组）。此期禁忌做前臂旋转活动，活动时需佩戴前臂支具。

3．术后 5～6 周，增加前臂旋转活动及用手推墙动作，使上下骨折端产生纵轴挤压力。注意前臂做旋前和旋后动作时要轻柔缓慢，量力而行，做用手推墙动作时力量要适中，以不感觉疼痛为准[1]。

4．术后 7～8 周，如 X 线显示骨折已临床愈合，即可解除外固定，充分锻炼各关节功能。

注意：①要坚持锻炼，活动度和力量要循序渐进。肿胀消除后可行肩肘屈伸活动，但 3 周内不宜做前臂旋转活动。②在术后的 4～6 周内，对于孟氏骨折及盖氏骨折，必须保持肘关节屈曲 110°～120°。在伤后 6 周之前不能做 90° 以下的伸肘活动。

六、出院指导

1．指导患者出院带药的服用方法。

2．伤口每 3～4 天换一次药。可以去居住地附近的社区或医院换药。

3．若发现伤口红肿热痛，请立即就医。

详情见第二章。

第三节　前臂双骨骨折

一、损伤机制

尺桡骨双骨骨折好发于青少年。损伤机制有直接暴力、间接暴力和扭转暴力。①直接暴力：如重物打击，导致横形或粉碎性骨折。②间接暴力：如跌倒手撑地，暴力通过腕关节向上传导。由于桡骨负重多于尺骨，暴力作用首先使桡骨骨折。若残余暴力较大，则通过骨间膜向下方传导，引起低位尺骨斜形骨折。③扭转暴力，跌倒时手掌撑地，同时前臂发生扭转，导致尺桡骨螺旋形骨折或斜形骨折，多为高位尺骨骨折和低位桡骨骨折[2]。

二、临床表现

前臂肿胀、疼痛、畸形及功能障碍，有时可闻及骨擦音。

三、治疗方法

1. 手法复位外固定 手法复位后给予夹板或石膏固定治疗。对患肢肿胀严重者给予此法临时固定，待肿胀基本消退后再做整复和固定。

2. 尺桡骨双钢板内固定 是目前临床应用最广泛的尺桡骨双骨折固定方式。优势在于能够在保证骨折断端良好对位的同时恢复患骨的生理曲度，促进桡骨干旋转功能与肢体正常运动功能的恢复。但置入钢板时需要实施大范围的骨膜剥离，可能导致局部软组织损伤，术后不适感较为严重。

3. 尺桡骨双髓内针内固定 适用于多段骨折、多发伤、严重开放伤伴有软组织和骨缺损患者。此方式具有较强的轴向、侧方及旋转稳定性，且抗疲劳性和柔韧性佳，符合尺桡骨弹性的特点，故能够最大限度地减少术中骨骺或骨膜的损伤。

4. 尺桡骨髓内钉加桡骨动力加压钢板内固定 此法是近年来新兴的尺桡骨双骨骨折的固定方式。此法可有效地控制尺桡骨压缩、旋转及扭转移位，稳定性更强。但动力加压板的置入不可避免地会造成骨膜剥离和骨血供受损。患者的治疗时间、出血量和骨愈合时间高于双髓内钉固定法。

5. 护理措施 同前臂单骨骨折。

四、功能锻炼

1. 麻醉恢复后至术后 4 周的功能锻炼同前臂单骨骨折。

2. 术后 5 ~ 6 周，患侧前臂轻柔、缓慢旋转，逐步扩大范围，过渡到各关节用力性抗阻运动。手推墙动作，使上下骨折端产生纵轴挤压力。注意前臂做旋前、旋后动作时要轻柔缓慢，量力而行，做用手推墙动作时力量要适中，以不感觉疼痛为准。指导患者做精细运动，如双手对指、对掌的功能锻炼。

3. 术后 7 ~ 8 周，如 X 线显示骨折已临床愈合，即可解除外固定，充分锻炼各关节功能。

五、出院指导

见本章第二节出院指导内容。

（覃 颖）

参考文献

[1] 于长隆 . 常见运动创伤的护理和康复 [M]. 北京 : 北京大学医学出版社 , 2006.
[2] 姜保国 , 王满宜 . 关节周围骨折 [M]. 北京 : 人民卫生出版社 , 2013.

第十六章　腕部骨折的护理

第一节　腕部的解剖

桡骨远端指旋前方肌近侧缘以远的部分，一般来说包括桡骨远端 3 cm 的范围。桡骨下端逐渐变宽，骨松质外面仅包裹以极薄的骨密质。桡骨下端是力学上的薄弱点，易发生骨折。桡骨下端外侧面粗糙，向远侧延伸为锥状的茎突。茎突基底稍上方有肱桡肌附着，茎突末端有桡侧副韧带附着。内侧面有弧形凹面，称为尺切迹，与尺骨头相连，构成桡尺远端关节。正常桡骨远端关节面向尺侧倾斜 20° ~ 25°，向掌侧倾斜 10° ~ 15°。桡侧向远端延伸，形成桡骨茎突。桡骨茎突比尺骨茎突长 1 ~ 1.5 cm，是骨折复位的标志（图 16-1）[2]。

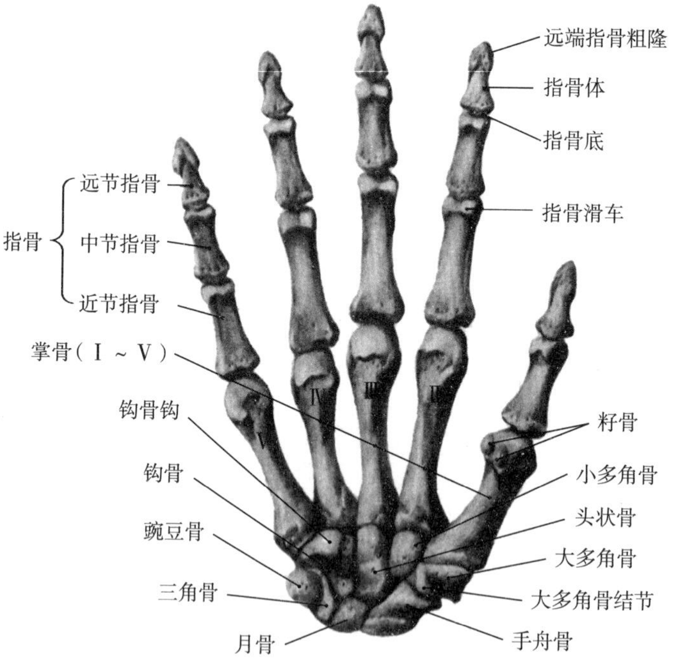

图 16-1　手部骨骼解剖图

手部骨骼分为掌指骨和腕骨。掌指骨分为掌骨和指骨。掌骨为短管状骨，共五根。每根掌骨均分为底、体和头三部分。底上面的关节面与腕骨相关节，两侧与相邻的掌骨底相接（第一掌骨除外）。掌骨体呈棱柱形，微向背侧弯凸，其内外侧面略凹陷，有骨间肌附着。掌骨头半球形的关节面与近节指骨底构成掌指关节。此关节面的大部分位于掌侧面，小部分位于背侧面。掌骨头的两侧各有两个小结节。掌侧结节之间的浅窝有掌侧副韧带附着，背侧结节之间平坦，呈三角形，有伸直肌腱通过。

指骨为小管状骨，共 14 根。拇指有两节，其余四指均为三节。分为近节指骨、中节指骨和远节指骨，而拇指只有近节指骨和远节指骨。每节指骨分为底、体和头三部分。底上面有凹陷的关节面，头较狭窄而呈滑车状，底与头之间为体。体的掌侧面略凹陷。背侧面凸隆，横断面呈半月形。

腕骨分为两列——近侧列和远侧列。近侧列由手舟骨、月骨、三角骨和豌豆骨组成；远侧列由大多角骨、小多角骨、头状骨和钩骨组成。

第二节　桡骨远端骨折

一、概述

（一）损伤机制

间接暴力致伤最常见。

（二）骨折的分型

桡骨远端骨折的分型有 AO 分型及其他分型。

1．AO 分型

A 型骨折，为关节外骨折：

A1 型骨折，为尺骨骨折，桡骨完整。

A2 型骨折，为桡骨远端骨折，无粉碎，无嵌插。

A3 型骨折，为桡骨远端骨折，粉碎、嵌插（即 Colles 和 Smith 骨折）。

B 型骨折，为部分关节内骨折：

B1 型骨折，为桡骨矢状面骨折。

B2 型骨折，为桡骨背侧缘骨折，即背侧 Barton 骨折。

B3 型骨折，为桡骨掌侧缘骨折，即掌侧 Barton 骨折。

C 型骨折，为完全关节内骨折：

C1 型骨折，为干骺端及关节内的简单骨折。

C2 型骨折，为简单关节内骨折合并干骺端粉碎。

C3 型骨折，为关节内粉碎性骨折。

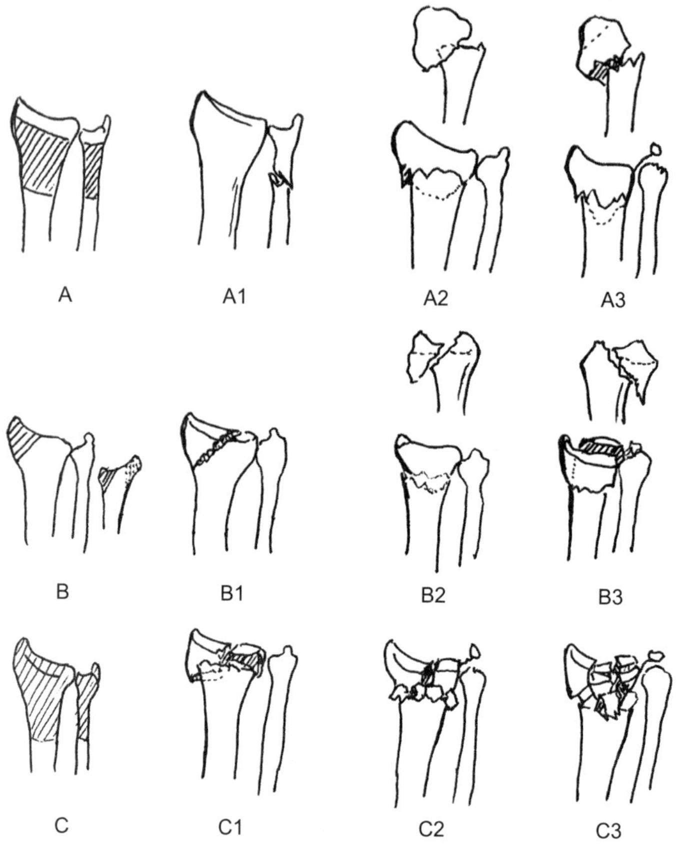

图 16-2 桡骨远端骨折的 AO 分型

2. 其他分型 见框 16-1。

框 16-1 桡骨远端骨折的其他分型

伸直型骨折（Colles 骨折）	跌倒：手掌着地 远端背桡侧移位
屈曲型骨折（Smith 骨折）	跌倒：手背着地 远端掌尺侧移位
纵斜形骨折（Barton 骨折）	跌倒：手掌或手背着地 桡骨远端关节面纵斜形骨折，远端向掌侧或背侧移位

二、临床表现

软组织肿胀和淤血，腕关节活动功能丧失。

1. 伸直型 外观呈餐叉样或枪刺样畸形，腕背侧隆起，腕部增宽，骨折部位明显压痛。触诊时在腕背侧可触及移位的骨折远端，并扪及骨擦音。

2. 屈曲型 骨折近端向腕背侧突起，掌侧饱满，可摸到移位的骨折远端。

三、治疗方法

1. A 型和 B1 型骨折首选闭合复位石膏内固定。

2. B 型和 C1 型骨折在手法复位不满意的情况下首选切开复位斜 T 形钛板内固定。

3. C2 型和 C3 型骨折首选切开复位斜 T 形钛板内固定。如干骺端粉碎，无法进行钛板内固定，则采用切开复位外固定架固定术，并视术中情况决定是否采用克氏针内固定。

4. 对骨质疏松的老年患者，采用锁定加压钢板内固定，具体视骨折缺损情况及骨质情况决定是否进行骨移植。

四、护理措施

(一)术前护理

1. 协助医生给予患者患肢支具外固定，并用前臂吊带悬吊，曲肘 90°。

2. 遵医嘱给予消肿和止痛治疗，患肢持续冰敷。

3. 观察患者患肢末梢的血液循环、皮温、感觉和活动。如有异常，应及时通知医生。

4. 完善术前检查，给予患者术前宣教，备皮，剪指甲，清洁皮肤，做好手术标识。

(二)术后护理

1. 根据麻醉方式指导患者饮食和体位。

2. 指导患者患肢抬高，严禁下垂。告知患者如何正确佩戴前臂吊带。

3. 护士每班检查患者的患肢情况、患肢末梢的感觉和运动情况。对佩戴支具的患者，护士要按时检查患肢皮肤，避免发生压力性损伤。

4. 护士要重视患者的不适主诉，如发现问题，及时协助医生给予解决。

五、功能锻炼

1. 手术当天麻醉恢复后，可指导患者患肢进行主动握拳练习。

2. 术后 2 ~ 7 天，患者可进行肩关节、肘关节和手指非固定关节的主动练习，逐步增加动作幅度与用力程度。

3. 术后第 2 周起，患者可患侧手握拳做屈腕肌静力性收缩练习（即不引起关节活动的肌肉收缩），幅度和力量由小到大。

4. 术后第 3 周起，增加屈指（捏小球）、对指、对掌（十指分开，双手掌心五指相对，双手相互反作用力）的抗阻肌力练习。抗阻力量由小到大递增。此时可开始做腕关节主动练习 [1]。

5. 术后 3 ~ 5 周，增加腕屈伸抗阻力练习。做法为将患肢前臂放于桌上，掌心朝下，腕关节与桌缘平齐，手位于桌缘外。患肢手提装有重物的袋子，提起、放下交替。

6. 术后 6 ~ 8 周，增加前臂旋转抗阻力练习（手推墙）。

7. 术后 9 ~ 12 周，增加前臂旋前练习。做法为保持肩关节不动，患肢手持木棒，上肢伸直，使木棒与地面垂直。腕关节逆时针旋转 90°，使木棒与地面平行。需要在训练时增加阻力。

8. 术后3~4个月，增加前臂旋后练习。做法为保持肩关节不动，患肢手持木棍，上肢伸直，使木棒与地面垂直。腕关节顺时针旋转90°，使木棒与地面平行。需要在训练时增加阻力。

六、出院指导

同第十五章第二节。

第三节　手部骨折

一、掌骨骨折

（一）损伤机制

直接暴力或间接暴力。

（二）临床表现

掌骨处疼痛、肿胀和畸形，手指活动受限，有时掌骨短缩。

（三）治疗方法

1. 无移位的骨折（如横形骨折）　可用手背侧短臂支具固定于手功能位或用夹板固定，远端至近侧指间关节，6周后开始功能锻炼。

2. 有移位的骨折　可试行手法复位，复位后给予支具固定。

3. 如骨折后不能复位，则怀疑有软组织嵌入关节或骨折断端、移位明显的第一掌骨基底骨折、指骨远端移位明显的单髁或双髁骨折，需行切开复位克氏针内固定。

二、指骨骨折

（一）临床表现

指骨疼痛、肿胀及畸形，手指活动受限。

（二）治疗方法

1. 无移位的骨折，可用短臂支具固定于功能位，4~6周后开始功能锻炼。

2. 有移位的骨折，可行手法复位，复位后用短臂支具固定于握拳位。

3. 对于不稳定骨折，需切开复位内固定。

三、护理措施

（一）术前护理

1. 将患肢抬高，给予持续冰敷、消肿和止痛治疗。

2. 完善术前检查，给予术前宣教和备皮，清洁皮肤，做好手术标识。

（二）术后护理

1. 根据麻醉方式指导患者术后饮食和卧床时间。

2. 麻醉恢复后，即可嘱患者下地活动。

3. 密切观察患肢的末梢血液循环、温度、感觉和活动情况。观察伤口敷料是否包扎过紧以及患肢的肿胀情况。

四、功能锻炼

1. 患者的肩和肘活动不受限。术后第 1 天，开始指导患者进行患肢上举运动，每次维持患肢上举姿势 10 s，每天练习 50 ~ 60 次。此种锻炼可有效地减轻肢体的肿胀，并且能预防发生外伤后骨质疏松症候群和老年患者的肩腕症候群。患侧的健指可做屈伸练习，防止健指失用性僵硬，也可促进患肢血液循环。

2. 遵医嘱解除支具外固定后，护士开始指导患者进行主动运动练习，即腕关节、拇指直至小指，分别进行 10 次左右的屈伸（旋前、旋后，内收和外展）运动。同时每天进行 1 ~ 2 次局部热浴或热敷。在每次主动运动结束后需用棉球和绷带固定（使掌指关节处于功能位）。将棉球做成网球大小，外加纱布缠绕裹住，用手握住后用绷带包扎固定[1]。

3. 从术后 1 ~ 2 周起逐渐减少棉球绷带固定的时间，增加训练患肢的次数，延长运动时间。但在夜间患肢仍需用棉球绷带或支具托固定。

4. 出院后定期到门诊复查，医生会根据患者的愈合情况给予进一步功能指导。

五、出院指导

同第十五章第二节。

（覃 颖）

参考文献

[1] 于长隆 . 常见运动创伤的护理和康复 [M]. 北京 : 北京大学医学出版社 , 2006.
[2] 姜保国 , 王满宜 . 关节周围骨折 [M]. 北京 : 人民卫生出版社 , 2013.

第十七章　手外伤的护理

第一节　手部的解剖

在生活和工作中，手的使用较多，受伤概率较大。因此，手外伤成为常见外伤，其受伤的原因也多种多样。受伤时，以皮肤开放伤、肌腱断裂和骨折等多见。对于骨折可通过内固定和外固定给予妥善治疗。但皮肤的软组织条件影响着伤口的愈合情况。如皮肤的软组织条件较差，会出现伤口感染、伤口不愈合和皮肤软组织缺损等愈合不良的情况。这就需要医护人员给予及时、正确的治疗和护理方案。

一、手部肌腱的解剖

手部肌腱分为手外在肌和手内在肌。手外在肌共有 24 块，分为屈肌腱和伸肌腱（图 17-1、17-2）。

（一）手外在肌的分类及作用

1．分类

- 屈肌腱
  - 指屈肌腱
  - 腕屈肌腱
  - 拇长屈肌腱
- 伸肌腱
  - 拇长伸肌腱
  - 拇短伸肌腱
  - 拇长展肌腱
  - 指总肌腱
  - 示指固有伸肌腱
  - 小指固有伸肌腱
  - 桡侧腕长伸肌腱
  - 桡侧腕短伸肌腱

2．手外在肌的作用

（1）指伸肌的作用是伸第 2 ~ 5 指及伸腕。

（2）指浅屈肌的主要作用是屈第 2 ~ 5 指近侧指间关节及掌指关节。

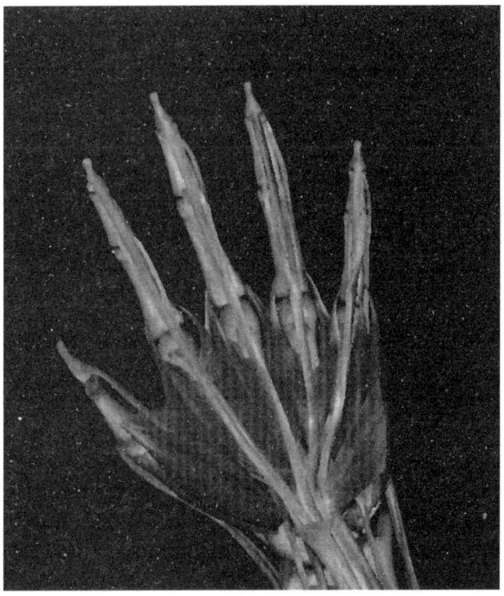

图 17-1　手部屈肌腱示意图

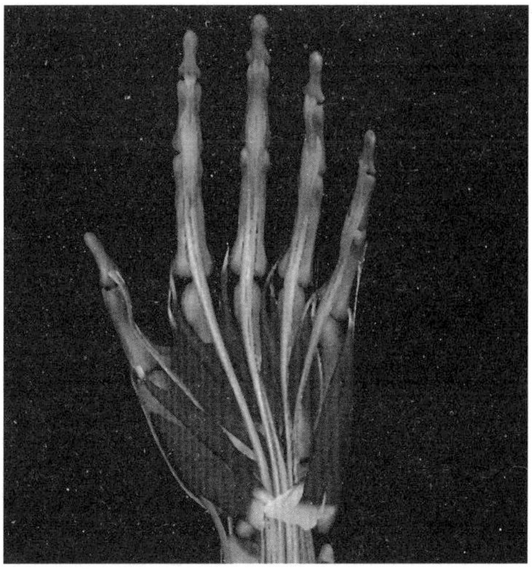

图 17-2　手部伸肌腱示意图

（3）指深屈肌的主要作用是屈第 2～5 指指间关节及掌指关节。

（4）拇长屈肌、拇长展肌、拇短伸肌和拇长伸肌主要负责拇指的运动。

（二）手内在肌的分类及作用

手的精细动作源于手内在肌的功能。

1．手内在肌的分类

- 大鱼际肌（外侧肌群）
  - 浅层
    - 拇短展肌（外）
    - 拇短屈肌（内）
  - 深层
    - 拇收肌
    - 拇对掌肌
- 小鱼际肌（内侧肌群）
  - 浅层
    - 小指展肌
    - 小指短屈肌
  - 深层
    - 小指对掌肌
- 掌中间肌（中间肌群）
    - 骨间肌和蚓状肌

2．手内在肌的作用

（1）大鱼际肌：主要负责拇指的屈曲、外展、内收和对掌。

（2）小鱼际肌：主要负责小指的屈曲、外展和对掌。

（3）掌中间肌：其中蚓状肌的主要作用为屈曲第 2～5 掌指关节和伸指间关节。骨间掌侧肌负责内收 2、4、5 指，屈曲第 2、4、5 掌指关节和伸指间关节。

（4）骨间背侧肌：主要作用为外展第 2、4 指，屈曲第 2、4、5 掌指关节和伸指间关节。

二、手部神经的解剖

手部主要有尺神经、正中神经和桡神经。

（一）尺神经

1. 尺神经
   - 尺神经浅支
     - 小指尺（掌）侧固有神经
     - 指掌侧总神经
   - 尺神经深支

2. 感觉障碍区域：手掌、手背尺侧半及尺侧一指半的感觉障碍[2]。

（二）正中神经

1. 正中神经
   - 外侧支
     - 返支
     - 指掌侧固有神经
   - 内侧支
     - 指掌侧总神经
     - 指掌侧固有神经

2. 感觉障碍区域：拇指、示指和中指掌面感觉障碍[2]。

（三）桡神经

1. 桡神经
   - 浅支
     - 皮支：指背神经
     - 肌支
   - 深支
     - 肌支
     - 关节支

2. 感觉障碍区域：手背面桡侧半和背面拇指、示指、中指背面和环指桡侧半背面皮肤，以手背侧第 1、2 掌间的“虎口区”最明显[2]。

三、手部血管的解剖

手部的血供主要以尺动脉和桡动脉为主。

1. 掌浅弓
   - 小指尺（掌）侧固有动脉
   - 指掌侧总动脉（3 支）
   - 指掌侧固有动脉

构成：尺动脉末端与桡动脉的掌浅支吻合而成（图 17-3）[3]。

2. 掌深弓
   - 掌心动脉
   - 拇主要动脉

构成：由桡动脉终支和尺动脉掌深支吻合而成（图 17-4）[3]。

四、手部骨骼的解剖

内容详见第六章第三节。

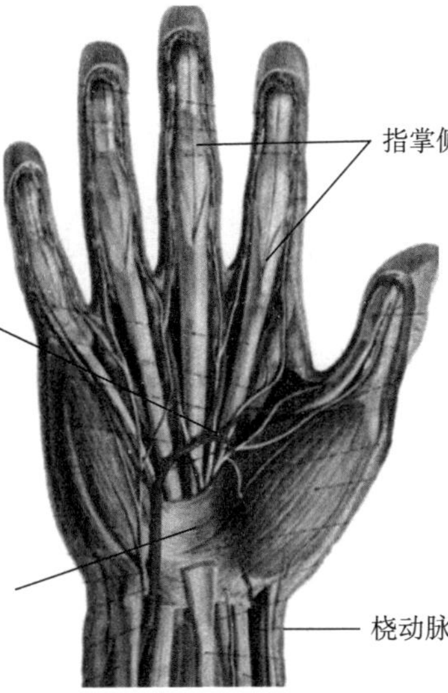

图 17-3　掌浅弓图

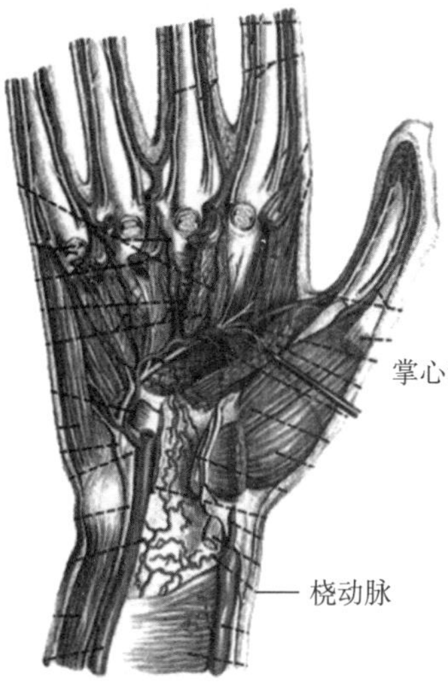

图 17-4　掌深弓图

第二节　手部肌腱损伤

手是从事最精细动作的器官，通过肌腱、韧带、神经和骨骼的共同协作来完成每一个动作。手部的肌腱损伤多为开放伤，以切割伤最为多见，也可有闭合性撕裂。一旦手部肌腱发生断裂或粘连，手部的运动功能将受到影响。

一、概述

手部肌腱损伤的机制包括以下几个方面：

1．切割伤　指皮肤、皮下组织或深部组织受到利器切割而发生破损裂伤。一般表现为伤口边缘整齐，面积小，深度深，出血多，可伴有神经、肌腱和血管损伤等表现。

2．机械绞伤　指在机器运作过程中手被带入机器内，造成手部的软组织及骨骼等复合性严重性损伤。

3．碾压伤　指被机动车车轮碾压所形成的损伤。视碾压的部位不同，严重程度也有所不同。

4．自发性肌腱断裂　指无明显的诱因或外伤，仅轻微的动作所引起的肌腱断裂。

二、临床表现

（一）肌腱损伤的临床表现

1．屈肌腱损伤

（1）手指指浅屈肌和指深屈肌同时断裂时，手指屈侧腱张力消失，手指处于伸直位，手不能主动屈曲并握拳[4]。

（2）单纯指深屈肌腱断裂，受伤的远侧指间关节不能屈曲，近侧指间关节不受明显影响。

（3）单纯指浅屈肌腱断裂，指深屈肌正常时，手指的主动屈曲可能不受明显影响，但可通过伸直健指，嘱患者屈曲患指的方法进行检查。如患者不能主动屈曲患指，则提示单纯指浅屈肌腱断裂。

2．伸肌腱损伤　根据手指伸肌腱断裂位置的不同，伸肌腱损伤可有不同的临床表现。如断裂处为止点和近侧指间关节之间，可导致不能主动伸直远节指骨，导致槌状指畸形。如断裂处位于近侧指间关节与掌指关节之间，则表现为不能主动伸直近侧指间关节，但可伸直掌指关节。

（二）肌腱粘连的临床表现

术后如功能锻炼不及时或运动过度，会导致肌腱粘连、肌腱断裂、肌肉萎缩、瘢痕挛缩或关节僵硬等并发症的产生。其中肌腱粘连较为常见。表现为手指屈伸活动明显障碍，粘连的受累关节出现主动活动的丧失，特定的被动活动也会受限。

三、治疗方法

（一）肌腱断裂的治疗

一般手外伤的受伤机制较多，如利器伤和碾压伤等。在条件允许的情况下，用无菌敷料覆盖伤口，进行包扎。如伤口污染较严重，可用生理盐水和自来水等进行简单的冲洗后再进行包扎。可用简单的较硬材质作为临时托板，以固定患肢，立即转运至医院进行清创处理。

在清创前，给予 X 线片照射，以排除伤口内有无异物，避免在转运过程中出现伤口内异物移位的情况。

对于伤口有污染的手外伤，应在 6～8 h 内给予彻底的清创、肌腱的探查与缝合等治疗。术中及术后均应用抗生素，以降低感染机会。清创彻底的，可一期闭合伤口；软组织条件差，无法闭合伤口的，可进行二期的植皮治疗。

（二）肌腱粘连的治疗

肌腱粘连一般多发生在屈肌腱。屈肌腱粘连常发生在骨折与骨痂处，松解时只需将肌腱松解，并将骨痂处打磨平滑。松解后，近侧指间关节不能充分伸直，说明指浅屈肌腱挛缩或发生粘连，此时应将该肌腱切断。

伸肌腱一般发生粘连的概率低，且松解手术的效果也好于屈肌腱。伸肌腱粘连主要发生在掌指骨间。松解时，只需在手背、腕背及前臂做弧形切口。松解后，若掌指关节被动屈曲不充分，可考虑有伸肌腱的深层粘连，可对掌骨间行小切口以达到松解的目的。

四、护理措施

（一）术前护理

1. 病情观察

（1）协助医生评估患者全身受伤的情况，观察手部受伤情况，如肿胀、出血、畸形、皮肤的完整性及末梢的血运情况。

（2）评估患者的疼痛程度，必要时遵医嘱给予止痛剂。

2. 术前准备

（1）观察手部伤口污染情况，并协助医生给予伤口换药并妥善包扎。

（2）抬高患肢，妥善固定，做好术前皮肤的准备。

3. 其余内容详见第二章。

（二）术后护理

1. 观察患肢麻醉是否消退，手指末梢的血运、感觉和运动是否恢复。与健肢进行对比，观察有无不同。术区敷料包扎是否完好，有无渗出或异常渗出的情况。如有异常，及时通知医生予以处理。

2. 患者术后应避免侧卧，以免影响血液循环。可将患肢垫于软枕上，抬高 20°～30°，以减轻患肢肿胀的情况。可辅助冰敷，以缓解患肢的不适感。术后患者第一次下地时，护士应协助患者戴好前臂吊带，将患肢固定于功能位。

五、功能锻炼

（一）手部肌腱断裂

1. 第一阶段（术后 1～3 周）

（1）手部屈肌腱损伤的患者，术后手部用石膏固定 3 周。石膏呈指间关节伸直位、掌指关节屈曲位及屈腕位。

（2）手部伸肌腱损伤的患者，术后手部用石膏固定 3 周。石膏呈腕背伸位。如无特殊情况，背伸 20° 即可。

（3）术后第 1 天至术后第 3 周可先进行患指的松动训练，自患指指尖开始向手掌侧按摩 10 min[5]。

2. 第二阶段（术后 3 周至 6 个月）

（1）术后 3 周开始以主动活动为主。练习握拳，以锻炼手指的屈曲功能，每天 3 次，每次 20～30 min，幅度逐渐增加，可辅助器械锻炼。可先练习握杯子，再练习握扶手，再到握铅笔，循序渐进。由被动活动逐步过渡到主动活动，以不疼痛、不疲劳为主。

（2）合并骨折者一定要在坚强的内固定基础上练习，防止再次骨折或内固定物的折断，但不可同时伸腕和伸指。

3．第三阶段（术后6个月）

（1）术后6个月开始可进行负重及抗阻力训练。掌握肌力训练的要领，即每个动作都用最大力量持续2～3 s，练习10～20次即可明显感到肌肉疲劳，否则视为用力不够。

（2）在手部精细活动方面，可选择患者感兴趣的事物进行锻炼，如对指捏力和握弹力球等。生活方面可练习用筷子夹豆、扣纽扣、写字和系鞋带等训练，以逐步提高自理能力，早日回归社会及家庭。

（二）手部肌腱粘连

肌腱松解术后的功能锻炼以主动活动为主。应尽快恢复至正常手部的功能，避免再次粘连的发生。

1．术后1～2天　术后麻醉期过后即可进行手指及腕关节的主动屈伸活动。刚开始时每天3～4次，每次15～20 min，以不疼痛、不疲劳为主。

2．术后3～4天　可逐步增加活动范围和活动强度，每天4～6次，每次15～20 min，避免肌腱的再度粘连。

3．术后第5天至6个月，尽量将每个屈伸动作做到充分，并加大强度和力度的训练，但切记不要暴力活动。

4．术后6个月　开始负重练习，比如提重物等动作。

六、出院指导

1．肌腱损伤的患者，术后3周、1个月、3个月和6个月均需到门诊复查，直至完全康复。

2．肌腱松解的患者，术后每2周复查一次，直至术后第3个月，主要防止肌腱再次粘连的发生。

其他内容详见第二章。

第三节　手部植皮

各种原因受伤后，皮肤缺损经常发生。在治疗护理的过程中必须防止感染的发生。一期可以直接缝合的，应尽量关闭伤口，但要最大程度地保留手部的功能。因此，对各种皮片和皮瓣的观察以及护理工作就显得尤为重要。

一、概述

皮肤缺损的覆盖可分为皮片移植术和皮瓣移植术。

（一）皮片移植术

皮片移植术是从身体的一部分取下整片皮肤后，移植到身体的另一部分，皮片要与新的部位重新建立血供关系[6]。因皮片有质地脆弱及弹性差等特点，现临床中已很少应用在手部外伤修复了。

2. 皮片的分类　包括表层皮片、断层皮片、全厚皮片和真皮下血管网皮片。

（二）皮瓣移植术

皮瓣是具有血液供应的皮肤及其附属的皮下脂肪所构成的，用于修复皮肤缺损[6]。

1. 皮瓣的优缺点　皮瓣的色泽变化小，耐摩擦和抗感染能力强；可改善局部血液循环，可覆盖在肌腱、神经和血管等裸露的创面。另外，皮瓣的回缩性好于皮片。缺点是外形不平整，美观性较差。

2. 皮瓣的分类　可分为单纯皮瓣、管状皮瓣和任意皮瓣[6]。

二、供皮区的选择

选择与植皮区周围颜色相近、易被衣物遮盖且远离植皮区的部位为供皮区。不适宜作为供皮区的有面颈部、关节部位、手足和会阴等部位[6]。

三、皮片和皮瓣的选择原则

（一）皮片的适应证

1. 面颈部植皮。
2. 口腔内植皮。
3. 有感染的肉芽创面。
4. 眉再造。

（二）皮瓣的适应证

1. 修复软组织及其深部组织裸露的新鲜或陈旧性创伤。
2. 器官再造。
3. 贯穿性缺损的修复。
4. 改善局部血运及营养状态。
5. 大面积瘢痕修复。

（三）皮片与皮瓣的区别

1. 皮片用于修复无深部组织外露的皮肤损伤。
2. 皮瓣用于修复有深部组织裸露的皮肤损伤。

四、护理措施

（一）术前护理

1．一般准备　患者的一般状况良好，如有水、电解质紊乱和血红蛋白过低等现象，应遵医嘱予以及时纠正。

2．局部准备　在术前一天，患者应清洁取皮区及植皮周围的皮肤，并剔除取皮区的毛发。术晨用消毒纸巾擦拭取皮区，避免皮肤受到强刺激，而影响成活率。

3．绝对戒烟　因为烟草中的尼古丁会降低血液中的含氧量，刺激微小动静脉，产生痉挛，从而影响植皮供血系统的完善。

4．其他内容详见第二章。

（二）术后护理

1．皮瓣术后观察的要点

（1）皮瓣颜色：主要观察皮肤颜色是否红润。若皮肤颜色变浅或苍白，可考虑动脉供血不足、栓塞或痉挛；若颜色呈青紫色，应考虑静脉回流受阻。

（2）皮瓣温度：一般情况下，健侧皮温与皮瓣的温度相差 0.5～2 ℃。如出现比正常皮温低 2 ℃，则提示有血液循环障碍的可能；若皮温增高并伴有局部刺痛，则提示可能存在感染。

（3）皮瓣张力：术后皮瓣会有不同程度的水肿，一般 3～4 天后肿胀开始消退，逐渐建立静脉循环。根据肿胀程度，可分为皮纹存在、皮纹消失和水疱等表现。动脉供血不足时，皮瓣呈塌陷，皮纹增多；如静脉回流受阻，则出现皮纹消失，表面光亮，有水疱形成。

（4）毛细血管充盈时间：用消毒棉签压迫皮瓣处，观察皮肤颜色由白色变红色的时间，为毛细血管充盈时间，正常为 1～2 s。此时的毛细血管充盈试验为正常[7]。

2．血管危象的观察及护理

（1）动脉痉挛：多发于术后 1～3 天。

①原因：原因常有血容量不足、精神紧张、吸烟、疼痛、寒冷、哭闹或药物作用等。

②临床表现：皮瓣颜色呈苍白或灰白色，皮瓣张力降低，皮温下降，无毛细血管反应，针刺时不出血。

（2）动脉栓塞：多发于术后 24 h。

①原因：常因手术因素或皮瓣压迫所引起。

②临床表现：与动脉痉挛表现相同，在初期对两者很难相鉴别，只有经过解痉治疗后观察一段时间（30 min），皮瓣的血液循环仍无改善时，才说明有动脉栓塞的可能。

（3）静脉栓塞

①原因：常因手术因素引起。

②临床表现：皮肤颜色呈紫红或暗红色，皮温下降，毛细血管充盈时间逐渐由过速转为消失，皮瓣张力明显升高，甚至出现水疱。针刺皮瓣表面流出暗紫色血液，之后再流出鲜红色血液。

（4）皮瓣水肿

①原因：初期皮瓣有轻微肿胀是正常现象，也可与体位和栓塞等情况有关。

②临床表现：皮瓣颜色呈苍白或紫色，皮温下降，皮纹消失，张力增加，严重者会出现水疱。

3．一般护理

（1）体位：术后绝对卧床休息10～14天，抬高患肢，禁止患侧卧位，防止皮瓣受压或牵拉。

（2）生命体征的观察：如有血压下降，应及时补充血容量，切勿使用升压药物。

（3）局部保暖：术后为避免皮瓣受冷热刺激，应保持皮瓣处于相对恒温的状态。可给予局部60 W烤灯照射7～10天，灯距为30～40 cm。注意烤灯距离，以免发生烫伤。皮瓣移植后，患肢不可负重。

（4）疼痛护理：术后合理应用止痛药物。治疗和护理时，动作要轻柔，避免牵拉或压迫皮瓣，引起疼痛。皮瓣周围敷料包扎要松紧适宜，防止出现皮瓣受压。

（5）饮食护理

①忌辛辣、刺激、油炸坚硬及生冷的食品，如辣椒、咖啡、浓茶、冰棒和生冷水果等。

②绝对戒烟，因为烟草中的尼古丁会降低血液中的含氧量，危及再植指体的血液循环。

③多食粗纤维蔬果，如白菜、芹菜和香蕉等，多饮水，保持大便通畅，避免便秘时用力大便而诱发血管危象。

4．用药护理

（1）维持有效的血液循环，密切观察生命体征及病情变化，补充足够的血容量。

（2）遵医嘱给予抗痉挛、抗血栓和抗感染等治疗，如罂粟碱、妥拉唑林、低分子右旋糖酐和肝素钠等，注意观察用药效果及副作用。

五、出院指导

（一）饮食护理

拆线前避免进食刺激性及含咖啡因等的食物，禁止吸烟。

（二）患肢护理

1．在感觉系统未恢复前，避免过度的冷热刺激，以免造成损伤。

2．在工作和生活中应注意保护患肢，避免再次受伤。

（三）其他内容

详见第二章。

第四节　断指再植

各种原因造成的手指缺失给手部的功能和外形带来了极大影响。断指再植技术是应用综合性外科手术技术，将断指重新植回人体，帮助其恢复血液循环，保留手部功能和美观的高精尖技术。

一、急救的处理与断指的保存

（一）止血和包扎

1．完全性离断伤手指的血管会自行回缩和闭塞。在此基础上，再进行加压包扎，以达到止血的目的。加压包扎可就地取材，用有弹性的干净布料进行包扎。包扎时可稍微用力包裹伤指。但不可太过用力，否则会影响周围血运[8]。

2．对不完全离断伤手指止血时，可压迫动脉主干近侧端，以减少出血，并用夹板和干净的布料包裹固定伤指，避免再次损伤和污染。

（二）断指的保存

1．对离断的手指可用干净的布料包裹，用干燥冷藏的方法保存。

2．切勿直接与冰块接触或液体浸泡，以免损害断指。

3．入院后用无菌敷料包裹断指，并存放于 0～4 ℃的冰箱（图 17-5）。

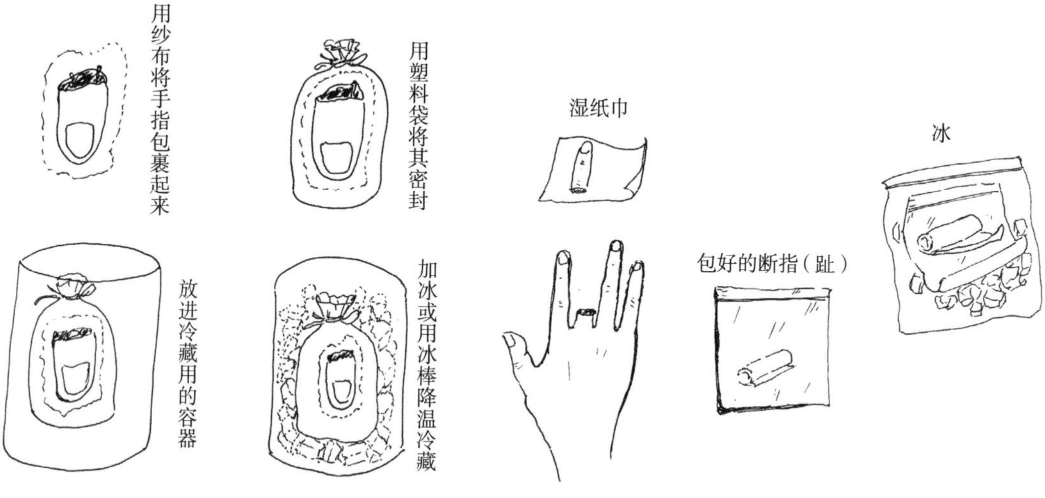

图 17-5 断指的保存图

（三）离断伤患者的转运

1．离断伤患者的转运时间尽量控制在 1～2 h 内完成。因断指在常温下缺血 6～7 h（20 ℃时）便会出现不可逆的死亡。因此，应尽快转运，为后续的断指再植赢得充分的时间。

2．对于多段骨折的患肢，应就地取材，利用夹板固定，以避免转运过程中的再度损伤。

3．对于还在机器中的断指，应立即停止机器，并设法取出断指，避免强行取出，对断指造成更严重的破坏。

二、断指的分类

1．不完全离断型　手指离断面小于 1/4 或周径的 1/8。

2．完全离断型　手指完全离断，无生机组织连续。

三、断指再植的适应证和禁忌证

（一）适应证

1．全身状况　复合型伤者以抢救生命为第一，全面检查，并且勿遗漏重要脏器的检查。合并多发伤时，择重优先处理。此外，还要评估患者能否耐受手术的麻醉、血小板计数以及凝血时间是否正常等[9]。

2．伤情及指体条件　评估皮肤软组织挫伤的程度、血管及骨关节损伤程度及断指保存情况。

3．存在多指离断时，在有再植条件的情况下，应尽量全部再植，但应首先再植拇指，其次是示指和中指，以保证手部的功能。

4．断指再植时限　断指保存温度为 0～4 ℃，总缺血时间＜24 h。

5．对于小儿断指，只要条件允许，均应尽量再植。

（二）禁忌证

有以下情况，可考虑不做再植。

1．患有全身性疾病、年龄过大、不能耐受手术或麻醉或者有严重的出血倾向的患者。

2．如断指断端有撕脱伤或挫灭伤，造成血管、神经和肌腱损伤严重，无条件做再植或修复者。

3．断指有多发骨折和严重的软组织挫伤，血运遭到严重破坏者。

4．断指被强酸或强碱、消毒液或高、低渗液体长时间浸泡者。

5．断指在高温情况下未经冷藏处理或离断时间过长者。

6．患者本人无再植要求者。

四、治疗方法

1．在充分清创的条件下，通过显微镜标记血管和神经。

2．清创后先固定骨折的指骨。

3．吻合指背侧静脉后，先缝合指背皮肤，再吻合指动脉。一般为一条动脉、两条静脉。对未吻合的小静脉应予结扎。指动脉有缺损的，可切取断指一侧的动脉修补另一侧的动脉。一般动脉缝合 6 针，静脉缝合 4～8 针。

4．对指神经做一期吻合。吻合指神经后，修复指屈肌腱，对肌腱也应尽量一期缝合，再缝合指掌侧皮肤。

5．包扎与固定　纱布应呈 8 字形交叉包扎，不可环形包扎。最后将手指末端外露，以方便观察血运情况。敷料不宜过紧，对患手行功能位固定。

五、护理措施

（一）术前护理

1. 病情观察

（1）协助医生评估患者全身受伤的情况，以抢救生命为第一位，检查有无严重的合并伤及休克症状，密切观察生命体征及病情变化，并遵医嘱给予对症治疗。

（2）评估患者的疼痛程度，必要时遵医嘱给予止痛剂。

2. 术前准备

（1）根据患者的伤势情况，协助患者取舒适体位。

（2）协助医生检查断指的保存情况，并详细询问离断的时间及处理过程。

（3）观察手部伤口污染情况，协助医生给予伤口换药并妥善包扎。

3. 心理护理　患者因对手部功能的需求、手部的美观以及预后效果的担忧，会产生严重的焦虑和恐惧甚至绝望。因此，应在术前给予患者足够的安慰，讲解术前配合的重要性，以及术后可能出现的不适和不便，帮助患者从焦虑和恐惧中逐渐平复下来。

4. 其余内容详见第二章。

（二）术后护理

1. 一般护理

（1）体位：术后绝对卧床 7～10 天，抬高患肢并高于心脏 10 cm，促进静脉回流，以达到消肿的目的。局部应制动，并保持于功能位。

（2）疼痛与禁烟指导

①血压变化和寒冷均可诱发血管痉挛。术后的 3～7 天内，应遵医嘱规律且合理地应用止痛药物。

②断指再植术后，需绝对禁烟。吸烟与被动吸烟均可造成手部血液循环发生持续痉挛。

（3）饮食指导

①多吃红枣、菠菜、红皮花生和动物内脏等食物来纠正贫血。

②应多吃蔬菜和水果，多饮水，并保持大便通畅。

③避免食用辛辣刺激及含咖啡因的食物，以避免引起血管收缩。

2. 用药治疗

（1）抗感染治疗：在彻底清创、无菌技术的情况下，遵医嘱应用有效的抗生素以预防感染，必要时可做药敏实验。

（2）抗痉挛治疗

①保持室内恒温，避免患肢受到冷刺激，而引起血管痉挛。

②患指制动，注意保暖，避免不必要的刺激而影响血供的建立。可使用烤灯为局部保暖，注意防止由于灯距过小而引起烫伤。

③应用解痉药物，抑制血管痉挛。

④遵医嘱补充血容量，以保证有效的循环血量。

（3）抗血栓治疗

①可遵医嘱给予低分子右旋糖酐，主要用于改善微循环。

②遵医嘱应用低分子肝素类药物，予以规律的抗凝治疗。

3．术后血运的观察

（1）指体的色泽

①完全性离断的指体血管因为失去神经调配功能，而导致血管持续处于扩张状态，因此，再植的指体颜色要比正常手指颜色红润。

②再植端呈苍白或灰白色时，预示可能存在动脉痉挛或栓塞。

（2）指体的温度：再植指体的温度可直接反映出血液循环是否建立。

①术后应使用皮温计定时检测皮温。一般皮温在 30 ~ 34 ℃。由于个体差异，应与健侧对称点进行对比。若比健侧低于或高出 1 ~ 2 ℃，属于正常现象。术后 1 ~ 3 天内可每 1 ~ 2 h 观察一次。

②若断指两侧均做了指动脉和指静脉的吻合，此时断指温度会高于健指 1 ~ 2 ℃。若只修复一侧指动脉与指静脉，则会比健指低 1 ~ 2 ℃。

（3）毛细血管充盈观察：用棉签轻压指腹或甲床，观察皮肤颜色由白色变红色的时间，即为毛细血管充盈时间，正常为 1 ~ 2 s。

（4）肿胀的观察

①对指腹张力的判断可参考健指。如大致同健肢或略高于健指，称指腹饱满。

②再植指动脉供血出现障碍时，指体呈苍白色，指体塌瘪、发凉，则指腹张力明显降低。

③再植指体静脉回流受阻时，指体呈暗紫色，无毛细血管充盈现象，则证明指腹张力明显升高。

六、功能锻炼

（一）术后 1 ~ 4 周

术后 1~4 周为软组织愈合期，康复重点以预防和控制感染为主。手部制动，手部处于功能位，使未制动的关节做轻微的屈伸活动。

1．术后第 1 周，最重要的是保证再植手指的存活。对患指应进行保暖，局部制动，以免引起血管痉挛。

2．将肢体固定在功能位 将腕关节置于背伸位 20° ~ 30°，拇指置于对指位，手指掌指关节置于半屈曲位，指间关节置于伸直位。

3．置于心脏水平位，肘部不宜过度屈曲，以免阻碍血液回流。如果再植手指发紫、肿胀，可稍微抬高患肢。

（二）术后 5 ~ 6 周

术后 5~6 周为无强度功能恢复期，康复重点是预防关节僵直、肌腱粘连和肌肉萎缩。由于软组织已基本愈合，骨折端愈合尚不牢固，应指导患者开始手指的屈伸、握拳和抓捏等主动活动，3 ~ 5 次 / 天，每次 10 ~ 20 min，并逐渐加大活动量。通过写字、使用键盘或手机、拧瓶盖、系纽扣和系鞋带等活动锻炼手指的灵活性，以促进手指关节功能的恢复。

（三）术后 7 ~ 12 周

本期康复功能锻炼的重点是促进神经功能的恢复，使瘢痕软化，减少粘连。拔除克氏针后，指导患者进行感觉训练，包括触觉与温度感觉训练交替进行。在患指感觉恢复前，应注意保护再植指体，防止烫伤、冻伤或损伤。

七、出院指导

（一）生活训练

进行生活训练，如穿衣、用餐和个人卫生，并根据生活需要进行专业技能训练，如打字或做手工等。

（二）其他内容

详见第二章。

（常　红）

参考文献

[1] 于长隆 . 常见运动创伤的护理和康复 [M]. 北京 : 北京大学医学出版社 , 2006: 102-104.
[2] 张涤生 . 整复外科学 [M]. 上海 : 上海科学技术出版社 , 2002: 630-631.
[3] 张涤生 . 整复外科学 [M]. 上海 : 上海科学技术出版社 , 2002: 626-627.
[4] 高小雁 , 秦柳花 , 高远 . 骨科护士应知应会 [M]. 北京 : 北京大学医学出版社 , 2018: 120-121.
[5] 田秀玲 , 王旭等 . 手部屈肌腱损伤修复后发康复护理 [J]. 实用手外科杂志 , 2016, 2: 240-241.
[6] 张涤生 . 整复外科学 [M]. 上海 : 上海科学技术出版社 , 2002: 51-72.
[7] 高小雁 , 秦柳花 , 高远 . 骨科护士应知应会 [M]. 北京 : 北京大学医学出版社 , 2018: 193.
[8] 高小雁 , 秦柳花 , 高远 . 骨科护士应知应会 [M]. 北京 : 北京大学医学出版社 , 2018: 116.
[9] 韦加宁 . 韦加宁手外科手术图谱 [M]. 北京 : 人民卫生出版社 , 2003: 699.

第十八章　脊柱脊髓损伤的护理

脊柱是由颈椎、胸椎、腰椎和骶椎等构成的，呈S形，一共有四个生理弯曲。脊柱为人体的中轴，肢体和头颅均直接或间接附着其上，因此，在受到外伤时很容易受到很强的外力而发生骨折或损伤。脊柱骨折多发生在胸腰段，以中老年患者居多，其中交通伤是脊柱骨折的主要原因。在所有节段的脊柱损伤中，10%～25%会发生不同程度的脊髓损伤。脊柱的后凸和前凸的转换处受力作用比较大，是整个脊柱中最容易受伤害的部分。在对脊柱和脊髓损伤患者护理康复的过程中，脊柱损伤是否合并神经损伤能在很大程度上影响患者的预后[1]。

第一节　脊柱脊髓的解剖

一、脊柱的解剖

脊柱由椎骨与椎间盘及韧带相互连接构成。脊椎的骨性结构，除寰枢椎、骶椎及尾椎外，其余椎体结构基本一致。一般是由椎体、椎弓以及椎弓发出的突起三部分组成。椎体间借助椎间盘和椎间韧带等软组织互相连接。颈椎的椎体间关节较为特殊，椎体较小，形状呈前窄后宽，横径较前后径约大1/2。寰椎和枢椎的构造较为特殊。后者具有齿突，由横韧带将寰椎内腔分成两个部分，后部略大，脊髓容纳其中。脊柱前方是前纵韧带，椎体后方由后纵韧带保持脊柱的稳定。各椎弓之间、寰椎后弓及枕骨大孔后缘由黄韧带相连接。黄韧带的质地坚韧而富有弹性，在横突之间有横突间韧带连接。各棘突借棘上韧带及棘间韧带相互连接，骶骨与尾骨之间常借助软骨相结合。

成人脊柱的总长度约为70 cm，占全身长度的2/5，其中椎间盘占骶骨以上全长的1/4。稳定脊柱的结构有内外之分。外在稳定主要靠腹、腰和背部等的肌肉主动调节；内部主要靠骨关节和韧带进行控制。在内部稳定结构中，椎体和关节突的形状以及椎骨间韧带都对脊柱的活动进行控制[1]。

二、脊髓的解剖

脊髓位于椎管内，呈前后稍扁的圆柱状，分为对称的两半，全长大约 45 cm。上端与延髓相连接，下端终止于第一腰椎的下缘水平，即圆锥。自圆锥向下延长为终丝，并终止于尾骨背面的骨膜。脊神经根一共有 31 对，其中有颈节 8 对，胸节 12 对，腰节 5 对，骶节 5 对，尾节 1 对。因脊髓节段与脊柱的长度不等，因此了解脊髓节段所对应的椎骨对临床诊疗甚为重要[2, 3]。

第二节　无神经症状的脊柱损伤

一、概述

脊柱骨折大致可分为上颈椎骨折、下颈椎损伤及脱位、胸腰段脊柱的骨折、中上胸椎的骨折及骶骨骨折。每一节段的骨折都根据其节段的解剖结构特点和损伤机制分为不同的分型，这对于临床医生在制订治疗方案上起着决定性的作用。治疗方案的制订又决定着护士在临床护理工作中需要实施的护理计划和康复方案。由于脊柱骨折的复杂性，个性化治疗方案的制订对于患者的顺利康复是必要的。作为临床护理工作者，医护沟通是非常重要的。在脊柱骨折临床病例中最多见的有下颈椎骨折和胸腰段骨折，下面介绍这两个常见部位骨折的常用分型[1]。

1. 下颈椎骨折分型　下颈椎骨折常用的分型为 Ferguson & Allen 分类。此分型根据颈部外伤时的方向（屈曲或伸展）以及损伤解剖结构的改变（压缩或分离）分为六类：①屈曲压缩型骨折；②伸展压缩型骨折；③垂直压缩型骨折；④屈曲分离型骨折；⑤伸展分离型骨折；⑥侧方曲型损伤。当然，临床上根据损伤的严重程度不同，各类骨折又分为不同级别，以便于医生选取治疗方案。

2. 胸腰椎骨折分型　Denis 三柱理论是目前较为广泛使用并且是评价脊柱稳定程度较好的分型。其分为四大类骨折：①压缩骨折；②爆裂骨折；③屈曲分离损伤；④骨折脱位。AO 的分类系统是比较全面的分型系统，其主要分为：A 型，椎体压缩；B 型，前方及后方结构牵张（撑开）损伤；C 型，前方及后方结构旋转性损伤。其中每一种 AO 分型里都有几个亚型，在临床病例中几乎没有单一存在的分型，多为几种亚型的联合分型[4]。

二、临床表现

1. 下颈椎骨折的临床表现　颈椎骨折多伴有局部的压痛、瘀斑及骨擦感，颈前部的肿胀及饱满常提示颈椎前方的血肿及颈椎外伤的发生。

2. 胸腰段骨折的临床表现　胸腰段骨折很容易发生脊髓损伤，无神经损伤的胸腰段骨折主要以相应节段的疼痛为最主要的症状。查体多伴有局部压痛明显及功能障碍等体征。

三、治疗方法

（一）保守治疗

在青年人的病例中，进行保守治疗的患者非常少。由于年轻人的脊柱骨折大多发生于高暴力性损伤，也多伴有脊柱周围韧带的损伤，因此脊柱骨折大多属于不稳定类型。高龄合并骨质疏松患者的脊柱骨折以椎体压缩骨折较为常见。若采取保守治疗，需要长期卧床休息，从而会增加长期卧床引起的相关并发症发生的风险，因此，在无明显禁忌的情况下首选手术治疗[5, 6]。传统的保守治疗方法包括药物治疗、护理措施及腰背肌功能锻炼，必要时需要支具外固定的保护[7]。

（二）手术治疗[1, 6]

1．颈部手术　根据骨折的部位和类型选择手术。手术包括颅骨牵引术、颈前路手术、颈后路手术和颈椎前后路联合手术。手术方式的选择一般需要根据骨折脱位的类型和患者的一般情况做决定。

2．胸腰椎手术　根据损伤类型和椎体的稳定性，上胸椎损伤常用的手术方法包括椎体成形术、前路手术及后路手术。其中前路手术的创伤大，出血多，操作技术难度大，因此需要慎重选择。后路手术在上胸椎骨折中占有重要地位。胸腰段骨折的手术方式与上胸椎相似，需要根据患者的骨折类型和稳定性考虑。前路手术有时根据手术方案需要行胸腹联合入路，在护理方面需要观察护理的问题也会相对复杂。

3．骶骨手术　骶骨损伤术式的选择同脊柱其他部位的手术方式一样，需要通过考虑骨折的类型和稳定性后进行选择。单纯的无神经症状的骶骨骨折大多行保守治疗，但对不稳定骨折仍需要行手术治疗。一般因前方入路内固定的方法并发症多，使用范围有限，因此多采用后方入路的方式[8]。

四、护理措施

（一）术前护理

1．体位护理　对于脊柱骨折的患者，在转运和床上翻身的过程中注意要有支具外固定的保护，避免发生骨折移位而造成神经损伤。在床上翻身时要采用轴线翻身技术，支具内骨隆突处要有衬垫，以避免由于医疗机械引起的相关压力性损伤的发生。

2．呼吸道准备　颈椎损伤患者的床旁需要备吸痰装置，行颈前路手术的患者床旁需要备气管切开包。术前需指导患者进行深呼吸练习，教会患者有效咳嗽，避免由于卧床引起的呼吸系统并发症的发生。

3．其他　内容详见第二章。

（二）术后护理

1．颈椎术后护理

（1）术后 24 h

①体位护理：取仰卧或侧卧。侧卧位时应当保持枕头与肩同高，床头可略抬高，有利

于减少切口渗血。每 2 h 适当变换体位，防止发生压力性损伤。颈椎后路术后注意仰卧时不要压迫颈后部。

②颈部制动：佩戴颈托限制颈部活动。轴向翻身，避免颈部扭动。

③进食：全麻苏醒后 6 h 可以进食水，以流食为主。进食水时吞咽要慢，以防止发生呛咳或误吸。

④镇痛：颈椎手术的患者一般疼痛较轻，不需要使用镇痛泵。咽喉部不适感需要数日即可恢复。

⑤观察。

A. 心电监护：观察生命体征的变化。观察 4 ~ 6 h 平稳后，可以撤除心电监测。

B. 神经功能：观察四肢感觉和运动的情况。如果出现麻木等神经症状加重，特别是下肢肌力减退并逐渐加重，需要及时请主管医生处理。

C. 呼吸道护理：观察有无憋气和呼吸困难等情况，可予以雾化吸入和吸氧。床旁备气管切开包，以防伤口内出血压迫气管而导致窒息。

D. 引流管护理：观察并保持引流通畅，记录引流量，观察形状和颜色。如果发现引流颜色变浅以及有血块形成影响引流等情况，及时通知医生。

（2）术后第 25 ~ 72 h

①佩戴颈托侧身起卧，在护士和陪护人员的陪同下可下床行走。

②引流管 24 h 内伤口引流量小于 50 ml 为拔除指征。

③饮食以易消化的半流食为主。全麻造成的咽痛消失后可正常饮食，多吃高钙、高维生素及高蛋白质的食物。

④继续观察四肢的神经功能。如出现异常，及时通知医生给予处理。

⑤术后复查颈椎 X 线片，观察内植物的位置。

⑥颈前路手术患者：手术后 1 周内可能会出现声音嘶哑和咽喉部不适等症状，告知患者可能为术中牵拉气管所致，会很快恢复。随着手术切口和方式的不断改良，具有此症状的患者已经逐渐减少。

⑦颈椎后路手术患者：有时在手术后 2 ~ 3 天（个别情况术后 1 周）时出现“颈 5 神经根麻痹”。表现为一侧三角肌肌力下降，同侧上臂抬起困难。这是由于原来狭窄的颈椎椎管扩大以后，脊髓获得减压的同时还移向后方，神经根受到牵拉所致。手术后 2 ~ 3 天，伤口内正常的水肿反应达到最高峰，有时表现为短暂的神经根麻痹。经过营养神经治疗和休息，6 个月后基本恢复正常。

2. 腰椎术后护理

（1）术后 48 h

①体位护理：主要以仰卧或侧卧为主，并且至少 2 h 变换体位一次，以防止压力性损伤的发生。

②腰部制动：佩戴软腰围保护腰部，并切口加压，以减少出血，防止血肿形成。应轴向翻身，避免腰部扭动。

③饮食护理：全麻恢复后 4 ~ 6 h 进食水，以易消化的饮食为主。

④镇痛：术后一般需要镇痛泵止痛，术后 24 h 内痛感剧烈，可适当增加镇痛药的用量。

⑤观察

A. 心电监护：观察生命体征的变化。待病情平稳后可撤除心电监护。

B. 神经功能：观察下肢的感觉和运动功能。如果出现下肢剧烈放射样疼痛，或麻木加重，范围扩大，特别是下肢活动力量和范围减小，立即通知医生给予处理。

C. 呼吸道护理：观察有无憋气或呼吸困难等情况，可予以雾化吸入和吸氧。

D. 引流管护理：观察引流的颜色、形状和量，保持管路通畅。如有颜色异常或引流不畅等情况应及时通知医生，24 h 内伤口引流量＜50 ml 为拔管指征。

E. 预防深静脉血栓形成：

- 术后 24 h 予以低分子肝素皮下注射。
- 用下肢静脉泵促进血液循环。
- 下肢穿弹力袜。
- 双下肢踝泵的训练。

（2）术后第 3～7 天

①体位护理：将床头抬高 45°～60°，可取半坐卧位。腰椎融合非骨折患者可佩戴硬腰围坐起，去洗手间坐便，其余时间应尽量卧床。脊柱骨折患者尚需卧床，不可下地。

②饮食护理：饮食可以为普食，含高钙、高维生素、高蛋白质且易消化的食物。腰椎术后患者多有便秘，予以通便药物，协助排便。

③神经功能观察：继续观察下肢神经功能。如出现变化，及时与医护人员沟通。

④复查：术后复查腰椎 X 线片，观察内植物的位置。

⑤疼痛管理

A. 腰椎术后下肢疼痛缓解明显，但可能麻木感加重，或在两三天后下肢疼痛复发。此为神经根减压后水肿炎症造成，称为“缺血再灌注损伤”，需一段时间恢复。

B. 在腰椎椎弓根钉融合固定患者，一部分患者术后会出现骶部和双侧臀部疼痛，与腰骶部肌肉软组织剥离损伤有关，需一段时间恢复。

⑥预防血栓（同前）：继续预防血栓治疗。

⑦卧床功能锻炼：进行踝关节屈伸、被动直腿抬高、主动直腿抬高以及腹肌练习等。

五、功能锻炼

（一）颈椎手术患者的功能锻炼

1. 术后 1～7 天　起身时佩戴颈托，四肢可以做一些辅助的功能锻炼。

（1）四肢的肌力训练：根据四肢肌力评分进行肌力训练。上肢肌力训练可以利用握力器辅助，下肢肌力训练可以进行下肢的直腿抬高等练习。

（2）四肢各个关节的主动和被动运动训练：关节活动的顺序由远心端关节向近心端关节进行。

2. 术后 8 天至 3 周　继续循序渐进的肌力训练以及四肢各个关节的主动运动训练，但不负重。佩戴硬颈托 1 个月，以保护颈椎。术后 3 周就可以恢复办公室工作。

3. 术后 4～8 周　四肢主动做屈伸活动，进行功能锻炼，并逐渐增加运动量，但四肢不负重。

(1)颈部的柔韧性练习

①前屈后伸(图 18-1):头颈前屈,将下颌尽量触抵胸骨。头颈轻轻后仰,抬高下颌。

②侧屈旋转(图 18-2):头颈向左侧屈,尽量以左耳够触左肩;颈右侧屈,以右耳够触右肩;勿抬肩。头颈向左侧旋转,目视左肩;头颈向右侧旋转,目视右肩。

上述练习每组做 6 ~ 8 次,要求动作缓慢流畅,并尽量在无痛范围内进行。如动作不到位,可通过练习逐步提高。

(2)术后3周可以根据患者骨折愈合的情况适当增加肌肉力量的训练,具体内容如下:

①后伸抗阻练习(图 18-3):将双手十指交叉环抱于头后,使头颈后仰,同时以手抵抗,保持约 10 s,然后放松。

②前屈抗阻练习(图 18-4):将双手掌置于前额或托下颌,使头颈前屈,同时以手抵抗,保持约 10 s,然后放松。

③侧屈抗阻练习:将左手掌置于头部左侧,使头颈向左侧屈,同时以手抵抗,保持约

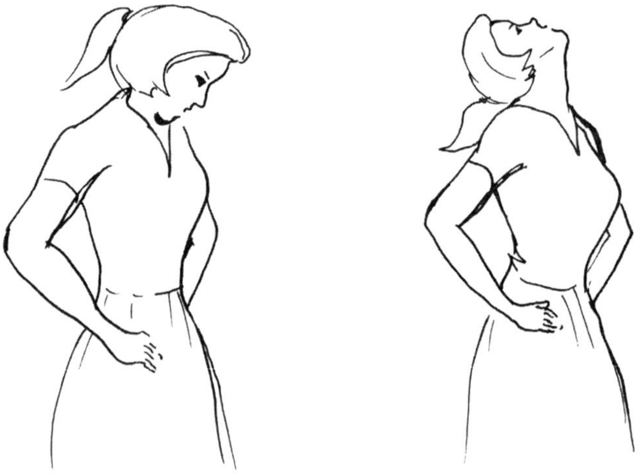

图 18-1 前屈后伸

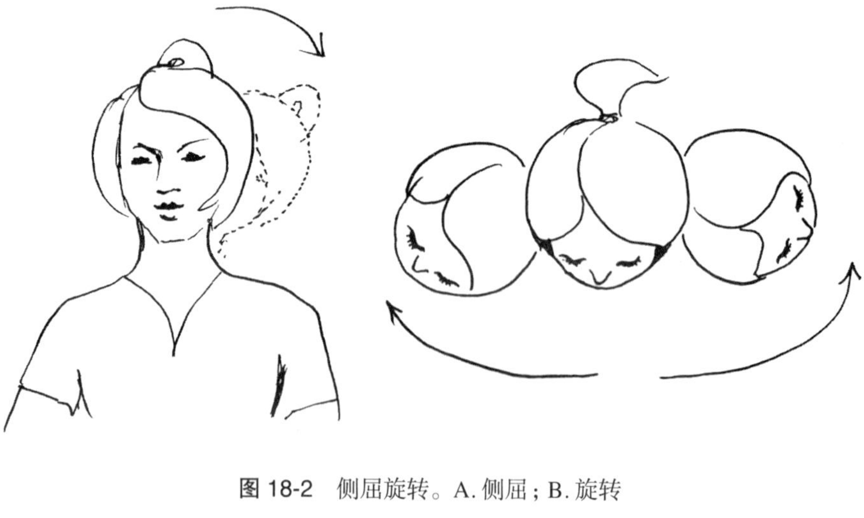

图 18-2 侧屈旋转。A. 侧屈;B. 旋转

10 s，然后放松。换右侧进行。

④旋转抗阻练习：将左手掌置于头部左侧，使头颈向左侧旋转，同时以手抵抗，保持约 10 s，放松。换右侧进行上述抗阻练习，每日每组可进行 3 ~ 5 次。

（3）颈椎协调性的锻炼——“米”字操（图 18-5）：取站立位，双臂自然下垂，头部依次做前屈、后伸及左右侧屈四个动作，慢慢活动到极限，每个动作坚持 3 ~ 5 s，并慢慢

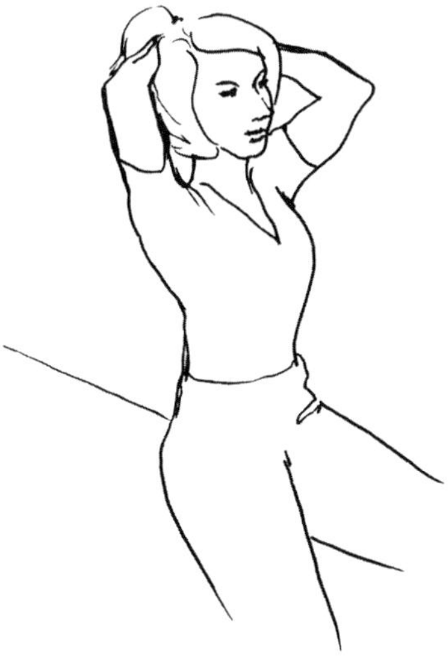

图 18-3 后伸抗阻练习

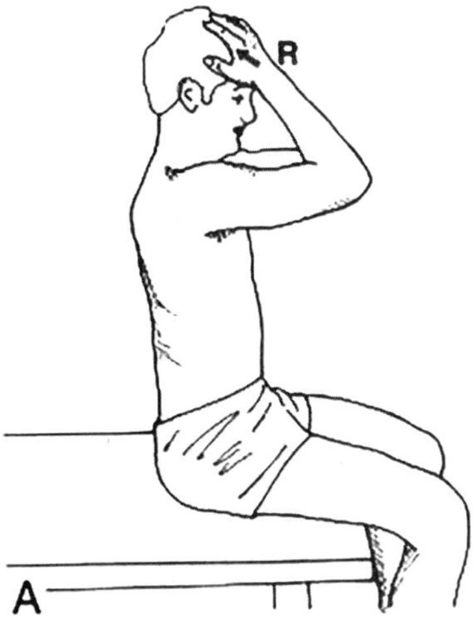

图 18-4 前屈抗阻练习

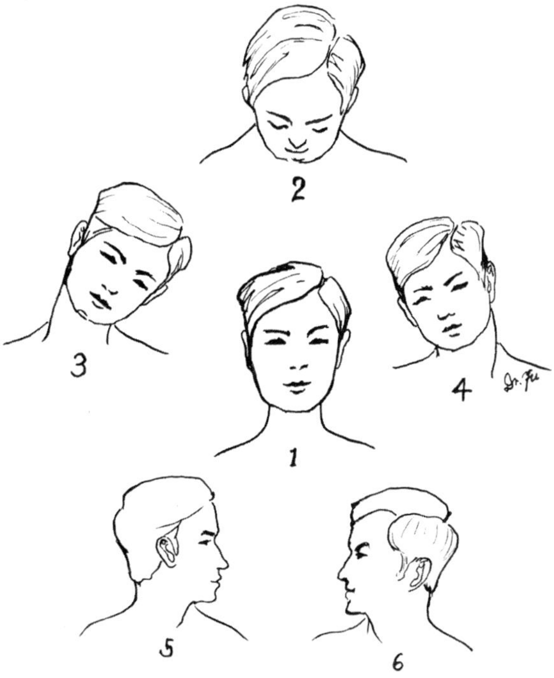

图 18-5 “米”字操

复原到正位。

4．术后 9 ~ 12 周

（1）逐步恢复日常活动，出门或乘车时佩戴围领。

（2）上肢可轻度负重，进行四肢的力量训练。

5．术后 13 周以后

（1）日常活动不需要佩戴围领。根据复查情况，颈部可以逐渐恢复正常活动。

（2）一般颈椎前路植骨手术患者，3 ~ 6 个月应避免剧烈运动，以免造成植骨和钢板移位。

（3）开始进行颈椎柔韧性、协调性和肌肉力量锻炼。

6．术后 6 个月

（1）注意姿势，避免长期伏案或过久地看电脑或电视，每隔 1 h 向窗外望远，以放松颈肩部肌肉。

（2）不抽烟，不酗酒，养成良好的生活习惯。

（3）保持乐观、积极的生活态度。

（4）坚持颈椎柔韧性、协调性和肌肉力量锻炼。

（5）如有不适，及时复查。

（二）腰椎手术患者的功能锻炼

1．术后 48 h 内

（1）腰椎内固定手术患者：腰部制动，佩戴软腰围，保护腰部，并切口加压，减少出血，防止血肿形成。轴线翻身，避免腰部扭动。

（2）椎体成形或行椎间孔镜手术患者：术后根据医嘱协助患者佩戴腰围下地活动训练。

2．术后 3 天至 7 天

（1）腰椎融合非骨折患者，拔除引流管路后可以协助患者在床边练习坐位训练，使用助行器可在床边练习站立，但必须专人看护。卧床时可以进行直腿抬高训练。活动时需要佩戴硬腰围或腰部支具。

（2）腰椎骨折行内固定患者在床上进行四肢肌力训练，注意轴线翻身。禁止下地活动。

3．术后 8 ~ 14 天

（1）腰椎融合非骨折患者可下地行走，起身时佩戴硬腰围。骨折患者尽量卧床。

（2）行走练习 10 分钟 / 次，3 ~ 4 次 / 天。卧床锻炼，增加主动直腿抬高训练和腹肌练习。

4．术后 3 ~ 4 周

（1）腰椎骨折行内固定术患者，也可佩戴硬腰围或支具下地，首先垂腿坐于床边，如头不晕，可扶助步器站立。

（2）逐步增加行走练习的时间和次数。

（3）增加初级立姿训练：即立姿弓箭步，双下肢用力踩地，双肘伸直，在不产生运动的前提下推墙，放松，换边。

（4）除功能锻炼外，尽量卧床，坐位每次不宜超过 20 min。

5. 术后 2 ~ 3 个月

（1）逐步恢复日常活动，出门和乘车时佩戴腰围。

（2）尽量不要负重，尤其不要弯腰负重，弯腰拾物时要保持上身直立。

（3）腰部和下肢力量练习

①高级立姿训练（图 18-6）：背墙，下巴内缩，头顶墙，双肩、臀部、双膝及双脚跟顶墙，双上肢外旋。在上述姿势下维持 5 ~ 10 s。双膝缓缓屈曲约 15°，维持 5 ~ 10 s，放松、20 ~ 30 次 / 组，2 ~ 3 组 / 天。

②双桥式支撑（图 18-7）：将双手平放身体两侧，手心向上。双膝弯曲，脚板平放在地面上，双膝打开并与肩同宽。夹臀，缩下巴，手臂用力往床面压，头后伸压向床面。将臀部抬起，使髋部伸直。维持 5 ~ 10 s，放松。20 ~ 30 次 / 组，2 ~ 3 组 / 天。

③空中蹬自行车：平躺在床上，双腿屈曲，在空中交替模拟"蹬自行车"动作，1 分钟 / 次，间隔 30 s，10 次 / 组，2 ~ 3 组 / 天。

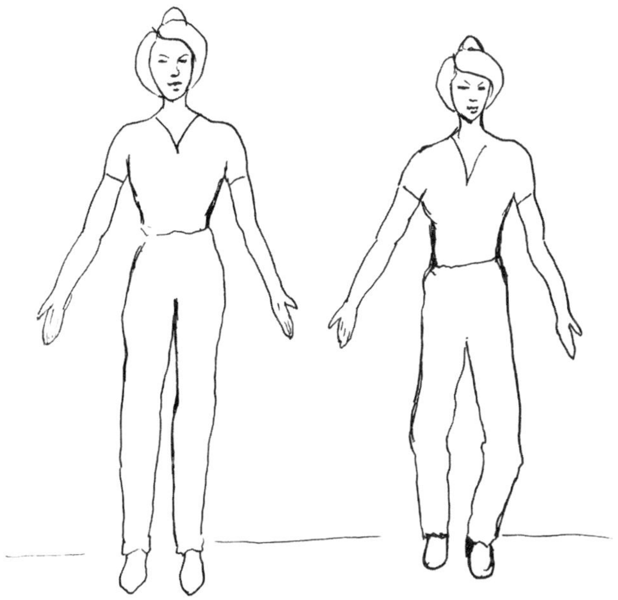

图 18-6　高级立姿训练

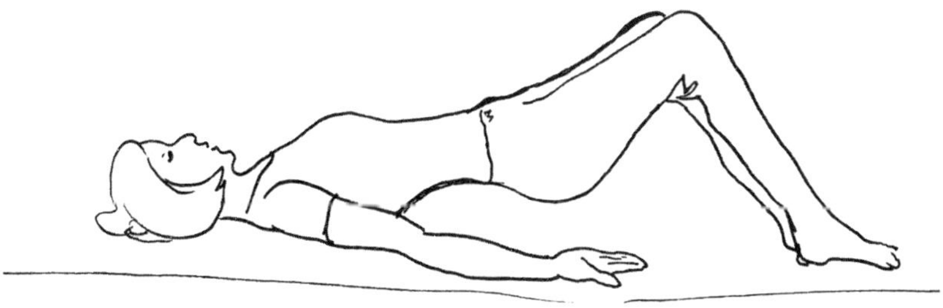

图 18-7　双桥式支撑

6. 术后 4～6 个月

（1）日常活动中可去除腰围。

（2）不可进行体力劳动和体育锻炼。

（3）功能锻炼：除了可以继续进行双桥式支撑及空中自行车等训练外，可适当增加点趴式脊柱稳定锻炼及俯卧式脊柱稳定锻炼。具体锻炼内容如下：

①点趴式脊柱稳定练习（图 18-8）：趴姿，背与颈头部和地面呈水平，双手掌、双膝及双脚往下压，左下肢缓慢平举至与背同高水平，同时左脚板用力背屈，维持 5～10 s，放松。换边，10～20 次 / 组，2～3 组 / 天。

②俯卧式脊柱稳定锻炼（图 18-9）：将双手平放于身体两侧，手心向下、夹臀，手掌向下压。缩下巴，头后伸稍抬离床面。将不同侧上肢和下肢上抬离地，维持 5～10 s，放松。换边，10～20 次 / 组，2～3 组 / 天。

7. 术后 7～12 个月

（1）注意姿势，避免久坐。术后半年可尝试轻体力劳动，1 年后可恢复较强体力劳动。

（2）不抽烟，不酗酒，养成良好的生活习惯。

（3）保持乐观积极的生活态度。

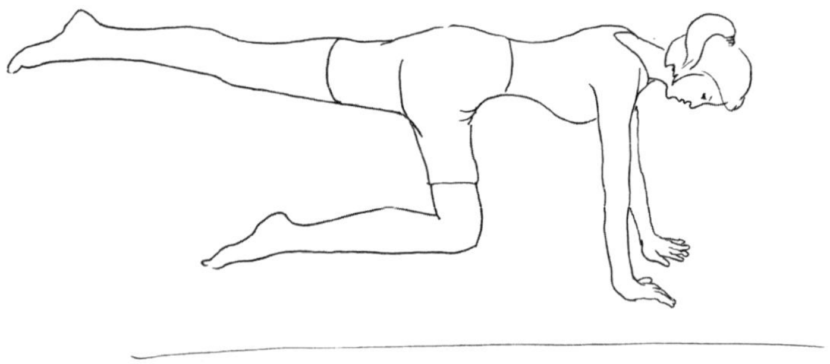

图 18-8　点趴式脊柱稳定练习

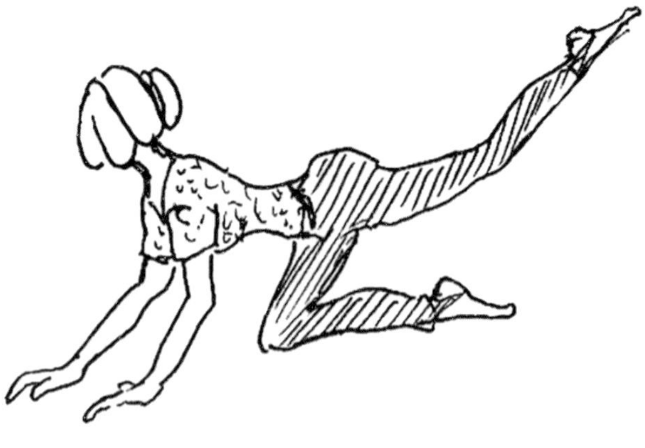

图 18-9　俯卧式脊柱稳定锻炼

（4）坚持腰腹部和下肢康复锻炼。

（5）如有不适，及时复查。

六、出院指导

1. 颈前路术后 1 周拆线，颈后路术后 12 天拆线，皮内缝合不用拆线，出院者于门诊拆线。

2. 腰椎后路术后 12 天拆线，皮内缝合不用拆线，出院者于门诊拆线。

3. 除了上述功能锻炼的相关内容和一般的出院宣教外，护士要告知患者在术后的 1 个月、2 个月、3 个月、6 个月及 12 个月到创伤骨科门诊复查。

第三节　脊髓损伤

一、概述

脊髓损伤是指由各种原因导致椎管内神经结构及其功能的损伤，出现损伤平面及以下的功能障碍。根据致病因素，可分为创伤性及非创伤性两大类。创伤性脊柱脊髓损伤指由各种外力所导致的脊柱脊髓复合损伤[9]。脊髓损伤患者愈后常效果很差，患者及家属的焦虑程度比较严重，因此应注重心理护理。脊髓损伤的预防、治疗和康复已成为当今医学界比较重视的课题。脊髓损伤的分型按脊髓损伤程度可分为完全性或不完全性脊髓损伤，按致伤原因分型又分为原发性和继发性损伤。

二、临床表现

脊髓损伤最主要的临床表现就是损伤平面以下的功能障碍，其中包括运动障碍、感觉障碍以及膀胱和直肠功能障碍等[10]。

（一）运动和感觉障碍

1. 运动障碍　表现为下运动神经元损害和上运动神经元损害。

2. 感觉障碍　出现疼痛、感觉异常、感觉丧失和感觉分离。

3. 膀胱和直肠功能障碍

（1）膀胱：在脊髓损伤的早期膀胱常无充盈感，呈无张力性神经源性膀胱。当膀胱充盈过度时则出现尿失禁[11, 12]。

（2）直肠：主要表现为顽固性便秘、大便失禁及腹胀。

4. 其他　颈髓损伤后，除脑神经内尚保留交感神经纤维外，全身交感神经均被切断。多表现为排汗功能和血管功能障碍。此时患者已失去调节体温的能力，体温随环境温度而升降。

（二）脊髓损伤后神经功能评定[13]

1．损伤平面的评定　通过对身体 10 组关键肌的肌力检查和 28 对关键点的感觉检查确定运动损伤平面和感觉损伤平面（图 18-10）。脊髓损伤患者的功能恢复通常以运动平面为依据。

2．ASIA 损伤分级（表 18-1）。

表 18-1　ASIA 损伤分级

级别	脊髓损伤类型	运动感觉功能
A	完全性脊髓损伤	鞍区 S4～S5 无任何感觉或运动功能保留
B	不完全性感觉损伤	神经平面以下包括鞍区 S4～S5 无运动，但有感觉功能保留，且身体任何一侧运动平面以下无三个节段以上的运动功能保留
C	不完全性运动损伤	神经平面以下有运动功能保留，且单个神经损伤平面以下超过一半的关键肌肌力小于 3 级（0～2 级）
D	不完全性运动损伤	神经平面以下有运动功能保留，且神经损伤平面以下至少有一半以上（一半或更多）的关键肌肌力≥3 级
E	正常	感觉和运动功能均正常，且患者既往有神经功能障碍，则分级为 E。既往无肾髓损伤者不能评为 E 级

3．运动功能评定　脊髓损伤患者的肌力评定不同于单块肌肉，要综合评估。ASIA 评定中选择 10 块关键肌，评估时分左右两侧进行。评估标准为：采用 MMT 法测定肌力，每一条肌肉所得分与测得肌力相同。如测得肌力为 1 级则评 1 分，肌力为 5 级则评 5 分[13, 14]。左右侧各 50 分，满分为 100 分。

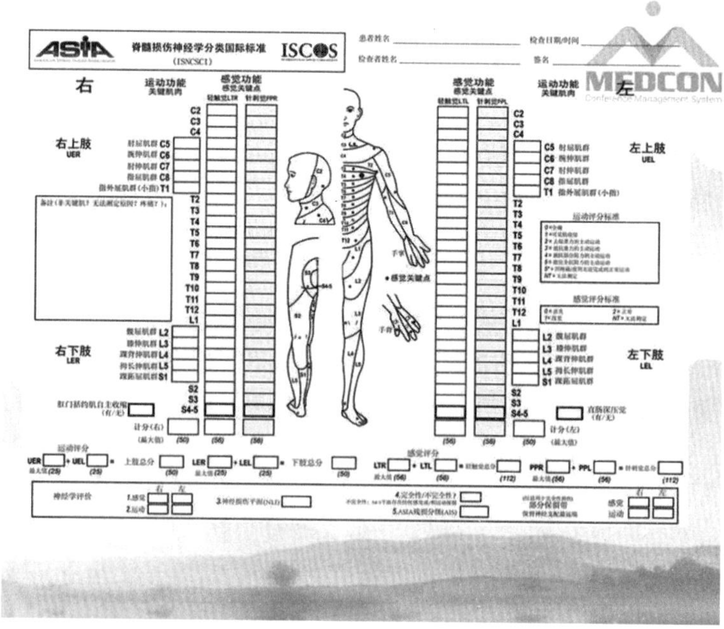

图 18-10　脊髓损伤神经学分类国际标准评分

4. 感觉功能评定　采用ASIA的感觉指数评分来评定感觉功能。选择C2～S5共28个关键感觉点，分别检查身体两侧的深感觉和浅感觉。感觉正常是2分，异常是1分，消失是0分。单侧一种感觉最高得 $2 \times 28 = 56$ 分，左右两侧两种感觉最高得 $56 \times 2 \times 2 = 224$ 分。分数越高，表示感觉越接近正常，无法检查为NT。

三、治疗方法

（一）保守治疗

保守治疗主要用于损伤程度轻、稳定性相对好、症状逐渐好转且没有明显脊髓神经受压的患者。

（二）手术治疗

1. 手术目的

（1）脊柱骨折复位，恢复脊柱稳定。

（2）脊髓及神经减压。

（3）使患者早期活动和康复。

2. 手术适应证

（1）不能闭合复位或闭合复位困难。

（2）估计保守治疗脊柱骨折不易愈合，或易继发脊椎不稳定和畸形。

（3）保守治疗不能维持脊柱稳定性。

（4）脊髓神经存在压迫。

（5）存在椎间盘损伤。

（6）神经功能出现进行性恶化。

（7）多发创伤，不能长期卧床，或存在精神障碍。

3. 手术时机的选择　需要根据患者的病情进行手术时机的选择。如以脊髓神经减压为主要目的，则手术越早越好。结合我国目前的急救水平，推荐在伤后72 h内进行手术。如以稳定脊柱为主要目的，手术应在患者病情平稳后进行。

4. 手术方式的选择　根据手术的入路分为脊柱前路、后路和前后路联合三种术式。入路选择取决于脊柱损伤特点、脊髓受压迫部位以及术者的临床手术技能。对于截瘫患者，在保证脊柱稳定性的同时，不宜固定过多的脊柱运动单元，因为保留胸腰段活动范围对瘫痪患者的日常生活（翻身、穿脱衣服和如厕等）有很重要的作用[1]。

四、护理措施

（一）术前护理

1. 体位护理　对于脊髓损伤的患者，在术前给予患者皮肤准备特别是进行搬动时要格外小心，以避免加重脊髓损伤的程度。

2. 呼吸道准备　床旁除常规准备外，必须准备吸痰装置及气管切开包，以备不时之需。

3．其他　内容详见第二章。

（二）术后护理 [15, 16]

1．呼吸系统的管理

（1）评估：颈髓损伤患者常存在呼吸功能障碍，应对其呼吸功能充分评估，其评估内容如下：

①病史：脊髓损伤水平，损伤程度，有无胸部并发伤，既往肺部疾病史及吸烟史。

②膈肌活动度。

③呼吸类型：患者胸式呼吸、腹式呼吸的强度以及有无反常呼吸类型。

④咳嗽力量：可分为有效（能自己用力将分泌物咳出）、作用减弱（需经他人辅助将分泌物咳出）和无作用（需医务人员用吸痰管等将气道中的分泌物吸引出来）。

（2）气管切开和机械通气

①如存在以下情况，可以行气管切开

A. 存在上呼吸道阻塞、误吸和肺炎等，血氧饱和度降至 95% 以下，经过常规处理不能缓解症状，不能恢复血氧饱和度。

B. 存在呼吸衰竭。

C. 气管分泌物多。

D. 预计将长期依赖机械通气的患者。

E. 避免长期经喉插管引起口咽部及喉部严重损伤。

F. C4 以上完全性脊髓损伤。

G. 有复合伤的胸脊髓损伤患者，可能需要机械通气。

②如存在以下情况，可以行机械通气

A. 高位颈髓损伤，膈肌麻痹，无自主呼吸。

B. 单侧膈肌麻痹，呼吸加快，出现膈肌疲劳的患者。

C. 颈髓损伤水平进行性上升，呼吸情况恶化者。

D. 老年颈髓损伤患者，伴有呼吸系统病史，出现呼吸困难症状。

E. 虽有自主呼吸，但有肺部感染和肺不张等并发症，出现呼吸衰竭的患者。

（3）呼吸系统常见并发症及护理：脊髓损伤后呼吸系统常见的并发症有支气管炎、肺炎和肺不张等。预防护理措施包括：

①体位引流：规律地翻身及更换体位。

②助咳：将手掌放在患者的剑突下。在患者咳嗽时用一个向内、向上的动作对患者的腹部加压，以帮助患者咳嗽。

③呼吸锻炼：呼吸锻炼先从腹式呼吸开始，逐渐到对膈肌进行抗阻训练。同时训练残存的胸锁乳突肌和斜方肌来补偿胸式呼吸。

④增加胸壁运动：通过深呼吸锻炼、助咳和被动的手法牵引等，可以改善胸壁的运动幅度。

⑤胸部物理治疗：用一定的手法振动和叩击患者的胸背部，通过振动和叩击将分泌物从小的支气管内移动到大的支气管内，然后协助患者将痰咳出体外。

2. 消化系统的管理　减少肠道排便出现问题，实现定时、规律排便。

（1）评估

①病史：发病前的状态、目前症状、目前的肠道管理、药物治疗、液体摄入、体育活动时间及活动规律和饮食类型等。

②腹部检查：常规腹部检查，了解有无肠胃胀气、肠鸣音、器官肿大和粪便嵌顿。

③肛门和直肠检查：包括肛门直肠感觉及反射、括约肌自主活动和提睾反射等。

④辅助检查：进行粪便常规化验、普通腹部 X 线片、盆底肌电图、纤维结肠镜和排便造影等。

⑤认知：包括学习的能力，给予照顾者指令的能力，饮食方面的知识，以及对脊髓损伤肠道功能障碍的理解。

⑥其他：大腿内收肌痉挛程度，坐位平衡能力（是否达到 2 h），转移技巧，浴室使用能力。

（2）液体总摄入量：较正常人每天液体总摄入量增加 500 ml。

（3）饮食管理：建议高纤维饮食（每天纤维摄入在 15 g 以上，不超过 40 g），监控饮食改变后的反应并调整饮食结构。

（4）排便的管理

①排便时间：基于个人生活模式选择排便时间，宜在每天同一时间完成。

②排便频率：锻炼排便的频率。根据神经损伤情况，可以制订隔日一次或每日 1～2 次。

（5）肠道常见并发症及护理：便秘是脊髓损伤后常见的肠道功能障碍并发症，管理措施包括：

①排便体位：可选择坐位（马桶）、侧卧位（备盘子和尿布垫）和平卧位（备盘子和尿布垫）。

②利用胃 - 结肠反射促进排便：进食后 20 min 去排便。

③腹部按摩：顺时针进行腹部按摩。

④机械刺激直肠以促进排便：戴润滑手套，轻转动手指刺激肛门及直肠，5 min 重复一次，直到排便完全。

⑤化学刺激促进排便：如含甘油的灌肠液体。

⑥手工排便：戴润滑手套，将一个手指插入肛门内，将粪便弄碎并移出。

⑦药物使用：使用缓泻剂、大便软化剂和促进胃肠动力药物。泻药及通便药物在计划的排便时间点前 8～12 h 口服。

3. 泌尿系统的管理　预防泌尿系统并发症，保护肾功能，通过良好的膀胱管理，提高生活质量。

（1）评估：根据患者的病史、症状、体格检查、辅助检查以及泌尿系统相关检查来评估患者的泌尿系统情况。

（2）膀胱管理 [11, 12]

①留置尿管：脊髓损伤后，在脊髓休克期，膀胱逼尿肌无收缩力，导致尿潴留，应常规留置尿管并间断开放引流膀胱。脊髓损伤患者在伤后 1 周，即可根据患者的病情开始进行间歇导尿。

②间歇导尿：间歇导尿法对脊髓损伤患者膀胱功能恢复的临床效果更好，并且安全性更高，值得在临床上推广应用[17]：

A. 急性期推荐采用无菌间歇导尿，恢复期推荐用清洁间歇导尿来替代无菌间歇导尿。

B. 开始间歇导尿的次数为每天 4 ~ 6 次，根据排尿恢复情况调整导尿的次数及时间。当膀胱功能趋于稳定，自行排尿后残余尿量少于 100 ml 或为膀胱容量的 20% ~ 30% 以下时，可以停止导尿。

C. 在每次导尿前，先用各种辅助方法进行膀胱训练，或定期促使出现自发性排尿反射。

D. 脊髓圆锥或骶神经根损伤的患者通常膀胱逼尿肌收缩无力，残余尿量持续保持在 100 ml 以上，宜长期使用间歇导尿。

E. 尿液混浊、沉淀物较多时，嘱患者多饮水，以达到冲洗膀胱的作用。

F. 在间歇导尿术开始阶段，每周检查尿常规一次，每周做细菌培养及计数一次。无反复泌尿系感染的患者，延长至每 2 ~ 4 周一次。

G. 间歇导尿的禁忌证

- 并发尿道或膀胱损伤。
- 并发尿道畸形、狭窄和尿道炎等情况。
- 并发膀胱颈梗阻和严重前列腺增生等情况。
- 并发膀胱输尿管反流和肾积水等情况。
- 有盆底肌肉或尿道外括约肌严重痉挛。
- 有严重自主神经过反射的患者。
- 严重尿失禁的患者。

（3）泌尿系统并发症：在处理上以预防为主，如缩短留置尿管时间，尽早开始间歇导尿，以减少残余尿，避免膀胱过度充盈等。治疗感染时首选以革兰氏阴性菌为主的广谱抗生素，及时根据药物敏感实验结果调整抗生素用药[18]。

（4）心血管系统的管理

①评估：评估患者既往的心血管相关情况，有无心血管系统既往史等，观察患者生命体征的变化，进行心电监测。

②血管系统常见并发症

A. 心动过缓：主要见于颈髓和上胸段髓损伤患者（T4 以上）。受伤后 2 ~ 3 周内易出现，常在 6 周后恢复。常见的诱发因素有咽或气管切开、气管插管、吸痰操作、低氧和排便等。预防措施为吸氧，遵医嘱给予阿托品治疗。当心率低于 50 次 / 分时可应用阿托品进行治疗。对于顽固病例，可联合应用苯肾上腺素或多巴胺，或给予心脏起搏器治疗。

B. 基础血压降低：在急性和慢性脊髓损伤患者中都会出现基础血压降低。受损平面越高，基础血压值就越低。处理措施为：

- 维持患者的平均动脉压在 80 mmHg 以上。
- 用晶体液或胶体液恢复循环血量。
- 取头低卧位。
- 血管加压药：应用多巴胺、去甲肾上腺素和苯肾上腺素等。
- 慎用具有导致低血压副作用的药物，如奥昔布宁和阿米替林等[19]。

C. 直立性低血压：从仰卧位到直立位 3 min 内，收缩压下降至少 20 mmHg，或舒张压下降至少 10 mmHg，伴有或不伴有临床症状（头晕、头痛、恶心、颈痛或疲劳）。预防措施为：

- 避免血管舒张的因素；避免使用利尿剂；避免长期卧床及突然的体位改变；避免排便或排尿时用力过猛；避免膀胱排空过快等。
- 增加液体摄入量，补充丢失的血容量。
- 改变膀胱管理方法（自我间歇导尿的患者，由于每天限制入量，更易出现低血压）。处理方法为：发生直立性低血压时，先采取非药物治疗。具体措施为：症状初发时采取平卧或半卧位；睡觉时将上半身抬高保持在 10° ~ 20°；给予患者少食多餐及水盐的补充；进行体位训练，如斜床站立，并逐渐增加角度；使用腹带、弹力袜、踏车和下肢气压泵辅助进行锻炼；通过体力活动，增强体质，提高患者的立位耐力；进行臂力训练和等长收缩握力训练等[20]。

（5）自主神经反射：通常发生于 T6 和 T6 以上的脊髓损伤，是对损伤平面以下有害或无害刺激的反应，可出现一系列症状或和体征，收缩压升高（较基础血压升高大于 20 mmHg），可出现头痛。损伤平面以上潮红、竖毛、鼻塞和出汗。损伤平面以下血管收缩，以及心律失常。

①诱因：自主神经反射经常由一些诱发因素引起，常见诱发因素有：

A. 泌尿生殖系统：膀胱充盈（最常见）、肾或膀胱结石、尿路感染、尿道或阴道膨胀、睾丸 - 附睾炎、性交和性高潮。

B. 消化系统：粪便充盈（次常见原因）、肠管扩张、灌肠剂、肛裂肛瘘、手指刺激直肠或排便；消化性溃疡，急腹症，如胆囊炎、胃穿孔和阑尾炎。

C. 其他：衣服或护具过紧、嵌甲、皮肤烧伤、压疮、异位骨化、深静脉血栓形成、骨折、功能电刺激、月经、分娩、哺乳（皮肤刺激）、膀胱镜检查、尿动力学检查、手术和麻醉诱导等。

②处理方法

A. 患者取坐位，松开紧的衣服或护具。

B. 监测血压和脉搏，紧急寻找诱发因素。

C. 如为膀胱充盈刺激所致，应尽快排空膀胱。在插尿管之前，向尿道中注入 2% 利多卡因凝胶并等待 2 min。

D. 如为粪便嵌塞刺激所致，收缩压低于 150 mmHg，用局麻药如 2% 利多卡因凝胶注入直肠，等待 2 min，检查直肠并清除粪便。如果收缩压高于 150 mmHg，在检查直肠有无粪便前应用降压药物。

E. 如果收缩压血压高于 150 mmHg，遵医嘱应用降压药物治疗。

五、功能锻炼

（一）颈髓损伤患者的功能锻炼

1. 急性期　指脊髓损伤后 6 ~ 8 周内，主要问题是脊柱骨折尚不稳定、咳嗽无力、呼吸困难及脊髓休克。此期应主要防止并发症，其次是维持关节活动度和肌肉的正常长度，进行肌力和耐力训练，为过渡到恢复期治疗准备[21]。

（1）体位的护理

①仰卧位：摆放四肢瘫患者的上肢时应将双肩向上，防止后缩。将双上肢放在身体两侧，腕关节背屈 30° ~ 45° 以保持功能位。手指自然屈曲，手内可握握力器等圆柱形物体，以防止形成功能丧失的“猿手”。上肢功能正常的患者采取自然体位即可。四肢瘫及截瘫患者的下肢体位摆放相同，保持髋关节轻度外展。在双侧小腿下垫软枕，使下肢高于心脏水平，促进静脉回流，以防止下肢肿胀。将双足跟部置于悬空位，可以间歇性地穿戴防止垂足的支具，但需要每 2 h 检查支具内的受压皮肤，防止由于医疗器械引起的压力性损伤。

②侧卧位：四肢瘫患者应将双肩向前，肘关节伸展，将上侧的前臂放在胸前的枕头上，下侧的前臂旋后放在床上，手指及腕关节自然屈曲，在躯干背后放一枕头给予支撑，侧卧角度不宜超过 45°。四肢瘫及截瘫患者的下肢体位摆放相同。将下侧的髋和膝关节伸展，上侧的髋和膝关节屈曲，两腿之间垫一软枕。

（2）被动活动：患者受伤后就应开始训练。每个肢体的关节从近端到远端的活动时间应在 10 min 以上，每个关节都要进行数次全范围的活动，每天 1 ~ 2 次。对外伤和脊柱骨折导致的脊髓损伤，脊柱稳定性差的患者，禁止脊柱的屈曲和扭转活动。对四肢瘫的患者禁止做头颈部及双肩的牵伸运动（图 18-11）。

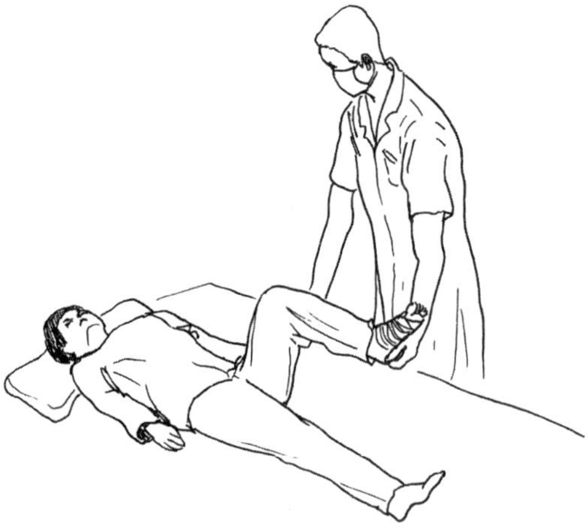

图 18-11　被动活动

（3）主动活动：加强患者肢体肌力的训练，从而提高机体的运动功能，保留残存的日常生活能力。不同肌肉及不同肌力的训练方法不同，以循序渐进为原则，逐渐从被动活动过渡到主动活动，并尽早进行独立的功能性上肢运动。

2. 恢复期　脊髓损伤患者经过约 2 个月的综合治疗，运动、平衡、转移及日常生活活动能力都有了一定程度的改善。此期的问题是挛缩，各种功能性生活能力低下，以及日常生活不能自理。一般此期需要在专业的康复师指导下进行。

（1）增强肌力训练：脊髓损伤患者为了应用轮椅、拐杖或自助器，在卧床或坐位时，主要重视肌力的训练。

① 0 级和 1 级肌力的主要训练方法为被动活动、肌肉电刺激及生物反馈疗法。

② 2 ~ 3 级肌力时，可进行较大范围的辅助、主动及器械性运动，根据患者的肌力情况，调节辅助量。

③ 3 ~ 4 级肌力时，可进行抗阻力运动。

（2）垫上训练

①垫上翻身：患者平卧位时，先将头颈屈曲旋转，为上肢用吊环借力，呈对称性摆动，改变体位。

②垫上胸肘支撑（图 18-12）：俯卧位，两肘交替移动，可用于床上移动位置。

③垫上双手支撑（图 18-13）：用于上肢功能正常的患者。将双手放于体侧臀旁，使臀部抬起。

④垫上移动：借助吊环坐起，将双手放在体侧，躯干前屈、前倾，双手向下支撑，头及躯干带动下肢向前移动。

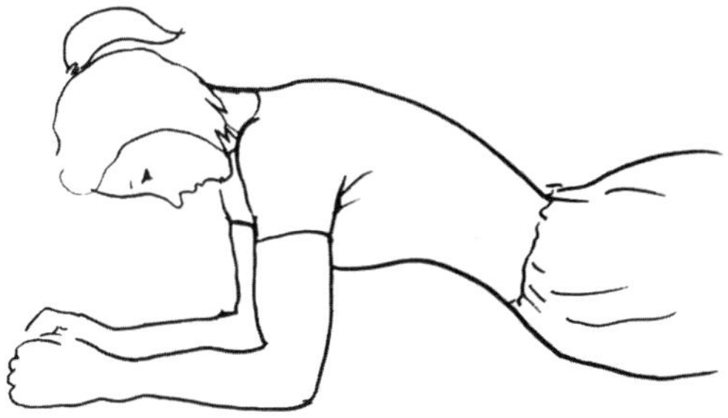

图 18-12　垫上胸肘支撑

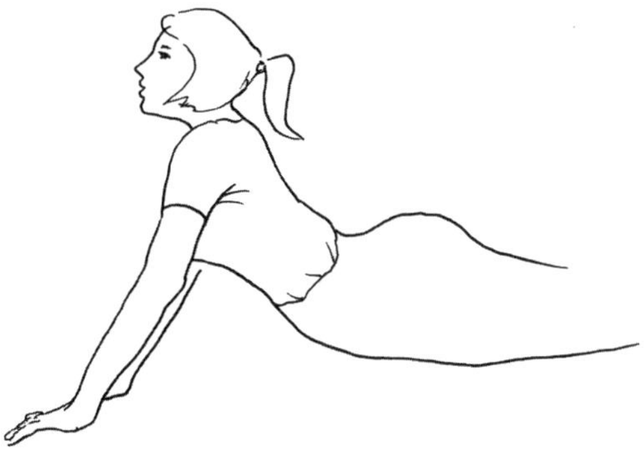

图 18-13　垫上双手支撑

（二）胸腰段脊髓损伤患者的功能锻炼[22, 23]

1. 早期功能锻炼　术后第 1 天，护理人员对患者的全身情况给予准确评估，并制订个性化的功能锻炼方案。护理人员指导肢体功能较好的患者采取仰卧位，双手抓住床头，用力带动躯干运动，可使瘫痪平面以下的患肢进行被动练习，并给予局部按摩，以在促进肢体功能恢复的同时避免各个关节发生粘连。

2. 恢复期功能锻炼

（1）术后 1 ~ 2 周：护理人员指导患者进行五点支撑法训练，协助患者仰卧于硬板床上，保持躯干伸直位。由其他护理人员配合抬起患者的颈肩部、腰背部与臀膝部，帮助患者被动地用头部、双肘部及双足跟撑起全身，促使背部腾空后向后伸展，30 ~ 50 次 / 天。

（2）术后 3 周：护理人员指导患者进行三点支撑法训练，协助患者取仰卧位，双臂置于其胸前，其他操作同五点法支撑训练，但伸展度比五点法更大一些，15 ~ 30 次 / 天。

（3）术后 4 ~ 5 周：护理人员指导患者进行拱桥支撑法训练，协助患者取仰卧位，利用双手及双足支撑于床上，由其他护理人员配合抬起患者，帮助其全身腾空，使腰部呈现显出拱桥状态，10 ~ 30 次 / 天。

（4）术后 6 周：护理人员指导患者进行燕点水法支撑训练，协助患者取俯卧位，由其他护理人员配合将患者的肩部托起，并辅助使患者的头背部及双上肢尽量向后伸展，促使上腹部呈现出向上翘的弧形，10 ~ 30 次 / 天。

（5）术后 7 周：指导患者进行坐及站立训练，可根据患者的恢复情况适当调整次数和时间，注意遵循循序渐进的原则。

六、出院指导

脊髓损伤患者出院后的宣教主要是日常生活息息相关的内容，包括家居无障碍环境和心理的自我调节。保证患者出院后的生活安全，并定期随访。相关研究表明，协同护理模式不但可以提高脊髓损伤患者康复期的独立生活能力，还可减少并发症的发生，从而提高患者的生活质量。

（赵思萌）

参考文献

[1] 陈仲强 . 刘忠军 . 党耕町 . 脊柱外科学 [M]. 北京 : 人民卫生出版社 , 2013: 463-465.

[2] 林锦葵 , 孙福贵 . “脊髓和脊神经” 教学的一点释疑 [J]. 生物学教学 , 1996, (08): 51.

[3] 张培训 , 薛峰 , 王静 , 等 . 脊髓损伤患者的救治特点及生存状态分析 [J]. 中国骨与关节外科 , 2009, 2(02): 119-122.

[4] 郝定均 . 脊柱损伤的分型 [J]. 中华创伤骨科杂志 , 2018, (4): 3.

[5] 张子方 . 老年骨质疏松性脊柱骨折保守治疗效果分析 [J]. 实用中西医结合临床 , 2014, 14(10): 48-49+53.

[6] 张冬生等 . 外伤性颈椎病的手术效果 [J]. 颈腰痛杂志 , 2011, (04): 35-37.

[7] 吴定宇 , 王永剑 , 吴镇权 , 等 . 30 例老年骨质疏松性脊柱骨折保守治疗效果 [J]. 实用临床医学 , 2012, 13(03): 32-33+36.

[8] 王天兵 , 颜勇卿 , 白露 , 等 . 385 例脊柱骨折病例的临床特点分析 [J]. 中国骨质疏松杂志 , 2009, 15(03): 225-227+178.

[9] 李建军等 . “创伤性脊柱脊髓损伤评估、治疗与康复” 专家共识 [J]. 中国康复理论与实践 , 2017, 23(03): 274-287.

[10] 陈许冬等 . 下颈椎脱位与神经损伤关系的研究进展 [J]. 中国实验诊断学 , 2013, (12): 168-171.

[11] 耿冬兰 . 脊髓损伤患者的膀胱护理 [J]. 世界最新医学信息文摘 , 2015, (57): 247-247.

[12] 李华 , 李彬 , 徐爱华 , 等 . 间歇导尿对脊髓损伤患者膀胱功能恢复的作用 [J]. 中国医科大学学报 , 2015, 44(12): 1146-1148.

[13] 唐智生 . 221 例住院脊髓损伤患者流行病学调查及相关因素的分析 [J]. 中国优秀硕士学位论文全文数据库 , 2011, (08).

[14] 燕铁斌 , 尹安春 . 康复护理学 [M]. 北京 : 人民卫生出版社 , 2017: 212-229.

[15] 马红莲 . 创伤性颈脊髓损伤急性期并发症的预防与护理 [J]. 中国康复理论与实践 , 2007, (05): 104-105.

[16] 王秋雁 , 边仁秀 , 戎军 , 等 . 浙江省重症康复专家共识 [J]. 浙江医学 , 2017, (24): 7.

[17] 陈爱金 . 间歇导尿综合疗法对脊髓损伤患者的膀胱功能积分及尿路感染发生率的影响 [J]. 齐齐哈尔医学院学报 , 2015, (25): 86-87.

[18] 廖利民 , 吴娟 , 鞠彦合 , 等 . 脊髓损伤患者泌尿系管理与临床康复指南 [J]. 中国康复理论与实践 , 2013, (04): 7-23.

[19] 冯颖青 , 孙宁玲 , 李小鹰 , 等 . 老年高血压特点与临床诊治流程专家建议 [J]. 中华高血压杂志 , 2014, (07): 30-38.

[20] Andrei Krassioukov Marca Sipsk. 国际脊髓损伤心血管功能基础数据集 [J]. 中国康复理论与实践 , 2011, (11): 92-95.

[21] 王达纯 , 张丽 . 功能锻炼在胸腰椎骨折合并脊髓损伤患者护理工作中的应用 [J]. 中国实用神经疾病杂志 , 2016, 19(18): 130-131.

[22] 王芳 . 胸腰椎骨折合并脊髓神经损伤功能锻炼的临床护理 [J]. 中国实用神经疾病杂志 , 2015, (10): 134-136.

[23] 丁旭云 , 胡婵 . 协同护理模式对脊髓损伤病人早期康复训练效果与生活质量的影响 [J]. 全科护理 , 2016, 14(14): 1440-1443.

第十九章　骨盆骨折的护理

一、概述

（一）损伤机制

骨盆骨折大多是由车祸、高处坠落及挤压伤等强大暴力造成的。它是骨科常见的急重症，在全身所有的骨折中约占 3% [1]。根据其解剖特点，骨折常伴有休克、尿道损伤及内脏损伤等并发症。

（二）解剖

骨盆是由两侧髂骨、耻骨和坐骨组成的髋骨连同骶尾骨构成的坚固骨性环（图 19-1）。它起保护盆腔脏器和支持脊柱并传递重力的作用。以骶骨岬、骶翼前缘、弓状线、耻骨结

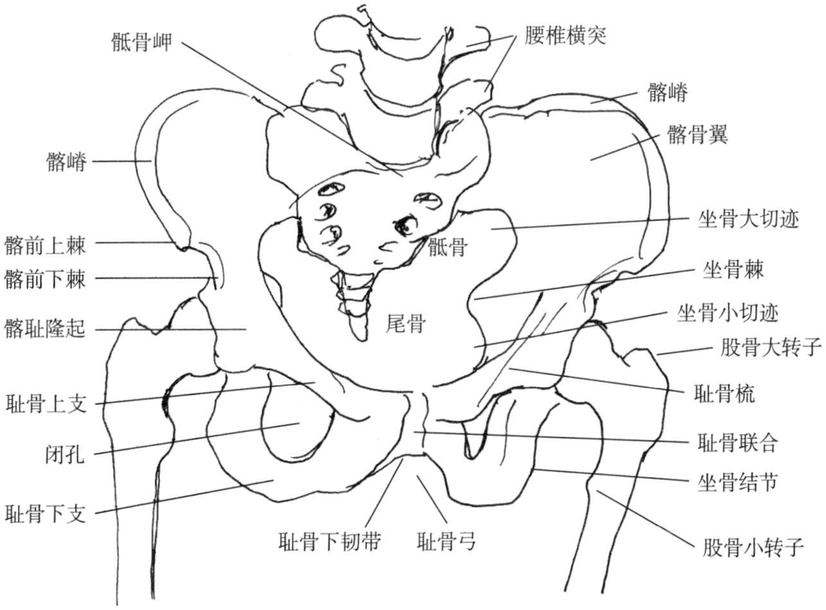

图 19-1　骨盆解剖图

节、耻骨梳、耻骨嵴和耻骨联合上缘为界限，分为大骨盆和小骨盆。界限上部为大骨盆，又称假骨盆。界限下部为小骨盆，又称真骨盆。男性骨盆上口呈心形，下口较狭窄，骨盆腔较窄长，呈漏斗形。骶骨岬前突明显，耻骨下角为 70° ~ 75°。女性骨盆上口近似圆形，下口较宽大，骨盆腔短而宽，呈圆桶形，骶骨岬前突不明显，耻骨下角为 80° ~ 100°。正常情况下，人体直立时骨盆向前方倾斜，骨盆上口平面与水平面形成一角度，称为骨盆倾斜度，为 50° ~ 60°，骨盆下口平面也与水平面形成约 15° 的角[2]。骨盆区域血管丰富，无论动脉或静脉血管在髂内与髂外血管分支以及腹主动脉与腔静脉等一些分支之间均有吻合支相互交通。骨盆出血来源主要包括动脉出血、静脉出血和骨折端松质骨的直接出血。

（三）分型

Marvin Tile 分型根据对稳定性的影响和损伤暴力的方向，分为 A、B、C 型。

1. A 型：稳定型（后方弓完整，图 19-2） A 型分为 A1、A2 和 A3 型。

（1）A1 型：撕脱骨折。

（2）A2 型：直接暴力引起的髂骨翼或前弓骨折。

（3）A3 型：骶尾部横骨折。

2. B 型：部分稳定型（后弓不完全损伤，图 19-3）。

（1）B1 型：翻书样损伤（外环不稳定）。

（2）B2 型：侧方挤压损伤。

（3）B3 型：双侧损伤。

3. C 型（不稳定型，图 19-4）

（1）C1 型：单侧损伤。

（2）C2 型：双侧损伤，一侧是 B 型，另一侧是 C 型。

（3）C3 型：双侧损伤，两侧 C 型。

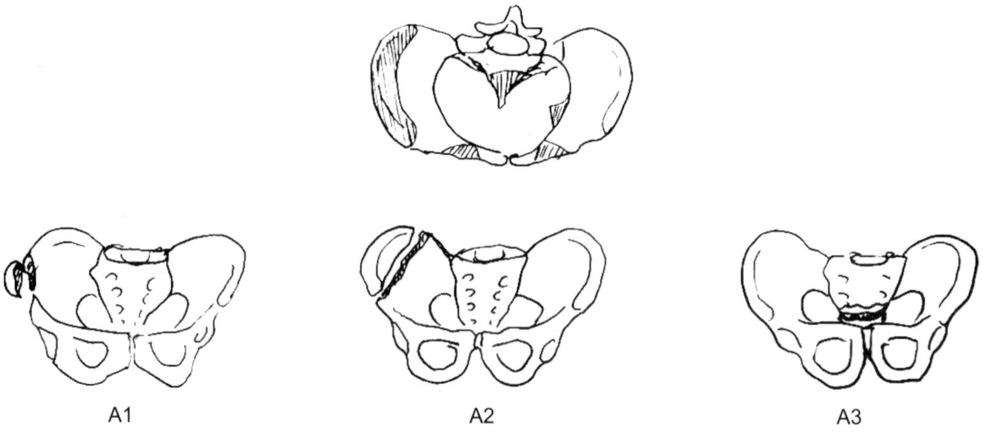

图 19-2 骨盆骨折 A 型

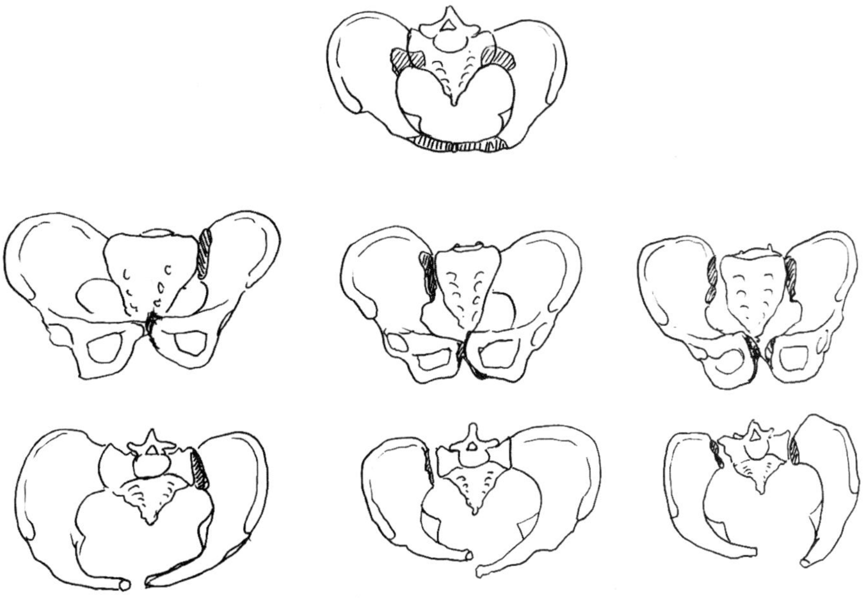

B1　B2　B3

图 19-3　骨盆骨折 B 型

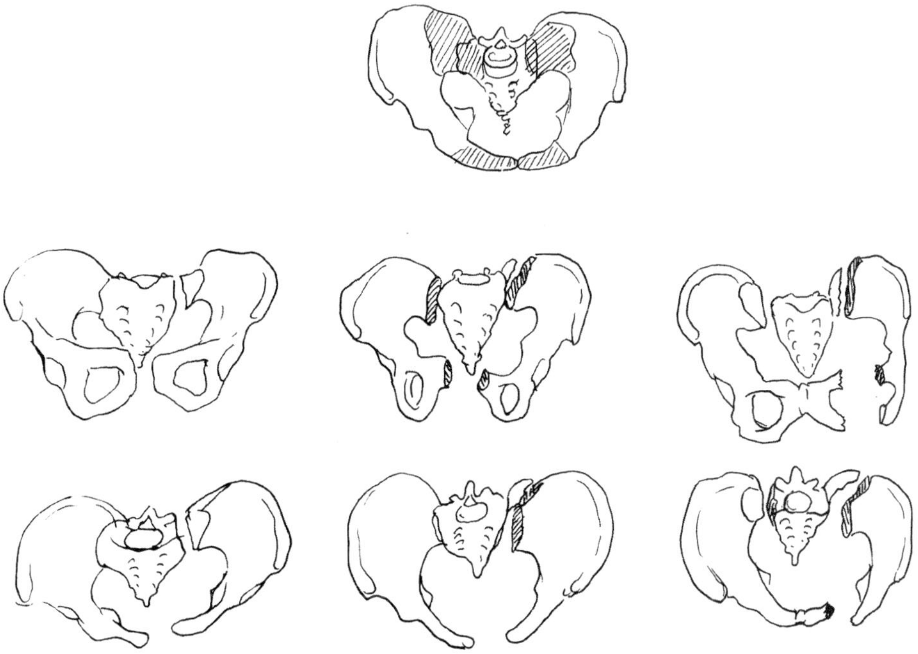

C1　C2　C3

图 19-4　骨盆骨折 C 型

二、临床表现

（一）局部表现

患者有严重的外伤史，尤其是骨盆受到挤压的外伤史，有广泛疼痛或肿胀，活动时疼痛加重。不稳定型骨折髋关节活动受限。检查时可见耻骨联合增宽，髂前上棘左右不对称，且与脐的间距不等。有腹膜后出血者，表现为腹痛、腹胀，肠鸣音减弱或消失。膀胱或尿道损伤可出现排尿疼痛、血尿或排尿困难。直肠损伤时，肛门出血，肛门指诊疼痛，有血迹。神经损伤时，下肢相应部位神经麻痹。

（二）全身表现

出血多时即表现为神志淡漠、皮肤苍白、四肢厥冷、尿少、血压下降和心率加快等失血性休克征象，多为伴有血管损伤内出血所致。

（三）特殊检查（体征）

1. 骨盆挤压分离试验阳性　提示骨盆骨折，骨盆环完整性被破坏。
2. “4”字试验阳性　提示骶髂关节损伤。
3. 直腿抬高试验　患者缓慢将下肢直腿抬高，引发骨盆部疼痛为阳性，对骨盆骨折有诊断意义。
4. 肛门指诊　可触及移位的尾椎骨折。

三、治疗方法

（一）急救处理

骨盆骨折的急救应遵循损伤控制理论（damage control surgery，DCS），基本原则为三步处理模式：第一步，抢救生命；第二步，合并伤的处理；第三步，骨盆骨折的处理[2]。

骨盆骨折急救的首要目的是挽救生命。患者入院后首先应立即对神志、意识状态、气道、呼吸状态和循环状态进行评估，及时发现危及生命的损伤，迅速配合医生进行有效处理。原则上评估与治疗同时进行。在急诊室第 1 h（“黄金时段”）的正确处理对降低死亡率和致残率至关重要。出血是导致骨盆骨折患者早期死亡的主要原因。骨盆骨折最严重的并发症是大出血引发的失血性休克。骨盆大出血的处理是：应足量输血输液，补充血容量，充分扩容，维持有效循环，骨盆制动及骨盆固定。对于稳定型骨盆骨折，在补充血容量的同时可给予骨盆固定带保护。对于不稳定型骨盆骨折，在复苏及抗休克的同时应对骨盆进行临时性外固定，包括骨盆固定带以及 C 形钳和外固定支架等。连续动态监测患者生命体征的变化，以观察抗休克治疗的有效性。若经积极抗休克治疗后生命体征仍不稳定，说明有活动性出血，应在抗休克治疗的基础上积极手术探查。

（二）保守治疗

骨盆骨折保守治疗的适应证主要包括：Tile A 型骨折、部分 B 型骨折、患者虽有手术适应证但由于其他疾病或脏器损伤而不宜手术者。

（三）手术治疗

1．外固定治疗的手术适应证

（1）患者损伤严重急救时的临时固定。

（2）某些类型骨盆损伤，如开放型损伤，当耻骨联合分离＜2.5 cm 时。

（3）与内固定结合使用，以增加骨盆的稳定性。

2．内固定治疗的手术适应证

（1）骨盆骨折前环切开复位内固定的适应证

①耻骨联合分离＞2.5 cm。

②耻骨支骨折伴有股动脉或神经损伤。

③耻骨联合绞锁。

④骨盆斜形骨折，耻骨支旋转突入会阴区域。

⑤合并髋臼前柱骨折。

（2）骨盆骨折后环损伤行内固定的适应证

①骶髂关节脱位或骨折脱位，移位＞1 cm。

②伤口在后方的开放性骨折。

③骨盆后环结构不稳定并伴髋臼后柱骨折[1]。

四、护理措施

（一）术前护理

1．骨盆骨折合并症的护理　入院后即时观察神志、意识及生命体征，给予骨盆束缚带稳定骨盆，并观察有无合并症的发生。

（1）休克的护理：一旦发现患者有失血性休克的临床表现，如烦躁不安、焦虑、血压下降、脉搏细速、肢端湿冷或神志改变，应立即通知医生并全力配合抢救，快速大量输液、输血，补充血容量，充分扩容，维持有效循环。

（2）腹腔后血肿的护理：观察患者有无腹部压痛、反跳痛和腹肌紧张等表现。如出现以上症状，及时通知医生，遵医嘱给予对症处理。

（3）尿道和膀胱损伤的护理：观察患者有无排尿困难、尿潴留、尿道流血或血尿等情况，常规留置尿管并妥善固定，密切观察尿液的颜色、性质和量。严重尿道撕裂和膀胱破裂者需行手术治疗。

（4）神经损伤的护理：骨盆骨折常可伤及坐骨神经丛及腰骶部神经[3]，从而出现相应神经支配区域肢体感觉及运动障碍，如出现足下垂等。入院后及术后及时查看患者的下肢活动情况，如出现损伤，及时报告医生，遵医嘱给予营养神经药物及电刺激治疗。

（5）直肠损伤的护理：直肠损伤见于严重的骨盆骨折。观察患者是否出现下腹部疼痛、里急后重和肛门部出血等。此类患者多需手术治疗，做好术前准备及心理护理。

2．骨盆束缚带的护理

（1）以股骨大转子为中心佩戴，将固定带的顶部边缘对准髂嵴上缘的位置，双膝靠拢并固定。

（2）12 h 释放一次，检查患者皮肤的完整性。

（3）使用时间：24 ~ 36 h。24 ~ 36 h 内明确确定性治疗。

（二）术后护理

1．外固定架或牵引的护理　对于骨牵引或外固定架的钉道处用 0.5% 聚维酮碘消毒，3 次 / 天，观察钉道周围的皮肤情况。在牵引期间，观察患者体位、牵引重量和肢体外展角度，以保证牵引效果。嘱患者躯干放直，脊柱与骨盆垂直。同时观察患者双下肢血液循环，包括皮温、颜色、血运、足背动脉搏动情况和双下肢活动情况，定期检查并拧紧螺钉，防止外固定架松动。

2．进行术后常规护理的同时，做好骨盆骨折合并症的护理（内容详见本章术前护理）。

五、功能锻炼

责任护士在术后与主管医生沟通，了解患者的手术情况，按时评估患者的疼痛评分，给予有针对性的康复指导。骨盆骨折术后功能锻炼分为稳定型骨盆骨折功能锻炼和不稳定型骨盆骨折功能锻炼。

（一）稳定型骨盆骨折术后功能锻炼

骨盆环连续性未遭到破坏或连续性虽有破坏，但负重部位未破坏，对骨盆的稳定性无明显影响[4]。

1．第一阶段：术后 0 ~ 6 周。

（1）术后 1 周内：麻醉消失后，将双下肢保持适度屈髋位，以减轻术后疼痛。

①踝部运动（足趾跖屈背伸运动）：手术当日麻醉消退后即开始进行踝部的训练，促使静脉和淋巴回流，减少患肢肿胀，预防深静脉血栓形成。具体方法为患者平卧或坐于床上，放松大腿肌肉群，缓慢地以最大角度做踝关节背伸动作。即向上勾起脚尖，维持 5 s 左右，再向下做踝关节跖屈动作，脚尖向下，维持 5 s 左右。此动作可以让小腿肌肉持续收缩。一组 30 次，每天 3 组（图 19-5）。

②股四头肌等长收缩锻炼（图 19-6）：麻醉消退后，在患者疼痛能耐受的情况下即可进行股四头肌等长收缩锻炼。患者取仰卧位，下肢伸直不离床，将股四头肌主动向近端收缩并牵拉髌骨，缓慢运动，每次持续 5 ~ 10 s，再放松。一组 30 次，每天 3 组。此锻炼可

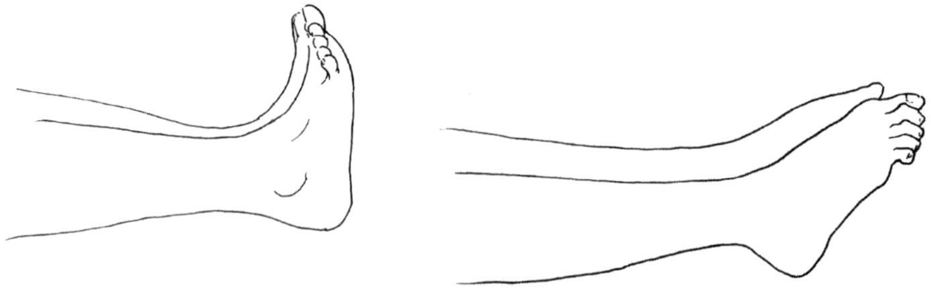

图 19-5　足趾跖屈背伸运动

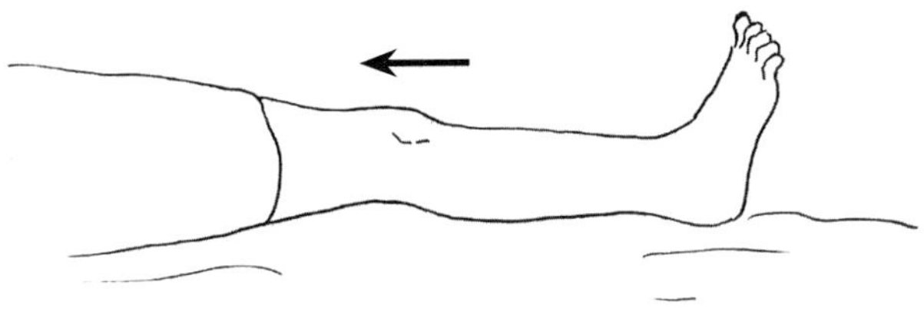

图 19-6　股四头肌等长收缩锻炼

尽量避免肌肉萎缩，同时促进下肢血液循环。

④臀肌收缩运动：患者取仰卧位并伸直腿，收缩臀部肌肉，保持 5 ~ 10 s，再放松。一组 30 次，每天 3 组。

⑤髋关节和膝关节的被动运动：拔除引流管，复查 X 线片后，在康复师的协助下或使用持续被动运动（continuous passive motoin, CPM）帮助患者进行髋关节和膝关节的被动运动。从 0° ~ 30° 开始，每日 2 次，每次 30 min，每日增加 5° ~ 10°，以患者疼痛耐受为宜，避免主动屈髋。

⑥逐渐抬高床头：坐骨支无骨折的患者可逐渐过渡到 90° 坐起，坐骨支有骨折的患者根据患者的疼痛耐受程度决定坐起角度。患者坐起 90° 后进行卧位到床边转移训练。

⑦卧位到床边转移训练（图 19-7）：医护人员将床头摇起 30°。患者将患肢置于外展伸直位，健侧肢体屈曲。利用双手和健侧下肢的支撑力，医护人员扶住患肢，协助患者将

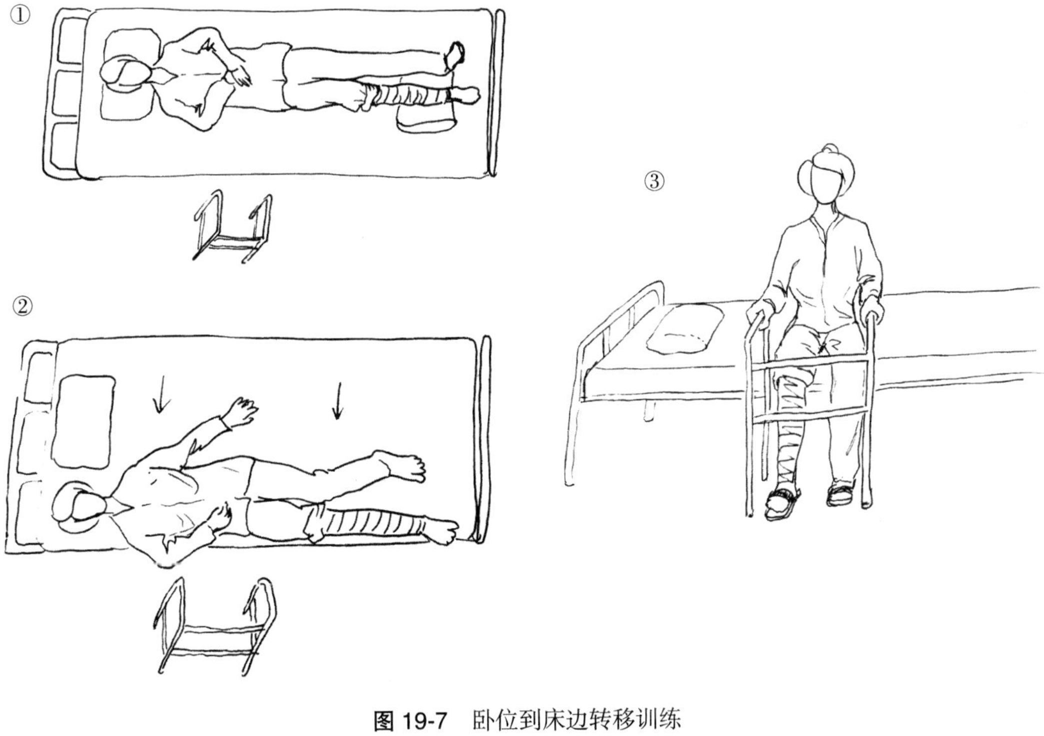

图 19-7　卧位到床边转移训练

患肢移至床旁。医护人员站在患者的患侧，扶住患肢及患侧肩部。患者用双手及健侧下肢同时用力撑床，以臀部为旋转轴坐起。将助行器置于患者前方。患者双手扶助行器，双小腿悬于床外坐起。第一次坐起时间不超过 15 min，逐渐延长坐起时间。

（2）术后 2～4 周：如全身情况尚好，可进行膝关节主动屈伸运动、股四头肌肌力练习及站立训练，同时进行上肢肌力练习。如骨折愈合正常，可逐渐进行步行练习。

①直腿抬高练习：患者取仰卧位，先将患肢腿伸直，逐渐将腿抬起，使脚后跟离床面约 20 cm，维持 10 s，然后轻轻放下，换另一条腿进行此动作。30 次 / 组，3 组 / 日。

②负重伸膝练习（图 19-8）：患者取坐位时，足踝部放沙袋和皮筋等作为负荷，踢腿至膝伸直位，缓慢落下。20～30 次 / 组，2～3 组 / 日。

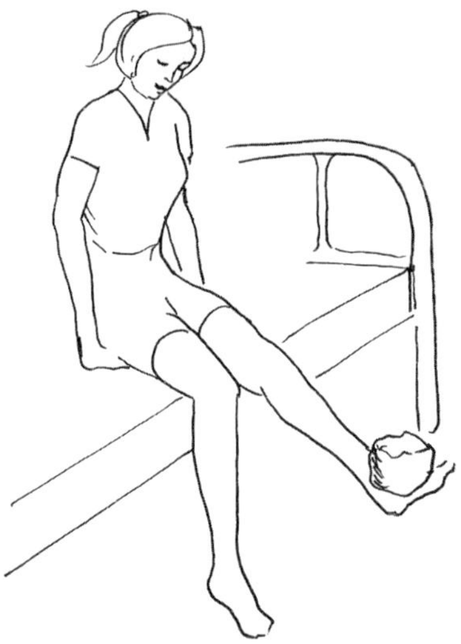

图 19-8　负重伸膝练习

③膝关节主动屈伸运动（图 19-9）：在股骨不旋转、不内收的情况下，做髋与膝关节主动屈伸运动。20～30 次 / 组，2～3 组 / 天。

④髋关节旋转练习：患者取仰卧位，屈曲健侧膝关节，患肢伸直，踝关节背伸，使足趾向上，顺时针旋转下肢 10 s，然后回复中立位，再逆时针旋转下肢 10 s，然后回复中立位[5]。20 次 / 组，2～3 组 / 日。

⑤站立练习（图 19-10）：患者坐起后，双手扶助行器，使健侧肢体足部先着地，患侧肢体足部后着地，扶住助行器站起。患侧肢体根据骨折的稳定性及内固定的强度决定是否部分负重。患者第一次使用助行器下床时，必须有护理人员在旁协助。第一次站立时间不超过 15 min，应逐渐延长站立时间。

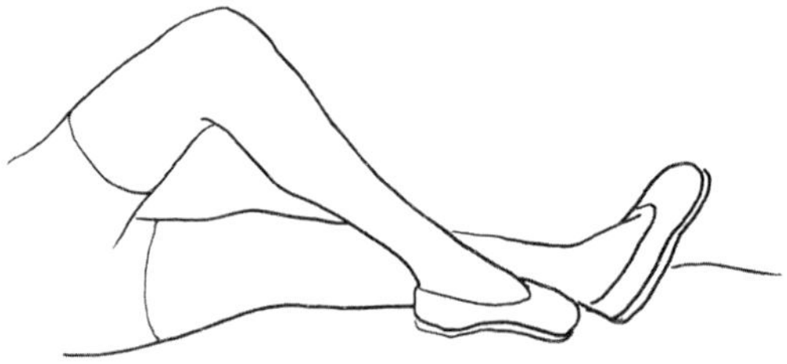

图 19-9　膝关节主动屈伸运动

⑥平地行走练习（图 19-11）：患者双手扶助行器站起后，将助行器置于患者前方，先迈患肢，再迈健肢，患肢不负重。第一次行走时间不超过 15 min，逐渐延长行走时间。

⑦术后 5～6 周门诊复查，根据 X 线片显示的愈合迹象决定负重重量，进行负重练习，从负重体重的 20% 开始锻炼。可在平板健康称上让患侧负重，以明确部分体重负重的感觉。

2．第二阶段　术后 7～12 周

（1）逐渐增加负重重量，负重由开始的 20% 体重、40% 体重、60% 体重、80% 体重至 100% 体重逐渐过渡，并进行髋关节的外展和后伸练习，增加髋关节的活动度。

（2）髋关节站立外展：使髋、膝、足位于同一直线，躯干保持直立。在向外侧抬腿的同时保持膝关节充分伸展。坚持 3～5 s，然后缓慢下落足部回落至原地。20～30 次 / 组，2～3 组 / 日。

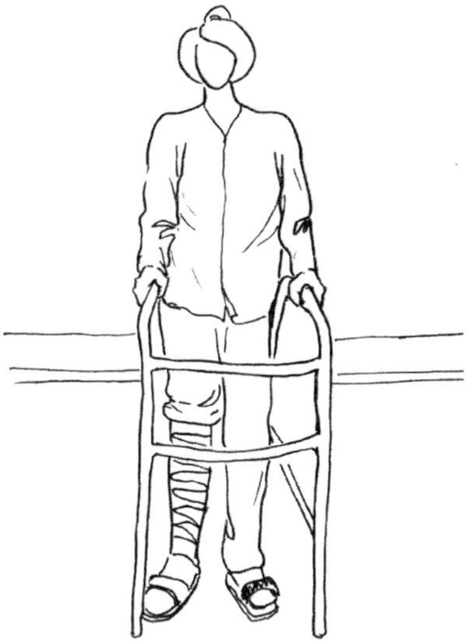

图 19-10　站立练习

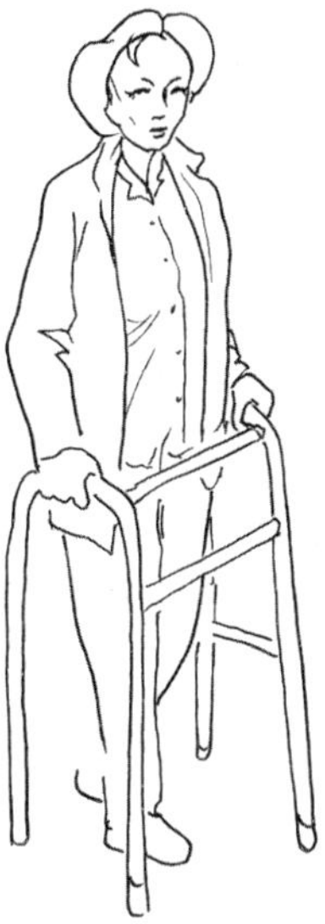

图 19-11　平地行走练习

（3）髋关节后伸锻炼：缓慢向后抬高患肢，后背保持直立。坚持 3～5 s，然后足部回落至原地。20～30 次 / 组，3 组 / 日。

（4）髋关节周围肌力锻炼（图 19-12）

①股内收肌训练：患者仰卧在床上，将双手自然放置于躯干两侧。康复师站在患侧，并将手放在患者大腿的内侧，给予腿部向外的力量，同时让患者用力抵抗保持 5 s。

②股外展肌训练：患者取仰卧位，康复师将手放在患者大腿的外侧，给予腿部向内的力量，同时让患者用力抵抗保持 5 s，注意练习时髋、膝和足位于同一直线上。

3．第三阶段　术后 13 周至 1 年　采用加强髋部各肌群的抗阻力练习。将弹力带的一端绕过患肢的踝关节，另一端固定于静止的物体上。患者应紧握椅子或一个固定物体以保持平衡和稳定，下肢进行后伸和外展练习。20～30 次 / 组，2～3 组 / 日。

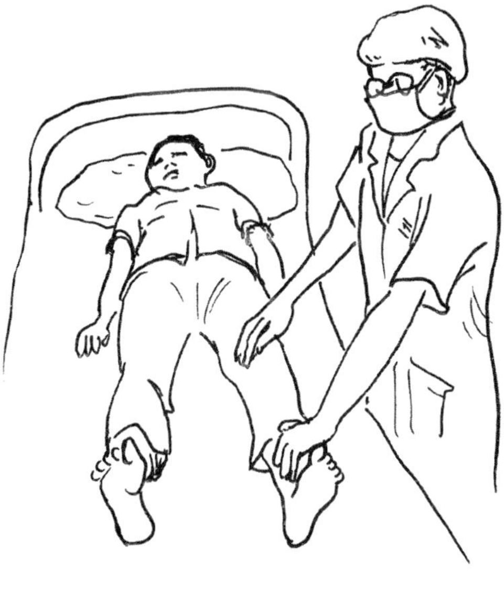

图 19-12　髋关节周围肌力锻炼

（二）不稳定型骨盆骨折术后功能锻炼

骨盆环的完整性和稳定性遭到破坏时，应进行手术固定以重建骨盆环的稳定性。术后康复根据骨盆骨折和手术方式的不同情况，卧床时间也有所不同。无论哪一阶段，康复治疗都应考虑下列因素，即维持骨盆环稳定性，保持体能，以及维持肌肉力量和关节活动度[6]。

1．应用外固定架固定者，在固定期间进行双下肢肌肉等长收缩练习及双下肢关节的主、被动运动，以锻炼关节的活动度和下肢肌力。根据患者骨折愈合情况，拆除外固定架后，渐行坐位训练，从 30°、60° 至 90°，过渡到床边坐位及下床站立练习。一般单环骨折术后 6～8 周可使用助行器下地行走，并逐渐负重。双环骨折术后 12 周行站立训练并逐渐负重。完全负重后进行抗阻力练习，全面恢复下肢关节度及下肢肌力。

2．应用内固定者，根据骨折的复杂程度、手术方式及骨折愈合程度不同，患者的卧床时间、行走时间和负重时间也有所不同。患者的卧床时间可能短至 1～2 周，也可能长达数月以上。患者下床行走时间和负重时间变化也较大，应根据具体情况选择。

（1）骨盆环完整性得到满意恢复的患者

①第一阶段：术后 0～4 周

A. 术后 1 周内可进行踝泵练习、股四头肌等长收缩练习、臀肌收缩练习以及髋关节和膝关节的被动运动等。

B. 术后 2～4 周根据骨折愈合情况和内固定情况，可渐行坐位练习，从 30°、60° 至 90°，过渡到床边坐位，双腿下垂，以及下床站立练习。卧床时进行膝关节主动屈伸练习，同时进行上肢肌力练习。

②第二阶段：术后 5～12 周。此期根据骨折愈合情况，可进行髋关节旋转练习和直腿抬高练习。术后 8 周复查 X 线片，并根据骨折内固定的稳定程度采用体重秤进行部分负重练习，从 20% 体重、40% 体重、60% 体重、80% 体重至 100% 体重，逐渐过渡。

③第三阶段：术后 13 周至 1 年。此期患者从部分负重过渡到完全负重，在进行负重练习的同时进行对抗阻力练习，全面恢复下肢关节度及下肢肌力。锻炼方法详见本章稳定型骨盆骨折术后功能锻炼。

（2）术后骨折愈合差或骨盆完整性恢复不满意的患者，根据情况延长卧床时间和负重时间。

六、出院指导

（一）伤口护理

伤口按时换药，保持干燥清洁，如有不适则随诊。带外固定架出院的患者，按外固定架术后护理原则进行宣教。如钉道出现红肿热痛或异常分泌物，应及时就诊。每日检查外固定架的活动度，如有异常，及时到院就诊。

（二）功能锻炼

嘱患者坚持功能锻炼，并根据具体情况按计划进行，循序渐进，避免操之过急。

（三）生活指导

合理安排饮食和休息，进食高热量、高蛋白及富含维生素易消化饮食，禁辛辣，禁烟酒，保证充足的睡眠。保持心情愉悦，提高免疫力，促进骨折愈合。

（四）复诊

护士要告知患者在术后的 1、3、6 和 12 个月到门诊复查，定期拍 X 线片检查骨折愈合的情况及内固定有无移位。

（孙丽冰）

参考文献

[1] 姜保国 . 王满宜 , 关节周围骨折 [M]. 北京 : 人民卫生出版社 , 2013: 327-338.
[2] 王亦璁 , 姜保国 . 骨与关节损伤 [M]. 北京 : 人民卫生出版社 , 2007: 1030-1040.
[3] 陈宇 . 骨盆骨折类型与神经损伤的相关性研究 [J]. 中国实用神经疾病杂志 . 2015: 18(24)75-76.
[4] 郭春玲 . 骨盆骨折的康复 [J]. 中外健康摘 . 2011: 8(13). 193-194.
[5] 于长隆 . 常见运动创伤的护理和康复 [M]. 北京 : 北京大学医学出版社 , 2006: 136.
[6] 于长隆 . 骨科康复学 [M]. 北京 : 人民卫生出版社 , 2010: 446-449.

第二十章　髋部骨折的护理

常见的髋部骨折有股骨颈骨折、股骨粗隆间骨折和股骨粗隆下骨折。多发于老年人，由中小暴力创伤所致，在年轻人则多由高能量创伤引起[1]。

第一节　髋关节解剖

一、股骨近端的解剖

股骨近端包括股骨头、股骨颈及股骨粗隆间部分（图 20-1）。

（一）股骨头

股骨头的几何结构近似于球形。其近端 2/3 接近正球形，正中略偏下方有一凹陷，为股骨头凹，是圆韧带附着处。股骨头表面覆盖关节软骨，在中内侧部分软骨最厚，周缘处

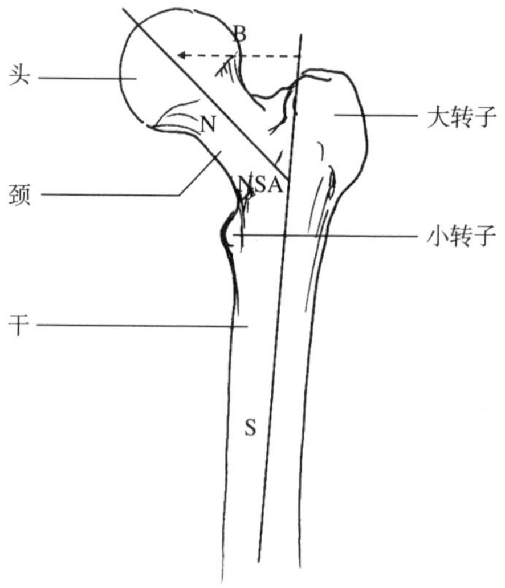

图 20-1　髋关节解剖示意图

最薄。股骨头中央圆韧带的附着处有滑膜连接。这一特点与股骨头负重的生物力学特性相关。当处于中立位负重时，头臼获得最大匹配和接触面积。

（二）股骨颈

股骨颈为近似管状结构，指向上内方，上缘相对短，下缘相对较长。颈下方皮质显著厚于上部分，骨小梁也较为密集。

（三）股骨粗隆间部分

股骨颈体交界处的外侧有一向上隆起，叫做大转子，其内下方较小的隆起叫做小转子。大转子的内侧面有一凹陷，称为转子窝。在大、小转子间，前有转子间线，后有转子间嵴相连。两者之间称股骨粗隆间，是骨折多发部位。

二、股骨近端的解剖特点

（一）颈干角

在冠状面股骨干与股骨颈轴线相交，构成颈干角。成年后正常范围在 125° ~ 135°，颈干角小于 120° 时称为髋内翻。此时股骨颈承受的剪应力增加。颈干角大于 140° 时称为髋外翻。此时股骨颈承受的压应力增加。

（二）股骨颈前倾角

指股骨颈轴线与股骨内外髁连线间的夹角。成年后此角为 12° ~ 15°，髋臼发育不良或先天性髋关节脱位时前倾角普遍大于正常，多数超过 40°。

（三）股骨距

股骨距位于股骨颈、干连接部的内后方，是位于小转子深部的纵行致密骨板。上极与股骨颈的后侧皮质连续，下极与小转子下方股骨干后内侧皮质融合。股骨距的存在加强了干骺端承受应力的能力，缩短了股骨颈的“悬梁”力臂，与压力和张力骨小梁构成一个完整、合理的负重系统。

（四）骨小梁

同其他骨骼结构一样，股骨近端的结构适应于其所承担的应力，并符合以最少的材料获得最大承力结构的特点。这一特性在股骨颈体现得尤为突出。股骨颈内部基本上由松质骨构成，其特有的小梁系统共同承担股骨近端的张、压应力。内侧为主压力小梁，外侧为弓形的主张力小梁。此两组小梁相交之下方的三角形区域承受应力最小，骨小梁稀少，称为 Ward 三角。此区域也是出现骨质疏松后行骨密度检查最敏感的部位。

三、股骨头的血运

股骨头的血运来自支持带动脉、股骨滋养动脉和圆韧带动脉。

（一）支持带动脉

支持带动脉又称关节囊动脉。真正营养关节囊的血管并不进入股骨，只有支持带动脉不通过关节囊，而自滑膜反折深面近骺板处进入股骨颈。支持带动脉由旋股内侧动脉和旋股外侧动脉构成的囊外动脉环发出。主要有三组动脉，包括后上支持带动脉、后下支持带动脉和前支持带动脉。后上支持带动脉和后下支持带动脉均由旋股内侧动脉发出，对于股骨头的血液供应至关重要，因此，旋股内侧动脉损伤是导致股骨头缺血性坏死的主要因素。

（二）股骨滋养动脉

股骨滋养动脉由股骨干中部进入，升支沿髓腔上行，与支持带动脉的股骨颈支吻合。青少年期间因骺板的屏障作用，滋养动脉不进入股骨头。到了成人，虽部分分支可经骺线进入股骨头，但其对股骨头的营养血运作用甚微。

（三）圆韧带动脉

圆韧带动脉多数起自闭孔动脉，随圆韧带经髋臼横韧带下方至股骨头凹，仅营养股骨头凹附近的小片区域，不是股骨头的主要血运来源，且随年龄增长，发生硬化堵塞的概率增加。

由于解剖生理的特点，对于股骨颈骨折必须尽早解剖复位，进行良好的固定，才有可能从股骨颈基部重建骨内血液循环，使股骨头颈连接，恢复股骨头内的血液供给，减少创伤后股骨头缺血性坏死的发生。

四、关节囊和韧带

髋关节囊为圆筒状结构，厚而坚韧，纤维层在近端起自髋臼内缘、髋臼横韧带和盂唇外侧。在远端，前方附着于转子间线，后方附于转子间嵴内侧，即股骨颈中外 1/3 交界处。而股骨颈后外 1/3 没有关节囊覆盖，所以如股骨颈骨折线通过颈的后外部，可形成囊内外混合骨折。

关节囊被四条重要的韧带增强，包括最强大的是位于颈前方的髂股韧带，位于囊后下方的坐股韧带，位于股骨颈中部的轮匝带，以及股骨头圆韧带。

五、髋关节的正常活动范围

1. 屈伸　屈曲 0° ~ 120°，后伸 0° ~ 20°。
2. 外旋和内旋　外旋 0° ~ 60°，内旋 0° ~ 30°。
3. 内收和外展　内收 0° ~ 60°，外展 60° ~ 0°。

第二节　股骨颈骨折

一、概述

（一）损伤机制

股骨颈骨折是股骨头下端至股骨颈基底部之间的骨折。多发生在中老年人，与骨质疏松导致的骨质量下降，骨的脆性增加有关。当股骨颈遭受轻微扭转暴力时即可发生骨折。患者的平均年龄在 60 岁以上。年龄越高，骨折愈合就越困难。在青少年中较少发生股骨颈骨折，常需要较大的暴力[2]。

（二）分型

根据骨折部位分型，股骨颈骨折分为头下型、头颈型、经颈型和基底型（图 20-2）。

1. 头下型　此型在临床上比较多见，骨折线正位于股骨头下方，股骨颈完全处在远骨折段。因股骨头血运来自支持带动脉，而支持带围绕于头颈接合部，仅残留带来血运很少的股骨头圆韧带动脉，所以此型骨折对造成的血运影响最为严重，发生股骨头缺血性坏死的概率最高。

2. 头颈型　临床上多见，骨折线走行于股骨头下与股骨颈之间，故名头颈型。最常见的形式是骨折面的外上端位于头下，内下端位于股骨颈，下端比较尖锐，形如“鸟嘴状”。此型承受剪应力最大，非常不稳定。

3. 经颈型　骨折面完全通过股骨颈，此型在临床非常少见。

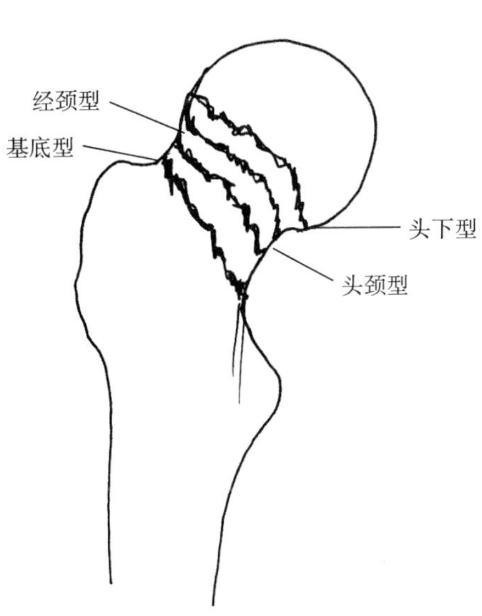

图 20-2　股骨颈骨折分型

4. 基底型　骨折线位于股骨颈与大小转子间连线相交处，支持带动脉受影响较小，且此处有旋股内外侧动脉分支形成的动脉环，血运丰富，骨折容易愈合。

二、临床表现

股骨颈骨折后表现为髋部疼痛，不能站立，患侧下肢活动受限，患肢呈内收、外旋（45°～60°）、短缩畸形。同时，体格检查可见腹股沟中点处压痛，下肢纵向叩击痛。青壮年股骨颈骨折多为移位型，致伤暴力较大。老年性股骨颈骨折由于患者骨质疏松，受伤暴力轻，多为低能量摔伤，部分老年股骨颈骨折为不完全骨折，在临床上也表现为患侧肢体疼痛不甚明显，患髋关节亦可活动，甚至患者可以行走。

三、治疗方法

（一）保守治疗

原则上讲所有股骨颈骨折均需手术治疗，除非患者有手术适应证，但由于其他疾病而无法进行手术[3]。

（二）手术治疗

手术治疗包括经皮空心钉内固定术和髋关节置换术两种方式。

1. 经皮空心钉内固定术　适应证是50岁以下的患者，尤其是青壮年的股骨头下型或头颈型骨折，以及老年患者中骨质条件好的患者。

2. 髋关节置换术　根据假体类型不同可分为：①骨水泥型假体及生物型假体；②人工股骨头假体及人工全髋关节假体。

（1）对于高龄、一般情况差、手术风险高且术前活动能力差的患者，可选择人工股骨头置换术，多采用骨水泥型，可结合疏松骨质，获得早期稳定及下地活动。

（2）全髋关节置换骨水泥型假体较明确的适应证是：①年龄＞70岁，中到重度骨质疏松。②年龄＜70岁，严重骨质疏松。

（3）全髋关节置换生物固定型假体的使用要求是骨质条件好，骨生长修复能力强的患者：①＜60岁，骨折不愈合或陈旧性股骨颈骨折。②＞60岁，骨质条件较好，预计患者的寿命在25年以上的患者[4]。

四、护理措施

（一）术前护理

患者多为老年人，常合并有其他疾病，如高血压、糖尿病和冠心病等。在进行常规护理的同时，一定要密切观察患者的病情变化和既往疾病的控制情况。

（二）术后护理

1. 患肢护理　患者平卧位时患肢为外展中立位，膝下垫软枕，抬高约5 cm[5]。侧卧位时，双膝间夹软枕，厚约 12 cm，保持髋关节、膝关节和足的外侧在同一水平线上，避免髋关节内收和屈髋，防止髋关节脱位。

2. 并发症的护理　老年患者生理机能下降，长期卧床会出现深静脉血栓、压力性损伤和肺部感染等并发症。另外，谵妄已成为老年髋部骨折患者术后最常见的并发症之一。在进行术后常规护理的同时，一定要注意有无上述并发症的发生，并及时采取预防措施。

五、功能锻炼

(一)股骨颈骨折闭合复位空心钉内固定术后功能锻炼

责任护士在术后与主管医生充分沟通，了解患者的手术方式及内固定假体类型，按时评估患者的疼痛评分，制订有针对性的康复计划。

1. 第一阶段：术后 0～6 周　在患者病情允许的情况下，除下述练习外，尽量活动上肢，增加上肢肌力。

(1)术后 1 周内

①术后当天，麻醉消退后即可进行踝部运动。在疼痛能耐受的情况下，进行股四头肌等长收缩锻炼和臀肌收缩运动。

②术后 2～3 天，拔出引流管，复查 X 线片。骨折复位稳定后，将床头摇起 30°～60°，开始进行髋关节被动屈伸锻炼。

③术后 4～7 天，可进行卧位到床边转移训练和站立练习。

(2)术后 2～4 周

①继续完成前一段功能锻炼的相关内容，逐渐增加活动范围，可将部分被动运动转变成主动运动，进行平地行走练习。

②下肢进行主动屈伸运动，保持股骨不旋转、不内收的情况下，做髋与膝关节主动屈伸运动，3～5 分钟 / 次，3 次 / 天。

(3)术后 5～6 周：复查 X 线片。根据骨折愈合情况，可采用体重秤进行练习，从负重体重的 20% 开始锻炼，并进行髋关节的外展和后伸练习，增加髋关节的活动度。

2. 第二阶段：术后 7～12 周　患者从部分负重逐渐过渡至完全负重，完全负重后方可进行平衡练习。还可进行髋关节旋转练习和增强下肢肌力练习，包括直腿抬高练习和髋关节周围肌力锻炼。

平衡练习的锻炼方法为，开始训练时，患者站在支撑点比较宽的平衡板上，身体直立，目视前方，手扶平衡杠。待平衡功能进一步改善后，站立时间逐渐延长，支撑点的宽度逐渐减小，双手平举站立。

3. 第三阶段：术后 13 周至 1 年　主要逐步加强髋关节各项的活动度、肌力练习和负重能力等，以期获得更加满意的髋关节功能。包括加强髋部各肌群的抗阻力练习和静蹲练习。

静蹲练习的锻炼方法为，患者站立，倚靠于墙，随力量增加逐渐增加下蹲角度，每次间隔 5 s，每组连续 5～10 次，2～3 组 / 日(图 20-3)。

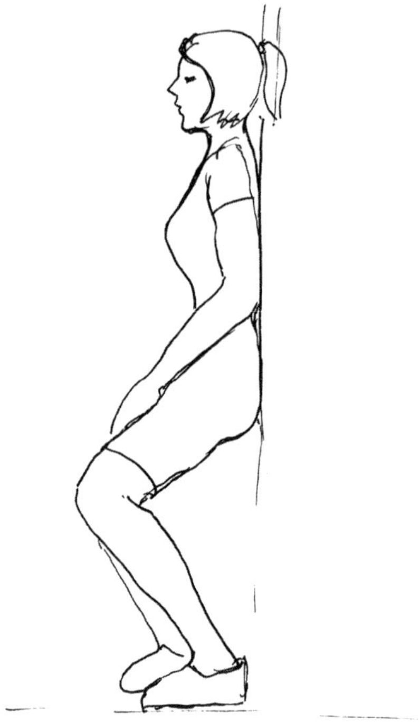

图 20-3　静蹲练习

（二）股骨颈骨折髋关节置换术后功能锻炼

1．第一阶段：术后 0～6 周

（1）术后 1 周内

①术后当天，麻醉消退后即可进行踝部运动。在疼痛能耐受的情况下，进行股四头肌等长收缩锻炼和臀肌收缩运动。双上肢及健侧肢体同时进行协调运动以促进全身运动。

②术后 2～3 天，拔出引流管，复查 X 线片。骨折复位稳定后，将床头摇起 30°～60°，进行髋关节被动屈伸锻炼。

③术后 4～7 天，将床头摇起 60～90°，可进行被动髋、膝关节屈伸运动，但髋、膝关节屈曲不能超过 90°。患者坐起 90° 后可进行卧位到床边转移训练和站立练习。

（2）术后 2～4 周：进行平地行走练习，根据生物型或骨水泥型假体决定是否部分负重。卧床时进行主动髋关节屈伸运动，角度小于 90°，4 周内禁止做髋关节内收、外展练习和直腿抬高练习。对于骨水泥型内植物，初次行髋关节置换术时，如术中没有植骨，复查 X 线片骨折固定稳定等情况，下床后即可采用体重秤部分负重，逐渐增加负重重量。2 周后可过渡到完全负重。对于生物型内植物，根据骨折的稳定情况，术后 2 周逐步负重，从负重体重的 20% 开始锻炼。如术中有股骨骨折等情况，可推迟负重时间。

（3）术后 5～6 周：对于行生物型内置物的患者，复查 X 线片后，内固定稳定者，术后 5 周可负重体重的 50%。

2．第二阶段：术后 7～12 周　此阶段除了进行上述的下肢肌力练习外，还可进行髋关节外展和后伸运动，增加髋关节的活动度，以及直腿抬高运动等肌力练习。

（1）对于行骨水泥型内植物的患者，复查X线片后，内固定稳定者，达到完全负重后可进行平衡训练。

（2）对于行生物型内植物的患者，逐渐增加负重的重量，要完全负重后方可进行平衡训练。

3. 第三阶段：术后13周至1年　此阶段要逐步增加髋关节的各种活动、抗阻力练习以及负重能力的训练，以期获得更加满意的髋关节功能。

六、出院指导

嘱患者坚持功能锻炼，并按计划进行，循序渐进，避免操之过急。6个月内避免做内收、内旋、外旋及屈髋大于90°的动作。嘱患者不过度负重，不做盘腿动作，不坐矮凳子，不宜用蹲式厕所，不做下蹲拾物动作。避免在不平整或湿滑的路上行走，卫生间照明良好，避免再次跌倒。合理饮食，口服钙剂，进行维生素D的补充，以及给予充足的日光照射。

第三节　股骨粗隆间骨折

一、概述

（一）损伤机制

股骨粗隆间骨折又称股骨转子间骨折，系指股骨颈基底至小粗隆水平以上部位的骨折，为关节囊外骨折。引起骨折的主要原因是跌倒和骨质疏松。低能量损伤引起的股骨粗隆间骨折约占90%，最常见于老年人。高能量损伤引起的股骨粗隆间仅占10%，多发生于年轻人，女性多于男性[6]。

（二）分型

粗隆间骨折的分型很多，目前应用最广泛的有Evans分型和AO分型。Evans分型是临床上广泛采用的分型系统，是根据骨折的稳定性和骨折线的方向分型。该分型系统将股骨粗隆间骨折分为两型。其中Ⅰ型中的Ⅰa、Ⅰb型为稳定型骨折，其余为不稳定型骨折。

1. Ⅰ型骨折　骨折线由小粗隆向上和向外延伸。Ⅰ型骨折又分为四个亚型。

Ⅰa型：骨折无移位，小粗隆无骨折。

Ⅰb型：骨折有移位，小粗隆有骨折，但复位后内侧皮质能附着，骨折稳定。

Ⅰc型：骨折有移位，小粗隆有骨折，但复位后内侧骨皮质不能附着，骨折仍不稳定。

Ⅰd型：粉碎性骨折至少包括大小粗隆四部分骨折块，骨折不稳定。

2. Ⅱ型骨折　为反斜形骨折，骨折线与Ⅰ型相反，由小粗隆向外、向下延伸，骨折不稳定。该型骨折由于内收肌的牵拉，股骨干多向内侧移位（图20-4）。

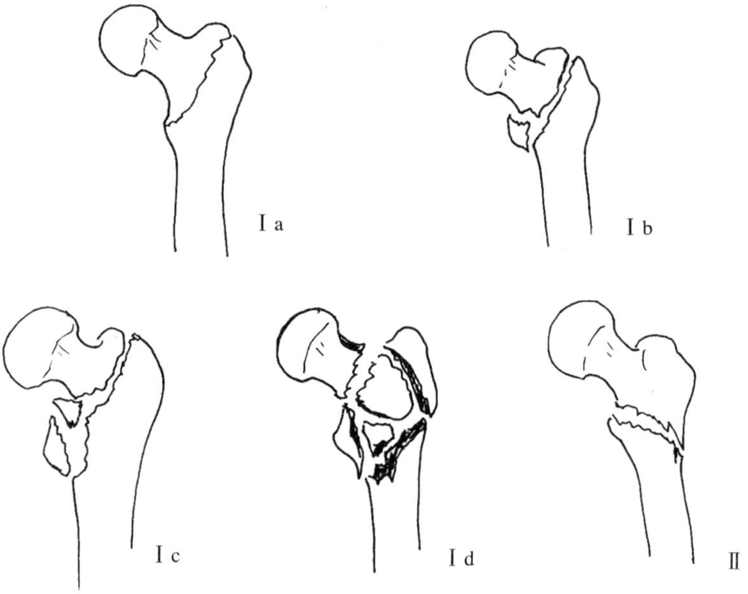

图 20-4　股骨粗隆间骨折的分型

二、临床表现

与股骨颈骨折相似，股骨粗隆间骨折后患肢出现局部疼痛、肿胀和活动受限，但有几点不同：

1. 因为股骨粗隆间骨折是关节囊外骨折，没有关节囊的制约，因此，出现的下肢外旋短缩和畸形比股骨颈骨折更为明显，典型者外旋畸形可达 90°。

2. 局部血肿相对严重，可有较广泛的皮下淤血，严重者可达小腿部位。

3. 若为老年患者，大多发生在 70 岁以上的老年人[6]。

三、治疗方法

（一）保守治疗

患者有手术适应证，但由于其他内科疾病而不能耐受手术者，进行保守治疗，一般均需手术治疗[7]。

（二）手术治疗

临床上使用的手术方式主要有三类。

1. 第一类　股骨近端髓外固定，包括动力髋螺钉（dynamic hip screw，DHS）、动力髁螺钉（dynamic condylar screw，DCS）和接骨板等。适用于顺粗隆间骨折和老年患者。

2. 第二类　股骨近端髓内固定，包括股骨近端髓内钉（proximal femoral nail，PFN）、股骨近端防旋髓内钉（proximal femoral nail anti-rotation，PFNA）、重建钉内固定

和 Gamma 钉等。适用于老年、骨质疏松、粉碎性骨折以及不能耐受长时间手术的患者，并允许术后早期活动和负重的患者。

3. 第三类　人工关节置换术，包括人工股骨头置换术和人工全髋关节置换术，一般适用于年龄在 80 岁以上股骨粗隆间粉碎性骨折，股骨近端严重骨质疏松而不适合其他内固定者[4]。

四、护理措施

（一）术前护理

粗隆间骨折为关节囊外骨折，畸形和肿胀明显，翻身时注意患肢的固定，遵医嘱给予消肿和镇痛治疗。患者多为老年人，常合并有其他疾病，如高血压、糖尿病和冠心病等。在进行常规护理的同时，一定要密切观察患者的病情变化和既往疾病的控制情况。

（二）术后护理

粗隆间骨折多为高龄老年人，体质较差，长期卧床会出现深静脉血栓、压力性损伤和肺部感染等并发症。另外，谵妄已成为老年髋部骨折患者术后最常见的并发症之一。在进行术后常规护理的同时，一定要注意有无上述并发症的发生，及时采取预防措施。

五、功能锻炼

（一）第一阶段：术后 0～6 周

1. 术后 1 周内

（1）术后当天，麻醉消退后即可进行踝部运动。在疼痛能耐受的情况下，进行股四头肌等长收缩锻炼和臀肌收缩运动。双上肢及健侧肢体同时进行协调运动，以促进全身运动。

（2）术后 2～3 天，拔出引流管，复查 X 线片，示骨折复位稳定后，将床头摇起 30°～60°。

（3）术后 4～7 天可使用等速运动活动器（CPM）或协助患者进行髋关节和膝关节的被动运动。将床头逐渐摇起至 90°，并进行床上坐位练习。

2. 术后 2～6 周

（1）术后 2～3 周，可进行卧位到床边转移训练和站立练习。卧床时进行主动髋膝关节屈伸运动和上述肌力练习，髋关节屈伸运动角度小于 90°。

（2）4 周内禁止做髋关节内收、内旋、外展练习和直腿抬高练习。术后 5～6 周复查 X 线片。根据骨折愈合情况，可进行部分负重练习，可采用体重秤进行练习，从负重体重的 20% 开始锻炼。

（二）第二阶段：术后 7～12 周

此阶段除了进行上述练习外，还可进行髋关节外展练习和直腿抬高练习。根据骨折愈合情况，从部分负重到完全负重，完全负重后进行平衡练习。

（三）第三阶段：术后 13 周至 1 年

此阶段主要逐步加强髋关节各项的活动度和肌力抗阻力练习等，复查 X 线片，骨折愈合后弃拐行走，以获得更加满意的髋关节功能。

六、出院指导

嘱患者坚持功能锻炼，并根据个人情况按计划进行，循序渐进。避免在不平整或湿滑的路上行走，卫生间照明良好，避免再次跌倒。合理饮食，口服钙剂；补充维生素 D，以及给予充足的日光照射。

（孙丽冰）

参考文献

[1] 姜保国，付中国，张殿英 . 创伤骨科手术学 [M]. 北京 : 北京大学医学出版社 , 2004: 52.
[2] 李桂英 . 股骨颈骨折 X 线下整复空心钉内固定术的护理 [J]. 中国民族民间医药 , 2020(18): (1), 122.
[3] 王璞琳，郭锦丽，白帆 . 股骨颈骨折手术治疗进展 [J]. 中国医学创新 , 2015, 12(3): 137-139.
[4] 姜保国，王满宜 . 关节周围骨折 [M]. 北京 : 人民卫生出版社 , 2013: 374.
[5] 段西凤 . 老年股骨颈骨折全髋关节置换术 56 例围术期护理 [J]. 基层医学论坛 , 2012, 16(21): 2738-2740.
[6] 王亦璁，姜保国 . 骨与关节损 [M]. 北京 : 人民卫生出版社 , 2007: 1160-1161.
[7] 刘海春，陈允震，杨子来，等 . 股骨粗隆间粉碎性骨折不同内固定疗效分析 [J]. 中国骨与关节损伤杂志 , 2005:20(1): 18-20.

第二十一章　股骨干骨折的护理

一、概述

(一)损伤机制

股骨干骨折应包括小粗隆下 5 cm 的粗隆下骨折、骨干骨折及股骨髁上部位的骨折。股骨干骨折占全身骨折的 6%～7%，男性多于女性，多发生于 20～40 岁的青壮年，多由交通伤及高处坠落等高能量损伤引起。在老年患者，骨折常发生在平地跌倒或日常活动等低能量损伤时[1]。

(二)解剖

股骨干是人体最粗、最长且承应力最大的管状骨，由骨皮质构成，表面光滑。后方有一条股骨粗线，是骨折切开复位对位的标志。股骨干呈轻度向前外侧突的弧形弯曲。髓腔略呈圆形，以中上 1/3 交界处最窄。股骨干由三组肌群包围，其中伸肌群最大，由股神经支配；屈肌群次之，由坐骨神经支配；内收肌群最小，由闭孔神经支配。由于大腿的肌肉发达，股骨干的直径相对较小，故除不完全性骨折外，骨折后多有错位及重叠。在股骨上中 1/3 骨折时，由于有肌肉相隔，不易被损伤。而在其下 1/3 骨折时，由于血管位于骨折后方，而且骨折断端常向后成角，故易刺伤该处的动、静脉。

(三)分型

在 AO 分型中股骨干骨折根据骨折的形态可分为 A、B、C 三型。其中 A 型属于简单骨折，B 型属于楔形骨折，C 型属于复杂性骨折。

1. A 型简单骨折　可细分为：A1 型，简单螺旋形骨折；A2 型，简单斜形骨折；A3 型，简单横形骨折（图 21-1）。

2. B 型楔形骨折　可再细分为：B1 型，螺旋楔形骨折；B2 型，弯曲楔形骨折；B3 型，粉碎楔形骨折（图 21-2）。

3. C 型复杂性骨折　可分为：Cl 型，螺旋形骨折；C2 型，多节段形骨折；C3 型，不规则形骨折（图 21-3）。

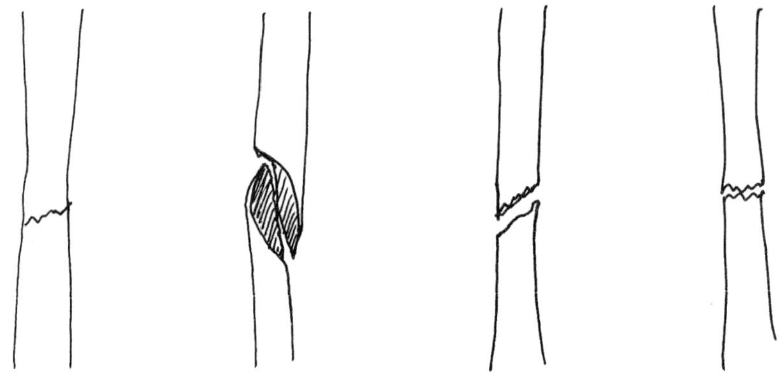

A 型　简单骨折　　A1　简单螺旋形骨折　　A2　简单斜形骨折　　A3　简单横形骨折

图 21-1　简单骨折

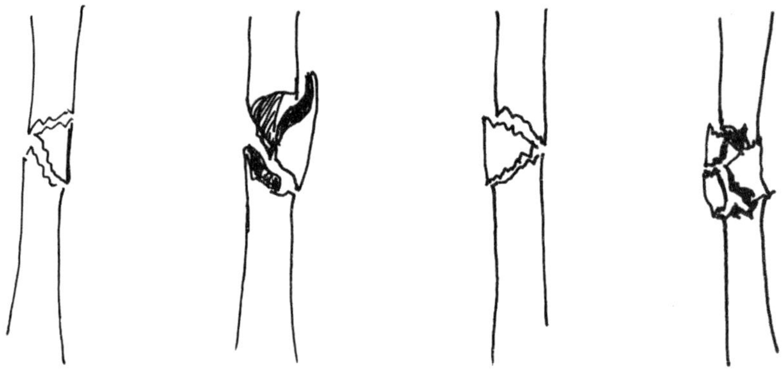

B 型　楔形骨折　　B1　螺旋楔形骨折　　B2　弯曲楔形骨折　　B3　粉碎楔形骨折

图 21-2　楔形骨折

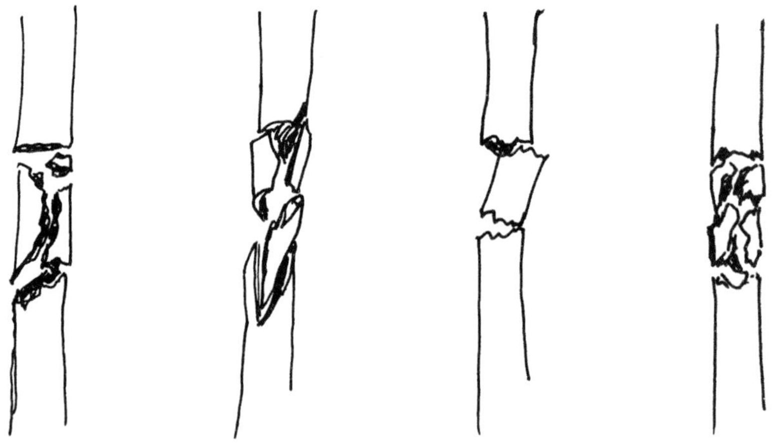

C 型　复杂性骨折　　Cl　螺旋形骨折　　C2　多节段形骨折　　C3　不规则形骨折

图 21-3　粉碎性骨折

二、临床表现

1. 骨折的共性症状　包括疼痛、肿胀、成角畸形、活动受限及纵向叩击痛或骨擦音，患肢短缩畸形。

2. 股骨上 1/3 骨折断端移位较有规律，股骨近端骨折时因受髂腰肌、臀中小肌和其他外旋肌群的牵拉，患肢呈屈曲、外展、外旋畸形。发生股骨远端骨折时因受内收肌群的牵拉而向上、向内和向后移位。股骨中 1/3 骨折时断端有重叠畸形，没有固定的移位规律，需视外力的作用方向而定，一般远端因受内收肌的牵拉而引起向外成角畸形。股骨下 1/3 骨折时典型的表现为近端内收、向前移位，远端因受腓肠肌的牵拉而向后成角。

三、治疗方法

（一）保守治疗

保守治疗方法主要有骨骼牵引和石膏外固定。但因该疗法需要卧床休息很长一段时间，难以护理，因此近来临床上很少被用于治疗股骨干骨折[2]，更多的是被用来充当术前准备，固定患肢，以减少疼痛和周围软组织的损伤[3]。

（二）手术治疗

1. 外固定架治疗技术　适用于：

①有严重污染的开放性骨折。

②有危及生命的多发创伤或同侧肢体存在多发骨折。

③有感染的股骨干骨折。

2. 内固定治疗技术　包括髓内钉固定技术和钢板固定技术。

（1）髓内钉固定技术已成为成人股骨干骨折治疗的金标准。由于内固定技术的发展，髓内钉固定在临床上已被用在股骨干不同部位的骨折。

（2）钢板固定的适应证

①正在生长发育的儿童，钢板固定不通过骨骺线，不影响儿童的生长发育。

②合并颅脑损伤时肢体不受控制，不自主活动，难以用牵引维持固定的位置，通过钢板固定可防止骨折周围的软组织和皮肤进一步损伤。

③同侧的股骨干骨折同时合并股骨其他部位的骨折，如股骨近侧和远侧端的骨折。

④股骨干骨折合并血管损伤，需要修复。

四、护理措施

（一）术前护理

在进行术前护理常规的同时，对于股骨干骨折的患者，应特别关注心理护理。股骨干骨折多发生于青壮年，多由交通事故或高处坠落伤引起。要注意倾听患者的主诉，向其讲解疾病的相关知识，提高患者的心理承受能力，并给予心理支持。

（二）术后护理

需要注意外固定架或骨牵引的护理。对骨牵引或外固定架的钉道处用 0.5% 聚维酮碘消毒，3 次 / 天，并观察针眼周围的皮肤情况。在牵引期间，观察患者体位、牵引重量和肢体外展角度，以保证牵引效果。牵引绳与被牵引的肢体长轴应成直线。牵引时将床尾抬高 15 ~ 30 cm，利用体重形成对抗牵引[4]，同时观察患者肢端的血液循环，包括皮温、颜色、血运、足背动脉搏动和患肢活动情况。定期检查并拧紧螺钉，防止外固定架松动。

五、功能锻炼

对于股骨干骨折术后由于创伤或手术所致的股四头肌损伤，因疼痛等原因，如未早期进行股四头肌及膝关节的功能锻炼，膝关节长期处于伸直位，以致在股四头肌和骨折端形成牢固的纤维性粘连，可导致膝关节功能障碍[5]。因此，对于行此手术的患者，需要多关注膝关节活动练习和下肢肌力练习。

（一）第一阶段：术后 0 ~ 6 周

1. 术后 1 周内

（1）术后当天，麻醉消退后即可进行踝部运动。在疼痛能耐受的情况下，即可进行股四头肌等长收缩锻炼和臀肌收缩运动。

（2）术后 2 ~ 3 天，拔出引流管，复查 X 线片。骨折复位稳定后，将床头摇起 30° ~ 60°，开始进行髋、膝关节被动屈伸锻炼。第一天的最大屈曲度不超过 45°，以患者疼痛耐受为宜。同时加强踝关节主动练习及下肢等长收缩练习。

（3）术后 4 ~ 7 天，可进行卧位到床边转移训练和站立练习。

2. 术后 2 ~ 6 周

（1）术后 2 ~ 4 周：进行站立和患肢负重练习，协助患者使用助行器下床。根据骨折愈合情况，采用体重秤进行锻炼。患肢从零负重到部分负重行走练习。卧位时患肢进行主动屈膝及屈髋练习，并逐渐增加角度，以患者疼痛能耐受为宜。还可进行直腿抬高练习、髋关节外展和后伸练习以及髋关节周围肌肉肌力锻炼。

（2）术后 5 ~ 6 周：门诊复查，根据 X 线片显示的骨折愈合情况，逐渐增加负重重量，并加强膝关节练习，增加膝关节的活动度。

（二）第二阶段：术后 7 ~ 12 周

此阶段除了进行上述练习外，加强负重练习。根据骨折愈合情况，采用体重秤，使患肢从部分负重过渡到完全负重。还可进行负重伸膝练习，并根据骨痂的生长情况及骨折端的稳定情况来决定沙袋的重量。

（三）第三阶段：术后 13 周至 1 年

此阶段主要逐步加强膝关节各项的活动度和肌力抗阻力练习等，包括加强髋部各肌群的抗阻力练习和静蹲练习。复查 X 线片，骨折愈合后弃拐行走，以获得更加满意的膝关节功能。

六、出院指导

嘱患者继续加强功能锻炼，股骨干骨折需要较长时间的膝关节功能锻炼，以保证膝关节恢复到正常的活动度。应循序渐进，活动度从小到大，不可操之过急，以免影响骨折愈合。

（孙丽冰）

参考文献

[1] 王亦璁，姜保国．骨与关节损伤 [M]. 北京：人民卫生出版社，2007: 1188.
[2] 范顺武，陈意磊．下肢骨折手术固定技术的选择与思考 [J]. 中国骨伤，2012, 25(7): 535-539.
[3] 刘晓强，李文锐．股骨干骨折的治疗进展 [J]. 临床医学工程，2015:22(2): 254-256.
[4] 杨万珍．严重创伤至股骨干多处骨折的护理 [J]. 健康必读杂志，2011, (9): 128.
[5] 刘春选，孙正义，闵坤山．股骨干骨折术后膝关节功能的康复 [J]. 中国康复医学杂志，1998, 13(5): 215-216.

第二十二章　膝关节周围损伤的护理

第一节　膝关节的解剖

膝关节的解剖结构包括三大类：骨性结构、关节外结构和关节内结构。韧带对膝关节的稳定性起着重要作用，但如果没有韧带周围的肌肉和肌腱的协同作用，仅靠韧带不足以维持膝关节的稳定性。膝关节的解剖特点、功能特点及外力因素等，使膝关节成为人体最易受损的关节之一。

一、骨性结构

膝关节的骨性结构包括股骨远端、髌骨和胫骨近端。

髌骨位于膝关节前方，为人体最大的籽骨，上宽下尖，近似三角形、前面粗糙，后面为关节面（图 22-1）。底朝上、尖向下。髌底位于髌骨上端较为宽厚的部分。髌尖为髌骨下端较为窄小、形似三角形的尖端部分。髌骨后面为光滑的关节面，与股骨下端两髁前方的关节面彼此相连，形成髌面，可在体表触及。髌骨的关节面被一条垂直的嵴纵行分开，形成内侧小、外侧大的两个髌骨关节面。伸膝时，髌骨外侧关节面远端与股骨外髁相关节。完全屈膝时，髌骨内侧关节面才与股骨内髁相接触[1]。

髌骨与周围的肌腱和韧带共同形成伸膝装置，是下肢活动中十分重要的装置。

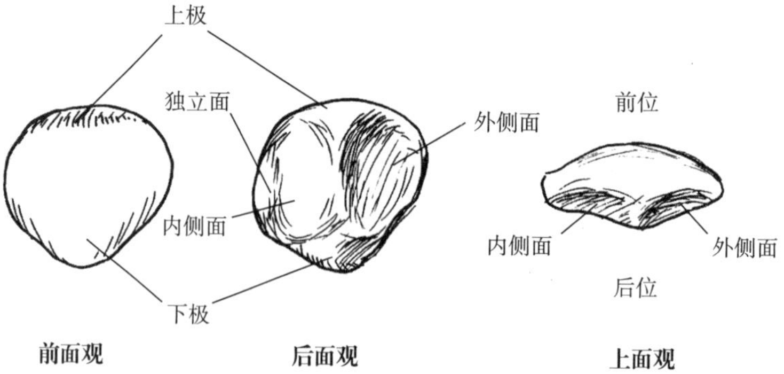

图 22-1　髌骨

股骨髁为两个类圆形的弧形隆起。髁的前面略扁平，形成一个大的表面，以便髌骨关节面之间的接触和重力传导。股骨干前方的股骨髁很小，但后方的股骨髁较大。股骨髁前面两髁之间的沟称为滑车，又称髌股沟。后方两髁之间有一深凹陷，为髁间窝，由髁间窝将其分为内外髁。内髁关节面较外髁关节面窄而长。外髁长轴基本呈矢状位走向，内髁长轴与矢状面的夹角约为 22°。两髁下方和后方都有关节面与胫骨上端相关节。前方光滑关节面接髌骨，称为髌面。内髁的内侧面和外髁的外侧面各有一个粗糙隆起，分别称为内上髁和外上髁。内上髁上方三角形的突起称为骨收肌结节，为内收肌腱附着处（图 22-2）。

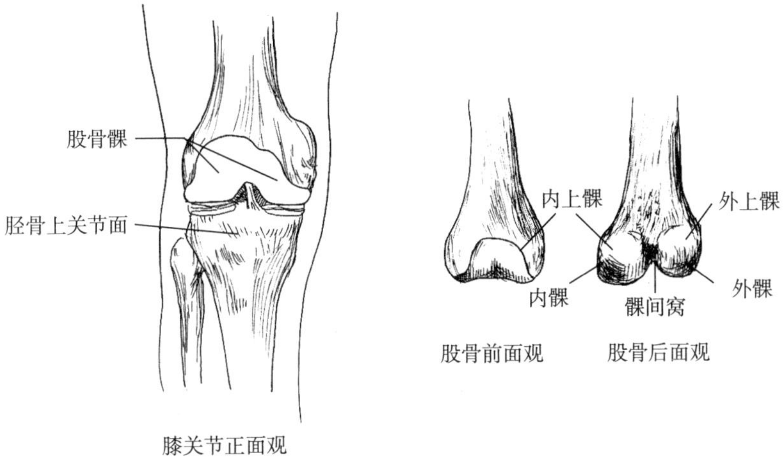

图 22-2 膝关节正面观，股骨前后观

胫骨近端膨大，形成胫骨内髁和胫骨外髁。两髁表面相对较平，称为髁或平台，与股骨内外髁相关节。两关节面之间有髁间隆起，可分为内髁间结节和外髁间结节。外髁侧面有一突起的小关节面与腓骨形成关节面（图 22-3）。

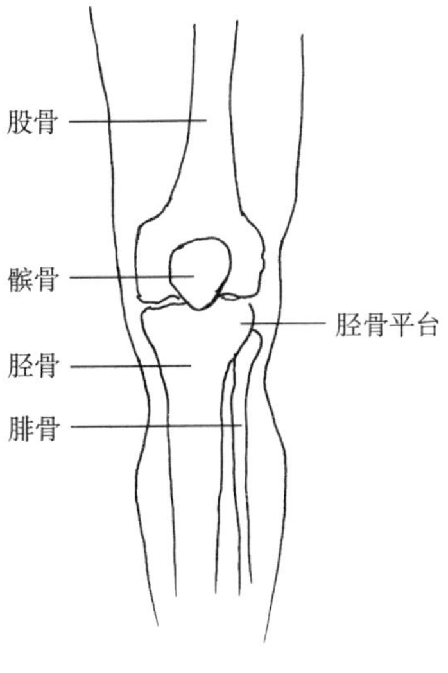

图 22-3 胫骨近端

二、关节外结构

（一）关节外腱性结构

关节外结构主要包括滑膜、关节囊、侧副韧带和跨越关节的肌 - 腱单位，为支持和影响膝关节功能的重要结构。肌 - 腱单位主要包括股四头肌装置、腓肠肌、内外侧腘绳肌、腘肌和髂胫束[2]。

鹅足肌腱是缝匠肌、股薄肌及半腱肌在胫骨近端内侧的联合止点，形同鹅足而得名（图 22-4）。这些屈膝装置具有辅助膝关节内旋的作用。

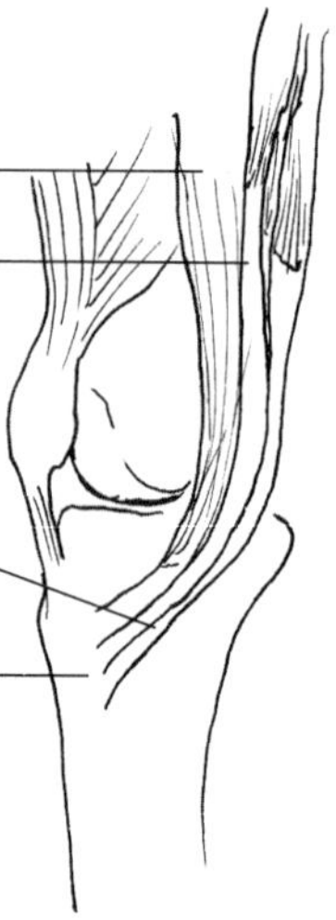

图 22-4　膝关节内侧面观

（二）关节外韧带结构

关节囊和侧副韧带是主要的关节外静力性稳定结构。关节囊是从髌骨和髌腱的前方向关节内、外侧肌后侧扩展的袖套状纤维组织结构。关节囊宽而松弛，前面和侧面较薄，有韧带加固。

内侧副韧带呈三角形，较平整，由三部分纤维组成。前方较长的纤维由股骨内髁延伸至胫骨内侧缘。上部的纤维较短，终止于内侧半月板。下部的纤维由股骨内髁延伸至胫骨。内侧副韧带与关节囊纤维膜紧密相连，并与内侧半月板相融合，下方有半膜肌腱穿过。

外侧副韧带起于股骨外上髁，止于腓骨头，不与关节囊和外侧半月板直接相连。

三、关节内结构

关节内结构主要包括内、外侧半月板和前、后交叉韧带。

前交叉韧带又称前十字韧带，位于膝关节内，起于胫骨髁间胫骨棘前部，向上后外止于股骨外髁内侧，连接股骨与胫骨。其外侧纤维比内侧纤维终止的位置更靠近背侧。前交叉韧带的主要作用是限制胫骨向前过度移位。后交叉韧带又称后十字韧带，起自股骨内髁外面侧，止于胫骨髁间后区，比前交叉韧带更加坚韧，防止胫骨向后移位。

半月板由结缔组织组成，包含大量胶原纤维和散在的软骨样细胞。在横断面上，半月板内侧平坦，外侧与关节囊的滑膜层融合。内侧半月板呈前窄后宽的半圆形，与内侧副韧带紧密相连，前角比后角窄。外侧半月板为宽度接近一致的近圆形，不与外侧副韧带直接相连。后角发出 1～2 条韧带，分别为前面的前半月板股韧带和后面的后半月板股韧带。两根韧带同时出现的情况较少见。

半月板的功能为弥散关节液，营养关节，吸收震荡，加深关节，稳定关节以及负重。交叉韧带具有稳定关节的功能。当膝关节正常或异常旋转时可以作为关节的旋转轴，限制胫骨在股骨上的前后向移动，并协助控制胫骨在股骨上的内外旋转。胫骨内旋可使前、后交叉韧带缠绕在一起，而胫骨外旋可使两者分开。

第二节　股骨远端骨折

传统上股骨远端一般指股骨远端的下 1/3，即股骨远端关节面约 15 cm 以内的部分。股骨远端骨折占股骨骨折发生率的 4%～7%[3]。股骨远端骨折可分为股骨髁上骨折和股骨髁骨折两部分。股骨髁上骨折及股骨髁间骨折常是不稳定的粉碎性骨折，多发生于老年人和多发伤者。

一、概述

（一）损伤机制和病因

股骨远端骨折多发生于年轻男性和年老女性。前者常由高能量损伤造成，交通伤多见。后者多见于屈膝位时来自前方直接外力的猛烈撞击。外力以轴向负荷为主，伴有不同程度的内外翻和旋转应力。外力经髌骨撞击股骨髁时造成单髁或双髁骨折，因此股骨远端骨折常伴有髌骨骨折，如年老患者屈膝位跌倒，即可发生该部位的骨折。骨质疏松是易患因素。当外力水平方向作用于髁上区时，常造成髁上骨折。间接外力多由高处坠落引起，在膝关节伸直位或屈曲位时来自不同方向的应力，可造成股骨下端不同部位的骨折。

（二）分型

根据骨折远端移位的情况，股骨髁上骨折可分为屈曲型和伸直型，以屈曲型多见。伸直型骨折比较少见。股骨髁上骨折屈曲型由于骨折远端的后方移位，可能造成后方腘动脉和静脉的损伤。

AO 分型在临床上应用较多，从 A 型到 C 型，每型又包括从 1～3 个亚型，骨折严重程度递增，而预后递减（图 22-5）。

1．A 型骨折　股骨髁上骨折，关节外骨折。

A1 型：简单的两部分髁上骨折。

A2 型：伴有干骺端楔形骨折。

A3 型：髁上粉碎性骨折。

2．B 型骨折　为单髁骨折。

B1 型：外髁矢状劈裂骨折。

B2 型：内髁矢状劈裂骨折。

B3 型：冠状面骨折，即临床上所称的 Hoffa 骨折。

3．C 型骨折　双髁骨折。

C1 型：股骨髁上非粉碎性骨折。

C2 型：股骨髁上粉碎性骨折合并两个主要的关节骨折块。

C3 型：关节内粉碎性骨折。

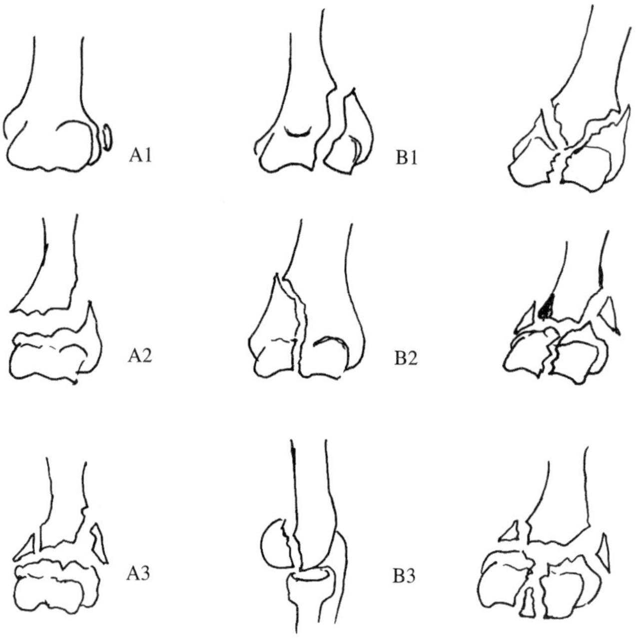

图 22-5　AO 股骨远端骨折分型

二、临床表现

股骨远端骨折通常伴较明显的肿胀、疼痛、活动受限及局部畸形。在高能量损伤时注意排除同侧髋臼骨折、髋关节脱位和股骨颈骨折，并关注下肢的血运情况。仔细检查股动脉、股静脉和腘血管的情况。如果考虑有血管损伤，可行超声多普勒或血管造影检查。患者入院后也要定期检查血管情况，以便及时发现迟发性动脉血栓形成。若患者下肢严重肿胀，则应警惕骨筋膜室综合征的发生。

三、治疗方法

（一）保守治疗

保守治疗的适应证主要包括：

1. 无移位或不完全骨折。
2. 发生于老年骨质疏松的稳定嵌插骨折。
3. 伴心、肺疾病无法耐受手术者。

保守治疗方式主要包括牵引和骨折支具或石膏外固定。

（二）手术治疗

手术的适应证包括：

1. 移位的关节内骨折。

2. 大部分开放性骨折。
3. 伴多发创伤的患者。
4. 伴需要修复的血管损伤。
5. 无法复位的骨折。
6. 病理性骨折。
7. 伴有主要膝关节韧带的损伤。

临床应用广泛的内固定系统主要有两类——接骨板螺钉系统和髓内钉系统。外固定支架适用于开放性骨折、感染或全身情况不允许行内固定手术的患者。

根据手术时是否暴露骨折端，分为闭合复位及切开复位。闭合复位可以用于髁上骨折，或移位很小的髁间骨折。在复位过程中使用膝枕，保持膝关节适当屈曲，可以放松腓肠肌，减轻对远端骨折块的牵拉，有利于骨折的复位。

四、护理措施

（一）术前护理

1. 体位　指导患者患肢下垫软枕，抬高患肢高于心脏水平，以促进静脉回流，减轻疼痛肿胀。

2. 疼痛的护理　指导患肢正确的疼痛评估方法。局部给予冰敷止痛。根据患者的疼痛程度，按照疼痛药物的三阶梯给药原则进行药物镇痛，并观察患者用药后的效果以及有无不良反应。

3. 观察患肢末梢皮温、血运、感觉和运动的情况。如患肢出现感觉麻木，末梢皮温较健侧减低，末梢皮肤颜色苍白或青紫等情况，需警惕合并神经和血管损伤的情况，应及时患肢制动，并立即通知医生予以处理。

4. 骨筋膜室综合征的观察与护理　若出现肢体远端处触摸无脉，皮肤苍白或发绀，由疼痛转为无痛，感觉异常甚至出现感觉丧失，立即抬高患肢，解除肢体周围的压迫物质，并切忌对患肢进行按摩，报告医师，做好急诊手术的准备。

5. 其他内容详见第二章。

（二）术后护理

1. 体位　患肢下垫软枕，抬高患肢高于心脏水平，以利于静脉回流，减轻肿胀。

2. 观察患肢麻醉是否消退，患肢的肿胀程度、末梢血运、感觉和足趾屈伸情况。对于肿胀程度较重的患者，给予冰敷，抬高患肢消肿，并注意避免敷料和支具的过度卡压。

3. 观察伤口渗血和渗液的情况。如发现伤口敷料渗血或有异常渗出，应及时通知医生并协助处理。

4. 镇痛　术后一般需要镇痛泵止痛，倾听患肢的感受，根据患者的疼痛评估采取镇痛措施，并关注镇痛后的效果及有无不良反应。

5. 其他内容详见第二章。

五、功能锻炼

术后早期功能锻炼是膝关节恢复功能的关键，在固定强度允许的前提下可进行膝关节的屈伸锻炼。负重锻炼应在患者复查 X 线片显示有连续骨痂生长后方可进行，由部分负重锻炼逐渐过渡到完全负重。

（一）第一阶段（术后 0 ~ 2 周）

1．目的　早期行肌力及关节活动度练习，以减轻疼痛及肿胀，防止关节僵硬、粘连及肌肉萎缩。

2．方法

（1）手术当日麻醉消退后即可开始踝泵运动训练，防止未受累关节僵硬，促进下肢血液循环和淋巴回流。8 ~ 10 次 / 日，5 ~ 10 分 / 次。踝泵训练分为屈伸和绕环两部分动作。①屈伸动作：患者取平卧位，放松大腿肌肉群，最大角度地做踝关节背伸动作（向上勾起脚尖），维持 5 s，再向下做踝关节跖屈动作（脚尖向下），维持 5 s。此动作可以让小腿肌肉持续收缩。②绕环动作：进行踝关节顺时针和逆时针两个方向交替的跖屈、内翻、背伸和外翻的“环绕运动”。

（2）手术当日，麻醉消失后即可进行股四头肌及腘绳肌的等长收缩训练。5 ~ 6 组 / 日，50 ~ 60 次 / 组，在不增加疼痛的前提下尽量多做。

（3）术后 3 日，在医护人员指导下，开始进行 CPM 练习。开始角度为 0° ~ 30°，日后根据患者的自身情况逐渐增大角度，以患者无痛或轻微疼痛为宜。2 次 / 日，30 分 / 次。该练习可有效防地止关节粘连和关节僵硬，改善下肢血液循环，减轻肿胀。

（4）膝关节伸直练习：将踝关节垫高 10 ~ 20 cm，膝下悬空，使大腿后群肌肉充分放松，不得用力。在大腿远端压重物，重量以患者疼痛忍耐力的极限为宜，1 ~ 2 次 / 日，20 分 / 次。练习结束可立即进行冰敷止痛。

（二）第二阶段（术后 3 ~ 5 周）

1．目的　加强肌力及关节活动度练习，提高关节的控制能力和稳定性。

2．方法

（1）髌骨松动[4]：患者取仰卧位或半坐卧位，患肢稍屈膝，触及髌骨上缘，以掌跟紧贴边缘，向足方向由上向下松动，同理进行由下向上、由内向外及由外向内松动。使髌骨恢复其活动度。每次每个方向 20 下，2 ~ 3 次 / 日。

（2）直抬腿练习：患者取仰卧位，患肢腿伸直，逐渐抬腿，使脚后跟离床面约 15 cm，维持 10 ~ 15 s。10 次 / 组，4 ~ 5 组 / 日。

（3）膝关节屈曲练习：包括坐位垂腿、仰卧垂腿及坐位抱腿。每日 1 次，每次在极限处保持 10 min。

①坐位垂腿练习：患者坐于床边或椅子上，双腿下垂，健肢从后方用脚勾住患腿的脚踝。使患腿的肌肉完全放松，用健肢的力量缓慢增加患肢膝关节屈曲的角度（图 22-6）。

②仰卧垂腿练习：患者取仰卧位，双手抱住患肢大腿膝关节后侧，让大腿垂直于床面。家属托住患肢的踝关节，完全放松大腿肌肉，让小腿自然下垂，逐渐增大膝关节屈曲

的角度（图 22-7）。

③坐位抱腿练习：患者坐在床上，弯曲膝关节到最大角度，双手抱住脚踝，用力向身体方向拉，逐渐增大膝关节屈曲的角度，让脚跟缓慢逐渐地接近臀部（图 22-8）。一般术后 4 周膝关节被动屈曲大于 90°。

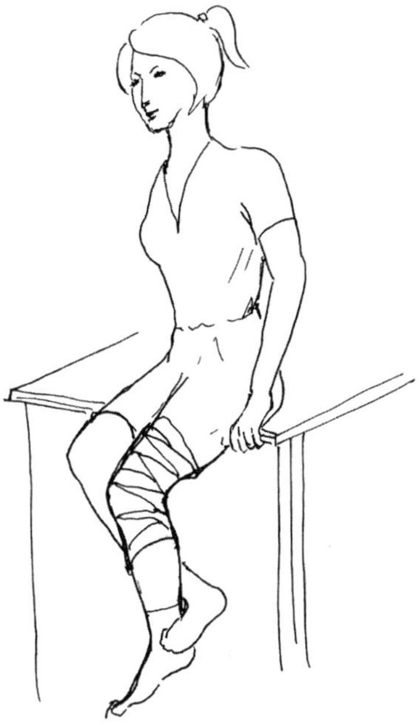

图 22-6　坐位垂腿练习

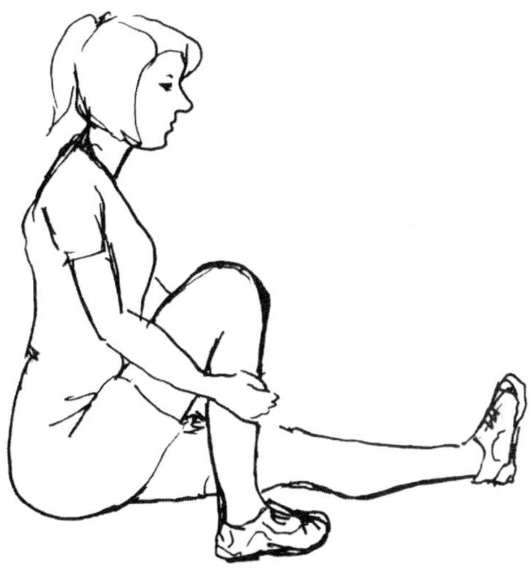

图 22-8　坐位抱腿练习

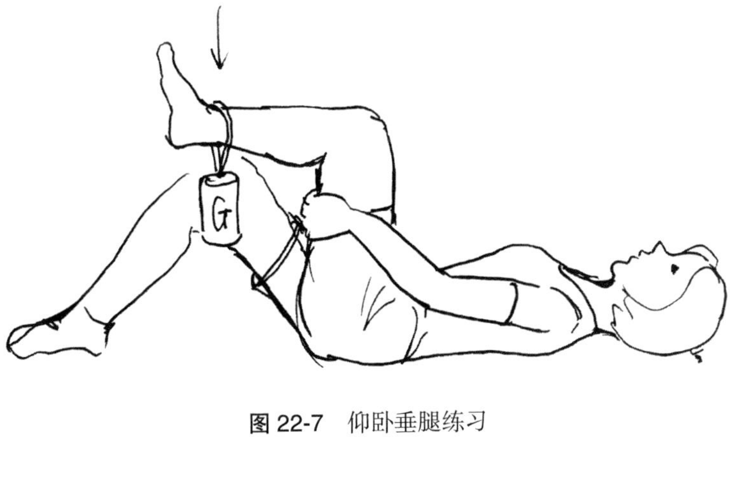

图 22-7　仰卧垂腿练习

（三）第三阶段（术后 6 ~ 12 周）

1. 目的　强化关节活动度训练及强化肌力训练，改善关节的稳定性。逐步改善步态，恢复日常生活活动能力。

2. 方法

（1）部分负重练习：根据患者的愈合情况，一般于术后6周患者佩戴支具外固定扶助行器进行部分负重行走练习。开始时患肢稍负重，以后逐渐增加，一般于术后12周患肢接近完全负重。

（2）前后、侧向跨步练习：患腿向前跨出，再向前转移重心，同理进行后、侧向跨步练习。3组/日，30次/组。

（3）抗阻伸膝练习：患者取坐位，膝关节弯曲，小腿自然下垂。在患肢踝关节处上绑一个重量适当的沙袋当负荷，重量以患者耐受为宜。伸膝时向前用力踢腿，对抗沙袋的重量到完全伸直的时候保持10～15 s。4～6组/日，10次/组。

（4）勾腿练习：包括立位勾腿练习和卧位勾腿练习。此动作主要进行大腿的后侧腘绳肌群的练习。每次保持10～15 s，4～6组/日，10次/组。

①立位勾腿练习：患者取站立位，患肢抬起完成屈膝的动作，即向后勾小腿。在勾小腿的同时大腿必须保持与地面垂直。可以不加负荷，靠小腿自身的重力作为负荷练习，也可以在踝关节处绑沙袋或者悬吊重物作为负荷来练习（图22-9）。

②卧位勾腿练习：患者取俯卧位，健侧腿伸直放松，患肢做屈膝动作，即向后勾小腿。可以不加负荷，靠小腿自身的重力作为负荷练习，也可以在踝关节处用皮筋之类的弹性拉力带作为负荷练习。

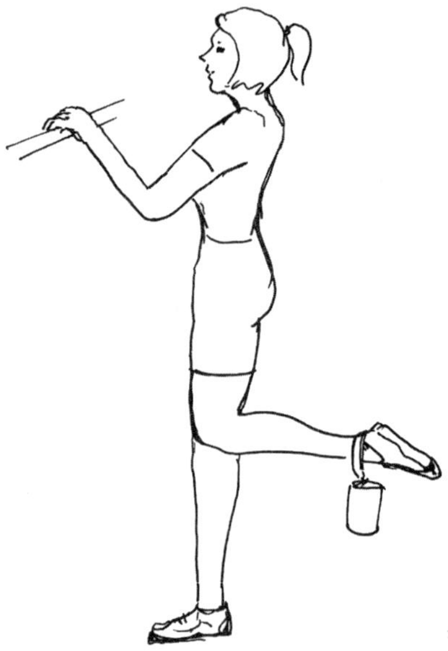

图22-9　立位勾腿练习

六、出院指导

（一）支具的佩戴时间

告知患者骨折固定后需要一个愈合过程，在此期间需要支具保护。由于患者的骨折类型不同，骨质不同，下肢支具一般需要佩戴8～12周。

（二）其他内容

详见第二章。

第三节　髌骨骨折

髌骨骨折约占成人全部骨骼损伤的1%，髌骨骨折造成的最重要影响为伸膝肌的连续性丧失及潜在的髌股关节不协调。因此，髌骨骨折后应尽可能恢复其完整性。

一、概述

髌骨骨折可由直接暴力和间接暴力所致[5]。根据骨折形状及部位，可分为横形骨折、纵形骨折、斜形骨折、边缘性骨折、下极或上极骨折、粉碎性骨折及骨软骨骨折。常见的髌骨骨折为横形骨折，一般累及髌骨中 1/3，也可累及上极或下极。另一种常见的骨折为粉碎性骨折，一般伴有不同程度的移位。

二、临床表现

髌骨骨折后，常常合并有膝关节积血，患肢肿胀，疼痛明显，患肢不能主动伸直。髌骨前方有压痛，受伤早期可扪及由于骨折分离出现的凹陷。在陈旧性骨折伴移位者，常因失去股四头肌的作用力，导致伸膝无力，走路缓慢，可伴有关节活动障碍。

三、治疗方法

急性髌骨骨折早期的治疗应包括患肢伸膝位或轻度屈膝位夹板固定、局部冰敷。冰袋不可直接接触皮肤，以防造成软组织损害。

（一）保守治疗

1. 部分骨折或无移位的完全骨折　X 线检查显示髌骨形态完整，髌骨关节面平整无移位。早期进行冰敷[6]，以及给予支具外固定保持膝关节伸直位等对症处理。若关节内血肿张力大，可在严格无菌条件下抽取积血，加压包扎。

2. 骨折端分离移位小于 0.5 cm，断端关节面台阶小于 0.2 cm　此型骨折，采用外固定的保守治疗方法，也能取得满意疗效。在治疗过程中应严密观察骨折端移位情况。若外固定不当，或过多、过早地进行股四头肌锻炼，可加重移位程度。

（二）手术治疗

对于骨折断端分离移位≥0.5 cm，合并伸肌支持带撕裂的骨折，开放性骨折或关节面不平的骨折，常需要手术治疗，以恢复关节面的外形，修复并固定伸膝装置，以便尽早地恢复膝关节的正常生理功能。

髌骨骨折的手术方法包括各种钢丝技术、克氏针、螺钉固定、部分髌骨切除术及全髌骨切除术。钢丝固定技术最常用于横形骨折。对骨折块足够大的粉碎性骨折，可用拉力螺钉固定，亦可用钢丝环扎髌周固定。对于严重粉碎性骨折，由于髌骨呈多平面骨折，骨折块较小，以往多采用髌骨部分或全部切除。

总体原则为尽量保留髌骨，保留髌骨关节面的平整性。术后应早期锻炼股四头肌，在条件允许的情况下早期练习膝关节伸屈运动，使髌股关节恢复吻合，提高患者的生活质量。

四、护理措施

（一）术前护理

1．疼痛的护理　患肢制动，局部给予冰敷止痛。指导患肢正确的疼痛评估方法。根据患者的疼痛程度，按照疼痛药物的三阶梯给药原则进行药物镇痛，观察患者用药后的效果以及有无不良反应。

2．观察膝关节肿胀程度，是否伴有膝关节功能障碍。观察患肢末梢的皮温、血运、感觉和运动的情况。如患肢出现感觉麻木，末梢皮温较健侧减低，以及末梢皮肤颜色苍白，立即通知医生予以处理。

3．其他内容详见第二章。

（二）术后护理

1．体位　患肢下垫软枕，抬高患肢并高于心脏水平，以利于静脉回流，减轻肿胀，待引流管拔出后佩戴支具。

2．观察患肢麻醉是否消退，观察患肢的肿胀程度、末梢血运、感觉和足趾屈伸情况。对于肿胀程度较重的患者，给予冰敷，抬高患肢消肿，并注意避免敷料及支具的过度卡压。

3．观察伤口渗血和渗液的情况，保持伤口敷料清洁干燥，预防伤口感染的发生。若发现伤口敷料渗血、异常渗出或有污染时，及时通知医生并协助处理。

4．镇痛　术后一般需要镇痛泵止痛，倾听患肢的感受，根据患者的疼痛评估采取镇痛措施，并关注镇痛后的效果及有无不良反应。

5．饮食指导　指导患者术后恢复期进食高蛋白、高钙及高纤维营养丰富的食物，以促进愈合。

6．其他内容详见第二章。

五、功能锻炼

（一）第一阶段（术后 0～1 周）

1．目的　早期进行肌力练习及关节活动度练习，减轻疼痛及关节肿胀，促进血液循环，防止下肢静脉血栓，防止关节僵硬、粘连、肌肉萎缩及伸膝无力。

2．方法

（1）手术完成，麻醉消失之后，指导患者进行踝泵运动与足趾活动。5～10 分 / 次，8～10 次 / 日。

（2）手术当日麻醉消失后即可进行股四头肌及腘绳肌的等长收缩训练。首先指导患者将股四头肌绷紧 9 s，然后再放松 1 s，以此来进行反复性的训练。持续时间 20 min 为一次训练，5～8 次 / 日。在不增加疼痛的前提下尽可能多做。

（3）患肢不负重下地行走：术后 2～3 日，患者可借助助行器，患肢佩戴支具不负重下地行走。

（4）膝关节活动度练习：根据骨折的类型及术式，术后 1 ~ 7 日开始，在护士或康复师的帮助下进行被动的膝关节活动度练习。活动的角度以患者可耐受的最大角度为宜。

（二）第二阶段（术后 2 周）

1. 目的　加强患肢肌肉及膝关节活动度训练。

2. 方法

（1）CPM 训练：患者每天采用 CPM 进行锻炼。从 0° ~ 30° 开始，以患者不感到疼痛或微痛为宜。2 次 / 日，30 分 / 次。

（2）膝关节屈曲练习：包括坐位垂腿和仰卧垂腿。坐位垂腿适用于 0° ~ 95°，仰卧垂腿在屈曲角度大于 90° 后开始，必要时可增加踝关节负荷进行练习。1 次 / 日，每次在极限处保持 10 min。慢慢将强度增加，并指导患者每日对膝关节的屈曲角度进行记录，一直到手术后 2 周都要进行。

（三）第三阶段（术后 3 ~ 6 周）

1. 目的　加强膝关节的伸屈功能训练，将主动锻炼和被动锻炼相结合，并增加股四头肌的力量训练。

2. 方法

（1）患肢稍负重锻炼：指导患者采用助行器，部分轻微负重下地行走，以患肢无痛或轻微疼痛为宜，并逐渐增加负重强度。

（2）屈膝关节锻炼：随着患肢屈曲角度的逐渐增大，可进行坐位抱腿或卧位抱膝练习，1 次 / 日，每次在极限处保持 10 min。

（3）直抬腿练习：10 次 / 组，2 ~ 3 组 / 日，练习时以髌骨稍感疼痛为宜。

（4）勾腿练习：包括立位勾腿和卧位勾腿练习，每次 10 ~ 15 s，10 次 / 组，4 ~ 6 组 / 日。

（5）前后、侧向跨步练习：10 次 / 组，6 ~ 8 组 / 日。

（四）第四阶段（术后 7 ~ 12 周）

1. 目的　强化关节活动度及肌力训练，改善关节稳定性，改善步态，逐步恢复日常活动。

2. 方法

（1）弹力带俯卧牵伸：患者取俯卧位，用弹力带的一端固定患者的脚踝，用力牵拉另一端，至极限处保持 10 min，1 次 / 日。

（2）静蹲练习：患肢可完全负重后，患者背贴紧墙，双足分开与肩同宽，双膝逐渐向前伸，与身体重心之间形成一定距离。身体呈下蹲姿势，使小腿长轴与地面垂直。大腿和小腿之间的夹角 ≥ 90°。3 ~ 4 次 / 日，每次以耐受极限为宜。每次静蹲可分不同的角度来做，如 30°、60° 和 90°。在不引起明显疼痛的角度下进行。

在骨折未完全愈合前，患者绝对不能不佩戴支具下地负重，否则容易导致骨折断端的分离或骨折不愈合等。一般术后 8 ~ 13 周骨折愈合后可以不戴支具下地。

六、出院指导

（一）疼痛护理

遵医嘱服用镇痛药物。每次功能锻炼后，如患者感到疼痛，可立即进行冰敷 20～30 min 以消肿止痛。

（二）佩戴支具

术后佩戴支具，保护患肢。每次下地时必须佩戴支具，待复查骨折完全愈合后，遵医嘱可以不戴支具下地。

（三）其他内容

详见第二章。

第四节　胫骨平台骨折

胫骨平台是膝的重要负荷结构。一旦发生骨折，可使平台的内外受力不均，导致骨关节炎改变。胫骨平台的内外侧分别有内、外侧副韧带，平台中央有胫骨粗隆，其上有交叉韧带附着，因此，胫骨平台发生骨折时常伴有韧带及半月板损伤。

一、概述

（一）损伤机制

胫骨近端关节面骨折主要由严重撞击伤或交通伤所致。此外，在老年骨质疏松患者，由于运动伤等轻度暴力伤也可造成此类骨折。

（二）分型

胫骨平台骨折的分型为 Schatzker 分型：Ⅰ型，外髁单纯劈裂骨折；Ⅱ型，外髁劈裂压缩骨折；Ⅲ型，外髁单纯压缩性骨折；Ⅳ型，内髁骨折；Ⅴ型，双髁骨折，两侧胫骨平台劈裂；Ⅵ型，伴有干骺端和骨干分离的平台骨折（图 22-10）。

二、临床表现

临床表现为外伤后膝关节疼痛、肿胀和活动障碍。由高能量损伤所致的胫骨近端关节骨折可合并骨筋膜室综合征、神经和血管损伤、软组织挫伤、挤压伤或开放伤以及深静脉血栓形成。

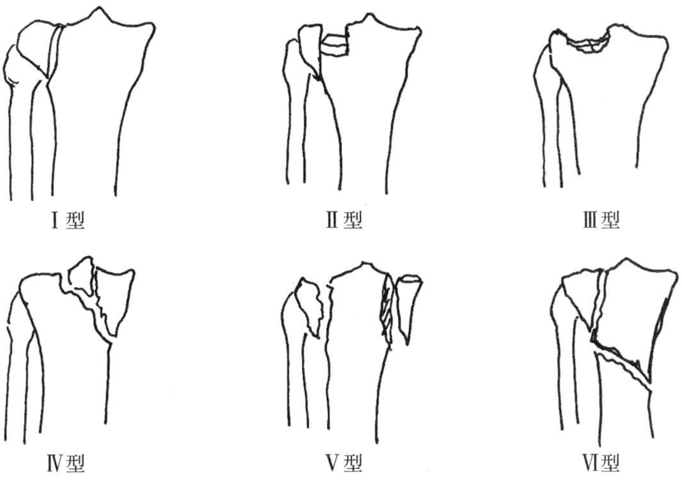

图 22-10　胫骨平台骨折 Schatzker 分型

三、治疗方法

胫骨平台骨折属于关节内骨折。其骨折类型众多，治疗方法不统一，总的目的是要恢复膝关节正常的功能。

（一）保守治疗

目前有关胫骨平台骨折保守治疗和手术治疗的适应证仍然存在争议。保守治疗往往伴有较多的畸形愈合及关节活动丧失，远期创伤性关节炎的发生率也较高。目前仅适用于少数不完全骨折或无移位骨折，以及无法进行手术治疗的患者。保守治疗对高能量损伤的患者预后极为不佳。长期随访研究发现关节面残留塌陷与骨性关节炎的发生和发展并不存在确切的相关性。但如果关节塌陷可造成关节不稳定，预后多不佳。

（二）手术治疗

手术治疗现在已成为治疗这类骨折的首选。胫骨平台骨折手术治疗的绝对适应证包括开放性骨折、合并血管损伤或骨筋膜室综合征的骨折。相对适应证包括能引起关节轴向不稳定的劈裂或塌陷骨折，内侧平台移位骨折，双侧平台移位骨折，浮膝伤或同侧肢体多处骨折，以及后侧平台冠状面骨折脱位（后柱骨折）。常用术式包括闭合复位经皮固定术和切开复位内固定术。

四、护理措施

（一）术前护理

1. 体位　指导患者患肢下垫软枕，抬高患肢高于心脏水平，以促进静脉回流，减轻疼痛肿胀。

2. 疼痛的护理　指导患肢正确的疼痛评估方法。局部给予冰敷止痛。根据患者的疼痛程度按照疼痛药物的三阶梯给药原则进行药物镇痛，观察患者用药后的效果及有无不良反应。

3. 观察膝关节的肿胀程度，以及有无伴随膝关节功能障碍。观察患肢末梢皮温、血运、感觉和运动的情况。如患肢出现感觉麻木，末梢皮温较健侧减低，末梢皮肤颜色苍白或青紫等情况，需警惕合并神经和血管损伤的情况，应及时患肢制动，立即通知医生予以处理。

4. 骨筋膜室综合征的观察与护理　若出现肢体远端处触摸无脉，皮肤苍白或发绀，由疼痛转为无痛，感觉异常甚至出现感觉丧失，立即抬高患肢，解除肢体周围的压迫物，切忌对患肢进行按摩，并报告医师，做好急诊手术的准备。

5. 其他内容详见第二章。

（二）术后护理

1. 体位　膝关节伸直位与屈曲位交替进行。伸直位时患肢垫软枕并抬高，高于心脏水平，足尖朝向正上方，保持膝关节处于伸直位。

2. 观察患肢麻醉是否消退，观察患肢的肿胀程度、末梢血运、感觉和足趾屈伸情况。对于肿胀程度较重的患者，给予冰敷，抬高患肢消肿，并注意避免敷料和支具的过度卡压。

3. 观察伤口渗血和渗液的情况，保持伤口敷料清洁干燥，预防伤口感染的发生。若发现伤口敷料渗血、异常渗出或有污染，及时通知医生并协助处理。

4. 镇痛　术后一般需要镇痛泵止痛，倾听患肢的感受，根据患者的疼痛评估采取镇痛措施，并关注镇痛后的效果及有无不良反应。

5. 拔出引流管后，给予患者支具外固定，支具内垫毛巾，定时检查皮肤，以防止支具引起的压力性损伤。

6. 饮食指导　指导患者术后恢复期进食高蛋白、高钙及高纤维营养丰富的食物，以促进愈合。

7. 其他内容详见第二章。

五、功能锻炼

（一）第一阶段（术后 0 ~ 1 周）

1. 目的　早期进行肌力及关节活动度练习，减轻疼痛和肿胀，促进下肢静脉血液循环，预防下肢静脉血栓。

2. 方法

（1）踝泵训练：麻醉效果消失之后，指导患者进行踝泵运动。8 ~ 10 次 / 日，5 ~ 10 分 / 次。

（2）等长收缩训练（股四头肌及腘绳肌）：手术当日麻醉消失后即可进行股四头肌及腘绳肌的等长收缩训练。指导患者绷紧股四头肌 9 s，然后再放松 1 s，20 min 为 1 次训练，5 ~ 8 次 / 日。

（3）抬腿训练：术后 1 日进行患肢直抬腿练习、侧抬腿练习及后抬腿练习。每次保持 10 s，10 次 / 组，4 ~ 6 组 / 日。

（4）术后 1 ~ 3 日，根据骨折类型及手术情况，患者可借助助行器患肢佩戴支具不负重下地。

（二）第二阶段（术后 2 ~ 4 周）

1. 目的　加强患肢肌肉及膝关节活动度训练。

2. 方法

（1）髌骨松动：进行髌骨由上向下、由下向上、由内向外、由外向内松动，使髌骨恢复其活动度。2 ~ 3 次 / 日，每次每个方向 20 下。

（2）CPM 训练：患者每天采用 CPM 进行锻炼，从 0° ~ 30° 开始，以患者不感疼痛或微痛为宜。2 ~ 3 次 / 日，30 分 / 次。

（3）膝关节屈曲练习：包括坐位垂腿和仰卧垂腿，1 次 / 日。每次在极限处保持 10 min。在术后 3 个月膝关节被动屈曲角度应与健侧相同。

（4）抗阻伸膝练习：完全伸直时保持 10 ~ 15 s，10 次 / 组，4 ~ 6 组 / 日。

（三）第三阶段（术后 5 周至 3 个月）

1. 目的　强化关节活动度训练及肌力训练，逐步改善步态。

2. 方法

（1）前后、侧向跨步练习：将患腿向前跨出，再向前转移重心，同理进行后、侧向跨步练习。3 组 / 日，30 次 / 组。

（2）勾腿练习：包括立位勾腿练习和卧位勾腿练习。每次保持 10 ~ 15 s，4 ~ 6 组 / 日，10 次 / 组。

（3）膝关节屈曲练习：包括坐位垂腿、仰卧垂腿和坐位抱腿。1 次 / 日，每次在极限处保持 10 min。

（4）部分负重练习：根据患者骨折愈合的情况，一般术后 6 周患者借助助行器，患肢佩戴支具部分负重下地行走。开始时患肢稍负重，以后逐渐增加，至术后 12 个月接近完全负重。

（四）第四阶段（术后 4 ~ 6 个月）

1. 目的　进一步强化肌力训练及关节活动范围，逐步恢复日常生活活动能力。

2. 方法

（1）静蹲练习：3 ~ 4 次 / 日，每次以耐受极限为宜。逐渐增加下蹲角度，每次不超过 90°。

（2）“台阶前向下”练习：面向平地，背向台阶站立于一层台阶上，上体正直，患肢单腿站立，健肢向前伸出，患腿缓慢下蹲至健肢足跟着地，再缓慢蹬直至完全伸直。20 次 / 组，组间间隔 30 s，2 ~ 4 组连续，2 ~ 3 组 / 日。

（3）保护下全蹲：手扶物体保护下全蹲，上身挺直，足跟不离开地面，尽可能使臀部接触足跟。3 ~ 5 分 / 次，1 ~ 2 次 / 日。

六、出院指导

（一）缓解疼痛

医生根据患者术后疼痛的程度，给予患者口服非甾体抗炎药，指导患者遵医嘱用药。每次功能锻炼后如感患肢疼痛或发胀，可立即冰敷 20 ~ 30 min。

（二）支具的佩戴时间

告知患者骨折固定后需要一个愈合过程，在此期间需要支具保护。由于患者的骨折类型不同，骨质疏松程度也不同，下肢支具一般需要佩戴 8 ~ 12 周。

（三）其他内容

详见第二章。

第五节　半月板损伤

半月板是维持膝关节正常功能和稳定性的结构，具有维持关节稳定、传导载荷以及协助润滑关节等重要功能。

一、概述

（一）损伤机制

损伤多由扭转外力引起。当膝关节在伸屈过程中同时出现旋转，甚至内外翻，半月板既要完成伸屈时的移位运动，又要完成旋转时的移位运动，再加上被动的内、外翻运动，就会出现矛盾运动，而导致半月板撕裂。

（二）分型

半月板撕裂可根据撕裂部位、撕裂类型和病因等因素分成很多种类型。临床上最常用的分类方法是根据术中多见的撕裂类型分为：①纵裂；②水平裂和斜裂；③纵裂和水平裂的复合型撕裂；④半月板囊中撕裂；⑤盘状半月板撕裂。其中以半月板纵裂最常见，主要发生在内、外半月板后部。

二、临床表现

半月板损伤主要表现为膝关节扭伤或有多次膝关节扭伤，肿痛后关节疼痛、肿胀以及关节内积血，其中疼痛为最常见的症状。少数患者会发生关节绞锁和位置固定，在上下楼梯时明显。

查体时膝关节过伸或过屈可引起疼痛。前者常提示接近外侧半月板前角损伤，后者则提示接近半月板后角的损伤。McMurray 试验为半月板撕裂最常用的检查方法。检查方法为患者取仰卧位，将膝关节屈曲成锐角。检查者一只手按住患者的膝部，另一只手握住患者的足部，以保持膝关节屈曲，使小腿尽可能外旋或内旋，并使膝关节逐渐伸直。当患者的股骨经过半月板撕裂处时，可听到或感觉到弹响。外旋时听见弹响，说明内侧半月板有病变；内旋时听到弹响，说明外侧半月板有病变。

三、治疗方法

半月板损伤越新鲜，则其愈合的可能性就越大。如治疗不及时，将继发关节软骨损伤，因此，及早治疗对半月板损伤至关重要。

（一）保守治疗

对于偶尔出现症状或症状轻微的半月板撕裂，可通过限制活动和功能锻炼进行治疗。对于不完全半月板撕裂或<5 cm 稳定的边缘撕裂且不伴有其他损伤，可以采取保守治疗。保守治疗包括采用管形石膏或膝关节支具制动 4～6 周。

（二）手术治疗

半月板手术的治疗原则是尽量缝合适合缝合的半月板，只切除不稳定的、引起症状的损伤部分，尽可能多地保留半月板组织。

半月板损伤的手术方式包括半月板切除（包括半月板部分切除术、半月板半次全切除术及半月板全切术）、半月板缝合和半月板移植。近年来，关节镜手术治疗半月板损伤的技术在临床上迅速发展[7]。目前关节镜应用于半月板损伤的主要术式有关节镜下半月板缝合、成形和切除术。

四、护理措施

（一）术前护理

1. 体位　指导患者患肢下垫软枕，抬高患肢高于心脏水平，以促进静脉回流，减轻疼痛肿胀。

2. 疼痛的护理　指导患肢正确的疼痛评估方法。局部给予冰敷止痛。根据患者的疼痛程度，按照疼痛药物的三阶梯给药原则进行药物镇痛，观察患者用药后的效果及有无不良反应。

3. 患肢佩戴支具制动，注意支具内衬垫毛巾保护支具内骨隆突出的皮肤，避免发生医疗器械相关性压力性损伤。

（二）术后护理

1. 体位　在患肢下垫软枕，抬高患肢，足尖朝向正上方，佩戴下肢支具，保持膝关节处于伸直位。

2. 观察患肢麻醉是否消退，观察患肢的肿胀程度、末梢血运、感觉和足趾屈伸情况。

3. 观察伤口渗血和渗液的情况，保持伤口敷料清洁干燥，预防伤口感染的发生。若发现伤口敷料渗血、异常渗出或有污染时，及时通知医生并协助处理。

4. 镇痛　术后继续抬高患肢，患处冰敷消肿止痛。注意倾听患肢的感受，根据患者的疼痛评估采取镇痛措施，并关注镇痛后的效果及有无不良反应。

5. 其他内容详见第二章。

五、功能锻炼

（一）关节镜下半月板修整或切除术后功能锻炼

1. 第一阶段（0～1周）

（1）目的：早期以静力练习及轻负荷耐力练习为主。进行关节活动度和肌力练习，减轻疼痛和肿胀，防止深静脉血栓形成。

（2）方法

①踝泵训练：麻醉消失后指导患者进行踝泵运动与足趾活动，全范围活动踝关节。5～10分/次，8～10次/日。

②股四头肌及腘绳肌的等长收缩训练：麻醉消失后即可进行股四头肌及腘绳肌的等长收缩训练。首先指导患者将股四头肌绷紧9 s，然后再放松1 s，反复训练20 min为一次训练，5～8次/日。在不增加疼痛的前提下尽可能多做。

③抬腿训练：术后1日进行患肢直抬腿练习和侧抬腿练习，每次保持5 s。30次/组，3～4组/日。

④术后1～3日，如疼痛和肿胀程度不明显，可根据手术情况指导患者借助助行器和患肢佩戴支具下地，患肢轻微负重，日后根据恢复情况逐渐增加负重强度。

⑤膝关节屈曲练习：术后3日，根据情况可开始患膝屈曲练习，范围以患者微痛可耐受为宜，1次/日，每次在极限处保持10 min。术后1周被动屈曲角度应达到100°～110°，主动屈曲大于90°。

⑥勾腿练习：包括立位勾腿练习和卧位勾腿练习，每次保持10～15 s。10次/组，4～6组/日。

2. 第二阶段（术后2～4周）

（1）目的：加强关节活动度及肌力练习，提高关节稳定性，加强力量和耐力练习，准备进入更高级的运动。

（2）方法

①前后、侧向跨步练习：保持上身挺直，缓慢进行，可逐渐增加负荷练习，如双手提重物或踝关节处加沙袋。20次/组，3组/日。

②静蹲练习：3次/日，每次以耐受极限为宜，逐渐增加下蹲角度。

③术后3周被动屈曲角度应在120°～130°，至术后4周应逐渐与健侧相同。

④坐位抗阻伸膝练习：术后4周开始，患者使用沙袋开始负荷练习，在极限处保持5～10 s。30次/组，4～6组/日。

3. 第三阶段（术后5～8周）

（1）目的：继续强化肌力，增加关节稳定性，强化关节活动度恢复至健侧水平，恢复日常活动。

（2）方法

①保护下全蹲：在手扶物体保护下全蹲，上身挺直，足跟不离开地面，双膝平均分配体重，尽可能使臀部接触足跟。3～5分/次，1～2次/日。

②“台阶前向下”练习：20次/组，组间间隔30 s。2～4组连续。2～3组/日（见本章第四节）。

③术后8周可开始慢跑和游泳等动作。

（二）半月板缝合术后功能锻炼

对于功能锻炼，应根据半月板损伤缝合具体情况制订计划。在半月板前、后角缝合术后可早期部分负重；在半月板体部缝合术后应4周内患肢完全不负重，术后1～2周内不进行膝关节主动和被动屈曲练习，4周内只进行被动屈曲练习，不可进行主动屈曲练习，术后伸直位支具固定4周左右。

1. 第一阶段（术后0～1周）

（1）目的：早期关节活动度及肌力练习，减轻疼痛和肿胀，防止深静脉血栓形成，避免关节粘连及肌肉萎缩。

（2）方法

①踝泵训练：手术完成之后，麻醉消失后指导患者进行踝泵运动与足趾活动，全范围活动踝关节。每日8～10次，每次5～10 min。

②股四头肌及腘绳肌的等长收缩训练：手术当日麻醉消失后即可进行股四头肌及腘绳肌的等长收缩训练。首先指导患者将股四头肌绷紧9 s，然后再放松1 s，反复训练20 min为1次训练，5～8次/日。在不增加疼痛的前提下尽可能多做。

③术后1日指导患者借助助行器，患肢佩戴支具不负重下地，但仅限于如厕等必要活动。

④抬腿训练：术后2日进行患肢直抬腿练习、侧抬腿练习及后抬腿练习，每次保持3 s。10次/组，4～6组/日。

⑤膝关节屈曲练习：行半月板前、后角缝合的患者术后7日可开始患膝屈曲练习，屈曲角度小于90°，以患者微痛可耐受为宜，10分/次，1次/日。

2. 第二阶段（术后2～6周）

（1）目的：继续关节活动度及肌力练习。

（2）方法

①继续加强第一阶段的各项练习。

②被动屈曲角度以每周增加10°为宜，行半月板体部缝合的患者可开始进行患膝的屈曲练习，方法同前。

3. 第三阶段（术后7～12周）

（1）目的：强化关节活动范围及肌力练习，逐步改善步态，恢复日常活动。

（2）方法

①术后6～8周患肢负重强度逐渐增加，根据术后恢复情况，一般术后8周患肢可完全负重。

②继续加强主、被动膝关节屈曲练习，至12周屈曲范围应同健侧相同。

③卧位勾腿练习：术后 8 周开始，可以沙袋作为负荷每次保持 5 ~ 10 s，屈曲 0° ~ 45°。10 次 / 组，4 ~ 6 组 / 日。

④前后、侧向跨步练习：术后 8 周开始，保持上身挺直，缓慢进行。可逐渐增加负荷练习，如双手提重物或踝关节处加沙袋。3 组 / 日，30 次 / 组。

⑤静蹲练习：下蹲角度小于 90°，以无痛为宜，极限处保持 2 min，以后逐渐延长下蹲时间，4 ~ 6 次 / 日。

⑥至术后 12 周，逐渐恢复正常步态。

六、出院指导

（一）缓解疼痛

医生根据患者术后疼痛的程度，给予患者口服非甾体抗炎药，指导患者遵医嘱用药。每次功能锻炼后如感患肢疼痛和发胀，可立即进行冰敷 20 ~ 30 min。

（二）支具的佩戴时间

半月板损伤患者，术后支具一般需要佩戴 8 周左右。具体佩戴时间应根据患者复查结果遵医嘱调整。

（三）其他内容

详见第二章。

第六节　前交叉韧带损伤

前交叉韧带（anterior cruciate ligament，ACL）是阻止胫骨前移的主要结构。前交叉韧带受损后，可产生明显的膝关节不稳，严重影响膝关节功能，且前交叉韧带的损伤可使关节出现反复扭伤，容易引起关节软骨和半月板等重要结构的损害，应及时治疗。

一、概述

膝关节屈曲时外翻损伤是引起前交叉韧带损伤最常见的因素，其次还可以见于膝关节伸直位下内翻损伤。来自膝关节后方及胫骨上端的暴力也可造成前交叉韧带断裂。这些情况多发生在运动损伤时，如足球和篮球等对抗性比较剧烈的运动。

二、临床表现

（一）常见表现

前交叉韧带损伤以青少年多见，男性多于女性，运动员多见。一般患者损伤时有外伤史，有时可感觉到膝关节内明显的撕裂或者错动感，伴有明显疼痛，通常因疼痛剧烈无法支撑而倒地。存在膝关节肿胀、压痛和关节内积血，影响屈伸活动。

（二）前抽屉试验（anterior drawer test，ADT）

患者仰卧位，膝关节屈曲 90°，小腿下垂。检查者用肘部压住患者双足固定，双手环住小腿上段，拇指压在胫骨结节下方做拉动作。如胫骨平台相对于股骨明显前移（移位大于 5 mm）为阳性，则提示前交叉韧带断裂（图 22-11）。

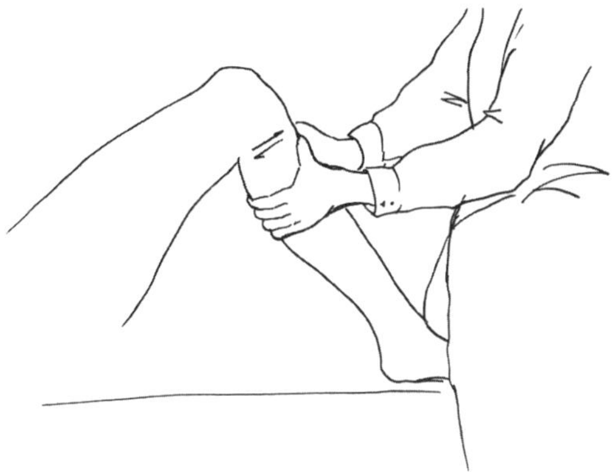

图 22-11　前抽屉试验

（三）轴移试验

用来检查前交叉韧带断裂后出现的膝关节不稳。患者取仰卧位，双下肢伸直。检查者位于患侧，一只手握住患侧踝关节，屈曲膝关节 90°。试验开始时先让患侧的膝关节被动外翻，然后缓慢伸直膝关节，至屈曲患侧膝关节 30° 时出现疼痛与弹跳，则为阳性（图 22-12）。

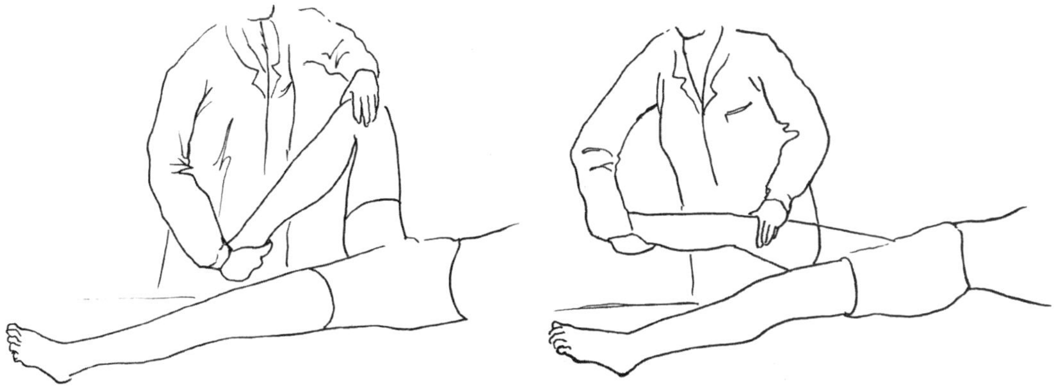

图 22-12　轴移试验

三、治疗方法

（一）保守治疗

对于 MRI 显示韧带内有损伤信号，但韧带的完整性良好，愿意改变生活方式，且在伤后可以避免参加可能造成关节不稳的活动的患者，可以选择保守治疗，注意休息，伤后 4～6 周佩戴支具固定。

（二）手术治疗

常用术式包括关节镜下前交叉韧带单纯或加固修复术及关节镜下前交叉韧带重建术。

四、护理措施

（一）术前护理

1. 体位　指导患者患肢下垫软枕，抬高患肢高于心脏水平，以促进静脉回流，减轻疼痛肿胀。

2. 疼痛的护理　指导患肢正确的疼痛评估方法。局部给予冰敷止痛。根据患者的疼痛程度按照疼痛药物的三阶梯给药原则进行药物镇痛，观察患者用药后的效果及有无不良反应。

3. 患肢佩戴支具制动，注意支具内衬垫毛巾保护支具内骨隆突出的皮肤，避免发生医疗器械相关性压力性损伤。

（二）术后护理

1. 观察患肢麻醉是否消退，观察患肢的肿胀程度、末梢血运、感觉和足趾屈伸情况。

2. 观察伤口渗血和渗液的情况，保持伤口敷料清洁干燥，预防伤口感染的发生。若发现伤口敷料渗血和异常渗出或有污染时，及时通知医生并协助处理。

3. 镇痛　术后继续抬高患肢，患处冰敷消肿止痛。注意倾听患肢的感受，根据患者的疼痛评估采取镇痛措施，并关注镇痛后的效果及有无不良反应。

4. 拔出引流管后给予患者佩戴下肢可调节支具外固定。支具内垫毛巾。定时检查皮肤，防止支具引起的压力性损伤。

5. 其他内容详见第二章。

五、功能锻炼

（一）第一阶段（术后 0 ~ 1 周）

1. 目的　减轻疼痛及关节肿胀；早期进行肌力练习及关节活动度练习，以防止粘连及肌肉萎缩。

2. 方法

（1）踝泵训练：麻醉消失之后，指导患者进行踝泵运动与足趾活动，全范围活动踝关节。5 ~ 10 分 / 次，8 ~ 10 次 / 日。

（2）股四头肌及腘绳肌的等长收缩训练：麻醉消失后即可进行股四头肌及腘绳肌的等长收缩训练。首先指导患者将股四头肌绷紧 9 s，然后再放松 1 s，反复训练 20 min 为一次训练，在不增加疼痛的前提下尽可能多做（大于 500 次 / 日）。

（3）患肢不负重下地：引流管拔除后，患者可借助助行器，患肢佩戴支具不负重下地，仅限于如厕等必要活动。

（4）抬腿训练：引流管拔除后根据患者情况进行患肢直抬腿练习、侧抬腿练习及后抬腿练习，每次保持 10 s。10 次 / 组，4 ~ 6 组 / 日。

（5）膝关节屈曲练习：术后 3 日根据患者情况可开始膝关节屈曲练习，练习时去掉支具，包括坐位垂腿和仰卧垂腿。坐位垂腿适用于 0° ~ 95° 范围，仰卧垂腿的屈曲角度大于 90°。每日 1 次，每次在极限处保持 10 min。练习后若疼痛，可立即进行冰敷 20 min。如感到关节内发热和发胀，可间隔 30 min 以上再次冰敷，2 ~ 3 次 / 日。

（6）伸膝练习：与屈曲练习的间隔时间尽可能长，完全伸直时候保持 20 min，2 ~ 3 次 / 日。

（二）第二阶段（术后 1 ~ 2 周）

1. 目的　逐渐增加关节活动范围，加强肌力训练。

2. 方法

（1）勾腿练习：髌腱重建前交叉韧带患者可从术后 1 周开始勾腿练习，腘绳肌腱重建前交叉韧带患者从术后 4 周开始，包括立位勾腿练习和卧位勾腿练习。根据肌肉力量增强情况，可逐渐增加负荷，每次保持 10 ~ 15 s。10 次 / 组，4 ~ 6 组 / 日。

（2）屈曲练习：逐渐增加主、被动屈曲角度，被动屈曲大于 90°，主动屈曲接近 90°。

（3）下肢支具可调节至 30° ~ 50° 活动范围。

（三）第三阶段（术后 3 ~ 4 周）

1. 目的　加强关节活动度及肌力练习，提高关节稳定性，逐步改善步态。

2. 方法

（1）术后 3 周被动屈曲练习角度应达到 100° ~ 110°，调整支具活动范围在 0° ~ 70°，加强主动屈伸练习。

（2）术后 4 周被动屈曲角度达到 110° ~ 120°，调整支具活动范围在 0° ~ 110°。

（3）前后、侧向跨步练习：可从术后 4 周开始。上身保持直立，可逐渐增加负荷练习，如双手提重物或踝关节处加沙袋。2 ~ 3 组 / 日，20 ~ 30 次 / 组。

（4）静蹲练习：3 次 / 日，每次以耐受极限为宜，逐渐增加下蹲角度。

（5）患肢逐渐增加负重行走，接近正常步态。

（四）第四阶段（术后 5 ~ 12 周）

1. 目的　强化关节活动度及肌力练习，使关节活动度恢复至健侧水平，逐渐恢复日常活动。

2. 方法

（1）术后 5 ~ 8 周，膝关节被动屈曲 120° ~ 130°。

（2）术后 9 ~ 12 周，被动屈曲角度与健侧相同。

（3）坐位抗阻伸膝练习：术后 8 周，患者开始使用沙袋进行负荷练习，极限处保持 5 ~ 10 s。30 次 / 组，4 ~ 6 组 / 日。

（4）术后 10 ~ 12 周，根据恢复情况，可去除支具完全负重行走。主动屈曲角度恢复至健侧水平。

（5）“台阶前向下”练习：术后 10 周开始，20 次 / 组，组间间隔 30 s，2 ~ 4 组连续，

2～3组/日。

（6）保护下全蹲：手扶物体保护下全蹲，上身挺直，足跟不离开地面，双膝平均分配体重，尽可能使臀部接触足跟。3～5分/次，1～2次/日。

（五）第五阶段（术后4～6个月）

1. 目的　全面恢复日常生活，逐渐恢复运动。

2. 方法

（1）开始慢跑和游泳（早期禁止蛙泳）等活动，逐渐恢复膝关节各项功能。

（2）运动员可开始基本动作的专项训练，剧烈运动时可佩戴护膝。

六、出院指导

（一）缓解疼痛

医生根据患者术后疼痛的程度，给予患者口服非甾体抗炎药，指导患者遵医嘱用药。每次功能锻炼后如感患肢疼痛或发胀，可立即进行冰敷20～30 min。

（二）佩戴支具

出院后需要支具保护患肢。根据患者的损伤部位及术式，下肢支具一般需要佩戴10～12周。

（三）其他内容

详见第二章。

第七节　内侧副韧带损伤

内侧副韧带（medial collateral ligament，MCL）由内侧副韧带浅层、内侧副韧带深层和后内侧关节囊三部分组成，是稳定膝关节的重要结构。内侧副韧带损伤在膝关节韧带损伤的类型中最常见[8]。

一、概述

当膝关节处于伸直位时膝关节外侧受到直接暴力使膝关节猛烈外翻，或膝关节位于半屈曲位时小腿受到猛烈外展外旋暴力，都会造成内侧副韧带断裂。内侧副韧带断裂主要分为不完全断裂和完全断裂，多见于运动创伤，如足球和滑雪等竞技项目。

二、临床表现

一般有明显外伤史。受伤时可听到韧带断裂的响声，膝内侧剧痛，伴局部剧痛和肿胀。压痛点常在股骨内上髁或胫骨内髁的下缘处。陈旧性内侧副韧带断裂可出现内侧不稳的症状，导致做膝关节外翻动作时膝关节有不稳感。

三、治疗方法

（一）保守治疗

对内侧副韧带扭伤或部分断裂（深层）可以采取保守治疗，一般用管形石膏或支具固定4～6周。

（二）手术治疗

对完全断裂的内侧副韧带，应早期手术修复断裂的韧带。如合并交叉韧带和半月板损伤，也应在手术时处理。常用术式包括关节镜下前交叉韧带单纯或加固修复术以及关节镜下前交叉韧带重建术[9]。

四、护理措施

（一）术前护理

1. 体位　指导患者患肢下垫软枕，抬高患肢高于心脏水平，以促进静脉回流，减轻疼痛肿胀。

2. 疼痛的护理　指导患肢正确的疼痛评估方法。局部给予冰敷止痛。根据患者的疼痛程度按照疼痛药物的三阶梯给药原则进行药物镇痛，观察患者用药后的效果及有无不良反应。

3. 患肢佩戴支具制动，注意支具内衬垫毛巾保护支具内骨隆突出的皮肤，避免发生医疗器械相关性压力性损伤。

（二）术后护理

1. 体位　患肢下垫软枕，抬高患肢并高于心脏水平，足尖朝向正上方，保持膝关节处于中立伸直位。

2. 观察患肢麻醉是否消退，观察患肢的肿胀程度、末梢血运、感觉和足趾屈伸情况。

3. 观察伤口渗血和渗液的情况，保持伤口敷料清洁干燥，预防伤口感染的发生。若发现伤口敷料渗血、异常渗出或有污染时，及时通知医生并协助处理。

4. 镇痛　术后继续抬高患肢，患处冰敷消肿止痛。注意倾听患肢的感受，根据患者的疼痛评估采取镇痛措施，并关注镇痛后的效果及有无不良反应。

5. 拔出引流管后给予患者佩戴下肢可调节支具外固定，支具内垫毛巾，定时检查皮肤，防止支具引起的压力性损伤。

6. 其他内容详见第二章。

五、功能锻炼

（一）第一阶段（术后 0 ~ 4 周）

1. 目的　减轻疼痛及关节肿胀；早期进行肌力练习，以防粘连及肌肉萎缩。

2. 方法

（1）踝泵训练：麻醉消失后，指导患者进行踝泵运动与足趾活动，全范围活动踝关节。每日 8 ~ 10 次，每次 5 ~ 10 min。

（2）股四头肌及腘绳肌的等长收缩训练：术后 1 日进行股四头肌及腘绳肌的等长收缩训练。在不增加疼痛的前提下尽可能多做（大于 500 次 / 日）。

（3）患肢不负重下地：拔除引流管后，患者可借助助行器，患肢佩戴支具不负重下地，仅限于如厕等必要活动，过多行走可引发关节肿胀和积液。

（4）抬腿训练：拔除引流管后根据患者的情况进行患肢直抬腿练习、侧抬腿练习及后抬腿练习，每次保持 10 s、10 次 / 组，4 ~ 6 组 / 日。

此阶段以肌肉的等长收缩和静力训练为主，不可过早地伸屈膝关节，否则可造成内侧副韧带松弛。

（二）第二阶段（术后 5 ~ 8 周）

1. 目的　加强关节活动度及肌力练习，提高关节控制能力和稳定性，逐步改善步态。

2. 方法

（1）膝关节屈曲练习：根据患者复查的情况开始关节活动度练习。术后 4 周被动屈曲 0° ~ 60°。如基本无痛，可增加角度，至术后 7 周可达 140° 或与健侧相同。每日 1 次，每次在极限处保持 10 min，术后 5 周开始主动屈曲练习。

（2）伸膝练习：完全放松肌肉，使膝关节自然伸张。完全伸直时候保持 20 min，2 ~ 3 次 / 日。至术后 5 日伸展可接近健侧水平。

（3）勾腿练习：术后 5 周进行俯卧位勾腿练习，至术后 6 周可增加立位勾腿练习。每次保持 10 ~ 15 s。10 次 / 组，4 ~ 6 组 / 日。练习后立即进行冰敷 20 min。

（4）下地行走时逐渐增加负重强度，但必须在佩戴支具下进行，一般至术后 6 周患肢可完全负重。

（5）可将下肢支具调节至 0° ~ 70° 活动范围，每 3 ~ 5 天增加角度。角度增加以调整后行走或负重时关节稳定为准。至术后 6 周可调至 0° ~ 110°。

（6）前后、侧向跨步练习：术后 6 周开始，上身保持直立，可逐渐增加负荷练习，如双手提重物或踝关节处加沙袋。2 ~ 3 组 / 日，20 ~ 30 次 / 组。

（7）静蹲练习：术后 6 周开始，3 次 / 日，每次以耐受极限为宜，逐渐增加下蹲角度。

（8）坐位抗阻伸膝练习：术后 8 周开始，患者使用沙袋开始负荷练习，极限处保持 5 ~ 10 s。30 次 / 组，4 ~ 6 组 / 日。

（9）保护下全蹲：术后 8 周开始，手扶物体保护下全蹲，上身挺直，足跟不离开地面，双膝平均分配体重，尽可能使臀部接触足跟。3 ~ 5 min/ 次，1 ~ 2 次 / 日。

（三）第三阶段（术后 9～12 周）

1. 目的 使关节活动度恢复至健侧水平，强化肌力，进一步改善关节稳定性，逐步恢复日常活动和运动能力。

2. 方法

（1）俯卧位屈曲：患者取俯卧位，患肢屈曲，使足跟紧贴臀部，保持10 min，每日1次。

（2）"台阶前向下"练习：20 次 / 组，组间间隔 30 s，2～4 组连续，2～3 组 / 日。

（3）开始慢跑和游泳等活动，逐渐恢复膝关节各项功能。

（4）运动员可开始基本动作的专项训练，剧烈运动时可佩戴护膝。

此阶段韧带尚未达到足够坚固，练习时应在门诊复查后在医务人员的指导下循序渐进地进行，切不可盲目激进。

六、出院指导

（一）缓解疼痛

医生根据患者术后疼痛的程度，给予患者口服非甾体抗炎药，指导患者遵医嘱用药。每次功能锻炼后如感患肢疼痛或发胀，可立即进行冰敷 20～30 min。

（二）支具的佩戴时间

出院后需要支具保护患肢。根据患者的损伤部位及术式，支具一般需要佩戴 6～8 周。

（三）其他内容

详见第二章。

（李冰冰）

参考文献

[1] （奥）Werner Platzer 著 . 人体解剖学彩色图谱 [M]. 凌树才，吴仲敏译 . 上海：上海科学技术出版社，2018: 206-211.

[2] （美）Azar FM, Beaty JH, Canale ST 著 . 坎贝尔骨科手术学 [M]. 唐佩福，王岩，卢世碧等译 . 北京：北京大学医学出版社，2018: 2002-2094.

[3] 姜保国，王满宜 . 关节周围骨折 [M]. 北京：人民卫生出版社，2012: 408-427.

[4] 于长隆 . 骨科康复学 [M]. 北京：人民卫生出版社，2010: 618-649.

[5] Melvin JS, Mehta S. Patellar fractures in adults. J Am Acad Orthop Surg, 2011, 19(4): 198-207.

[6] Lazaro LE, Wellman DS, Sauro G, *et al*. Outcomes after operative fixation of complete articular patellar fractures: assessment of functional impairment. J Bone Joint Surg Am, 2013, 95(14): e96.

[7] Krych AJ, Carey JL, Marx RG, *et al*. Does arthroscopic knee surgery work[J]. Arthroscopy, 2014, 30(5): 544-545.

[8] Elliott M, Johnson DL. Management of medial-sided knee injuries[J]. Orthopedics, 2015, 38(3): 180-184.

[9] Serra CR, Olivetto J, Dean CS, *et al*. Superficial medial collateral ligament of the knee: anatomic augmentation with semitendinosus and gracilis tendon autografts[J]. Arthroscopy Techniques, 2016, 5(2): e347-352.

第二十三章　胫腓骨骨折的护理

胫腓骨肩负着行走和负重的功能，是人体中的主要负重骨骼，在日常工作和生活中容易遭受损伤。胫腓骨骨折为人体最常见的长骨骨折之一，约占全身骨折的12%，且多为双骨同时骨折。胫骨表面软组织覆盖少，其前内侧面均位于皮下，在遭受暴力作用时，比其他部位的长骨更容易出现开放性损伤。随着社会的快速发展，高能量创伤造成的各种严重胫腓骨骨折数量不断增加，常导致胫腓骨粉碎性骨折或骨缺损，也易伴发严重软组织损伤或重度污染。这些都给胫腓骨骨折的处理带来了较大困难。如处理不当，不仅容易引起骨折延迟愈合和不愈合，或引起骨缺损，导致感染和骨髓炎等，而且还可能使骨折形成内、外成角或旋转移位的畸形愈合。这将给下肢功能造成难以代偿的障碍[1]。

第一节　胫腓骨的解剖

胫骨干上2/3呈三角形，下1/3略呈四方形，由前、内、外三个嵴将胫骨干分成内、外、后三面（图23-1）[2]。胫骨是连接股骨下方支撑体重的主要骨骼，腓骨是附连小腿肌的重要骨骼。腓骨体有支持胫骨的作用，但无直接负重作用。胫骨和腓骨在干体中间的部分是平行的：胫骨近端连接胫腓关节，胫骨远端是踝关节与下胫腓联合韧带。胫骨平台与股骨内外髁构成膝关节，胫骨远端内侧骨突为内踝，与腓骨下端所形成的外侧踝共同构成踝穴，并与距骨共同组成踝关节。单独腓骨骨折多系直接打击造成的，骨折移位不多，且容易愈合。

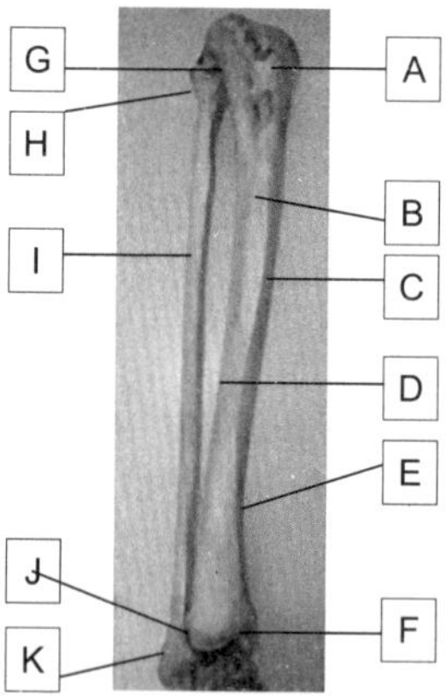

图23-1　胫腓骨正侧面。A. 胫骨粗隆；B. 胫骨外侧面；C. 胫骨嵴；D. 骨间缘；E. 胫骨中下段内侧凹；F. 内踝；G. 上胫腓关节；H. 腓骨小头；I. 腓骨体；J. 下胫腓连接；K. 外踝

常见的Pilon骨折指累及胫距关节面的胫骨远端骨折，一般指胫骨远端1/3波及胫距关节面的骨折。

第二节　胫骨干骨折

胫骨干骨折是最常见的长骨骨折，指胫骨平台以下至踝以上部分发生的骨折。胫骨干骨折占全身各类骨折的 13% ~ 17%，以青壮年和儿童居多。

一、概述

（一）损伤机制

1. 直接暴力　多见于撞击、重物打击、踢伤和车碾压伤等。暴力多来自小腿的外侧。骨折线呈横断形、短斜形或粉碎性，骨折端多有重叠、成角或旋转移位。

2. 间接暴力　多见于高处坠落，强力扭转或滑倒所致的骨折，多发生于中 1/3 或中下 1/3 处。骨折线多呈长斜形或螺旋形。

（二）分型

依据国际内固定研究学会（ Arbeitsgemeinschaft für Osteosynthesefragen/Association for the Study of Internal Fixation, AO/ASIF ）分类；胫骨干骨折可分为以下几种类型：

1. A 型　简单骨折

（1）A1 型：螺旋形骨折。

（2）A2 型：斜形骨折（ >30° ）。

（3）A3 型：横形骨折（ <30° ）。

2. B 型　楔形骨折

（1）B1 型：螺旋楔形骨折。

（2）B2 型：弯曲楔形骨折。

（3）B3 型：粉碎楔形骨折。

3. C 型　复杂骨折

（1）C1 型：螺旋形骨折。

（2）C2 型：分段骨折。

（3）C3 型：不规则骨折。

二、临床表现

伤后患肢除了局部的疼痛、肿胀和功能障碍等基本体征外，还可能存在畸形、反常活动、骨擦音或骨擦感等骨折的专有体征。另外，还要观察是否有损伤重要神经和血管的表现，以及小腿的肿胀和疼痛程度，有无骨筋膜室综合征的表现。

三、治疗方法

（一）治疗危险因素

鉴别和治疗威胁下肢的因素，包括动脉损伤、骨筋膜室综合征和开放性骨折。这些也是潜在威胁生命的损伤。

（二）闭合复位石膏托外固定

对于稳定、移位轻或没有移位的简单骨折，给予闭合复位石膏托外固定，并适当地抬高患肢，尽早开始功能锻炼。

（三）髓内钉、外固定器和接骨板

对于中等损伤以及严重损伤中的大部分骨折，通常可以采用髓内钉固定治疗。如骨折过于靠近近端或远端，以及在没有髓内钉的情况下，可以考虑外固定器或接骨板。对有严重软组织损伤的患者，首先采用“桥接”外固定器固定，延期再使用接骨板固定，这样可能更安全[3]。

四、护理措施

（一）术前护理

抬高患肢，保持外固定松紧度适宜，密切观察患肢的血液循环、感觉、运动和肿胀情况，警惕腓总神经损伤和小腿骨筋膜室综合征。如患者出现足下垂、患肢苍白和皮温下降，足背动脉搏动无法触及，感觉麻木或肿胀明显加重，应立即报告医生，遵医嘱进行处理。嘱患者抬高患肢，冰敷消肿治疗，保持肢体功能位，防止肢体外旋，避免压迫和损伤腓总神经。

（二）术后护理

1. 伤口护理　术后密切观察伤口的渗血、渗液和引流情况，并及时进行记录。如渗血较多，或伤口引流每小时＞100 ml，及时通知医生给予处理。

2. 进行早期功能锻炼，警惕腓总神经损伤　对于卧床患者，侧卧位时两膝部位夹软枕。用石膏或夹板固定时，应在腓骨小头处垫衬柔软敷料，指导患者行踝泵运动，以观察有无腓总神经损伤。如已发生腓总神经损伤，应固定踝关节于功能位，予以超踝支具或在床尾放置方形枕，保持踝关节 90°，防止足下垂[4]。

3. 维持患肢正常血运，防止并发骨筋膜室综合征　多与患者交流，多倾听。对怀疑有骨筋膜室综合征的患肢切忌抬高，并减少患肢活动。加强对患肢远端皮肤颜色、温度、动脉搏动和毛细血管充盈时间的观察，必要时进行骨筋膜室压力的监测。一旦确诊，遵医嘱使用止痛药物，并尽快完善术前准备[5]。

有研究指出，对于此类患者应实施标准化临床护理路径[6]，即以时间为轴，将治疗护理过程制订成标准化的治疗护理流程，包括入院指导、检查、诊断、用药、治疗、护理、康复锻炼、健康教育和出院指导等，可以提升护士的工作效率，提高患者全过程参与度、知识掌握度和出院满意度。

五、功能锻炼

早期进行功能锻炼，可防止关节软骨及软组织粘连，防止肌肉萎缩和关节僵硬，促进血液循环，减轻患肢肿胀。

（一）主动运动

一般伤后第 1 日即开始股四头肌收缩练习，主要是等长收缩，同时练习足趾伸屈以及踝关节的背伸和跖屈。对同一肢体多发骨折的患者，如有条件，应在返回病房后，遵医嘱进行 CPM 功能锻炼，从小范围逐渐扩大。鼓励患者部分生活自理，如洗脸和刷牙[7]等。一般应争取在 3 个月以内完全恢复各关节的正常活动范围。

1. 踝泵运动　踝关节的跖屈、内翻、背伸和外翻组合在一起的“环绕运动”为一组运动。每组最大范围的运动保持 5 ~ 10 s，每次 3 ~ 5 min。

2. 股四头肌等长收缩练习　患者取平卧位或半坐卧位，患肢固定，膝关节伸直并下压床垫，绷紧大腿肌肉，感到髌骨上下滑动为有效。每天运动 3 ~ 4 组，每组 10 ~ 20 min，每分钟 3 ~ 5 次。

3. 直腿抬高练习　患肢仰卧，患侧膝关节伸直，将踝关节置于功能位，抬高患肢，高度为 10 ~ 20 cm，每次最高位保持 5 ~ 10 s，每组做 10 ~ 20 min，每天 2 ~ 3 组。

4. 膝关节被动和主动屈髋、屈膝练习　一般从屈膝 30° 开始，每天 2 次，每次 20 ~ 30 min。根据患者的耐受情况，每天增加 10° ~ 15°，逐渐增加屈膝度数，并过渡到主动屈膝锻炼。

（二）负重练习

胫骨骨折由于内固定强度的不一，固定材料疲劳寿命的不同，胫骨解剖上的变异，患者的个体差异以及骨折类型的复杂，术后的个体化处理更为重要。一般来说，负重起始时间主要依据骨折固定后所获得稳定的程度而定。在各类内固定中，坚强内固定如加压钢板和带锁髓内钉等更具有支撑条件。部分负重可在 3 ~ 6 周开始，但必须正确使用双拐，而非单拐，逐渐过渡直到骨折愈合后，再去拐完全负重。

六、出院指导

（一）生活指导

骨折愈合期间应进食高蛋白、高热量及高维生素饮食，禁烟酒，保证充足的睡眠，避免感冒。

（二）功能锻炼

按计划进行功能锻炼，循序渐进，避免操之过急，运动时注意安全和保暖。

（三）内固定的取出

应在骨性愈合后拔除内固定，一般不应少于1年。使用加压钢板者，所需时间会更长，且拔除后应遵医嘱予以一定期限的保护。

其他内容详见第二章。

第三节 胫骨远端Pilon骨折

Pilon骨折是当距骨撞击胫骨远端关节面时产生波及负重关节面与干骺端的胫骨远端骨折。Pilon骨折在临床上较少见，约占下肢骨折的1%，胫骨骨折的5% ~7% [8]。1911年，法国放射学家Deston首先提出“tibial pilon”一词来描述胫骨远端关节骨折线向近端延伸5 cm范围内的干骺端解剖区域。他把胫骨远端干骺端的形状描述为像药剂师的杵棒（pilon）。胫骨远端关节面形似天花板（ceiling）。1950年Bonin称之为“tibial platfond”，因此，Pilon骨折又称为Platfond骨折。干骺端不同程度的压缩、粉碎，以及高度的不稳定、关节软骨的原发性损伤和关节面的不平整是Pilon骨折的特征。Pilon骨折治疗难度大，并发症多，病残率高，因此Pilon骨折的治疗也是骨科最具有挑战性的难题之一 [9]。

一、概述

（一）损伤机制

Pilon骨折常发生于高处坠落伤、交通伤和运动伤。胫骨下端自下而上的撞击暴力是骨折发生的主要原因，且受伤时踝关节的位置可直接影响骨折类型。

（二）分型

Pilon骨折最常用的分型为Rüedi-Allgöwer分型和AO分型。

1. Rüedi-Allgöwer分型　Rüedi和Allgöwer将Pilon骨折分为三型：Ⅰ型为累及关节面的无移位的裂缝骨折；Ⅱ型为关节面有移位但无粉碎的骨折；Ⅲ型为累及干骺端和关节面的粉碎性骨折（图23-2）。Ⅰ型通常为低能量、非直接暴力损伤的结果，而Ⅲ型为高能量、直接垂直暴力损伤的结果。

2. AO分型

（1）A型为胫骨下端的关节外骨折，根据骨折粉碎程度分为A1、A2和A3三个亚型。

（2）B型为部分关节内骨折，一部分关节面仍与胫骨干相连，也分为B1、B2和B3三个亚型。

（3）C型为关节面与干骺端之间的完全性骨折，同样分为C1、C2和C3三个亚型（图23-3）。

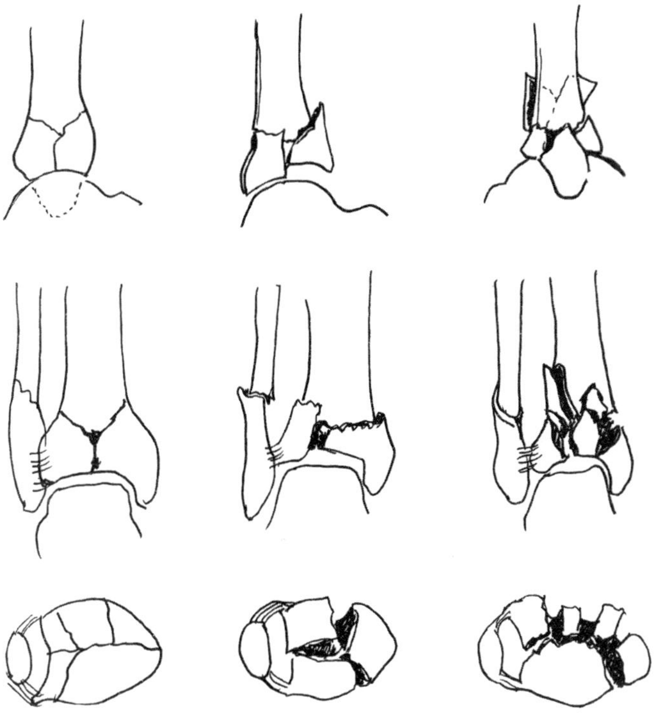

图 23-2　Pilon 骨折的 Rüedi-Allgöwer 分型

二、临床表现

Pilon 骨折累及胫骨下关节面，因此具有典型的不同程度的压缩粉碎性骨折的表现。另外，在临床表现中要注意软组织损伤、血管损伤、肢体肿胀和水疱等情况。

三、治疗方法

Watson 等将治疗 Pilon 骨折的过程归纳为“3P”，即保护（preserve）骨和软组织活力，进行（perform）关节面的解剖复位，提供（provide）满足踝关节早期活动的固定。最终目标为获得关节解剖复位，恢复下肢力线，保持关节稳定，达到骨折愈合和重获有功能、无疼痛、能负重且可运动的关节，同时避免感染和伤口并发症[9]。

（一）保守治疗

Pilon 骨折的保守治疗方法包括石膏外固定和跟骨牵引。保守治疗主要需要通过踝关节周围韧带的牵伸和合页作用来达到骨折的复位和维持复位的效果，改善局部血液循环，减轻水肿。石膏固定者，应密切观察骨折移位情况，而骨牵引则一般作为软组织创伤严重、有明显肿胀时骨折的临时固定。适应证为：① Rüedi Ⅰ型骨折，骨折无明显移位，软

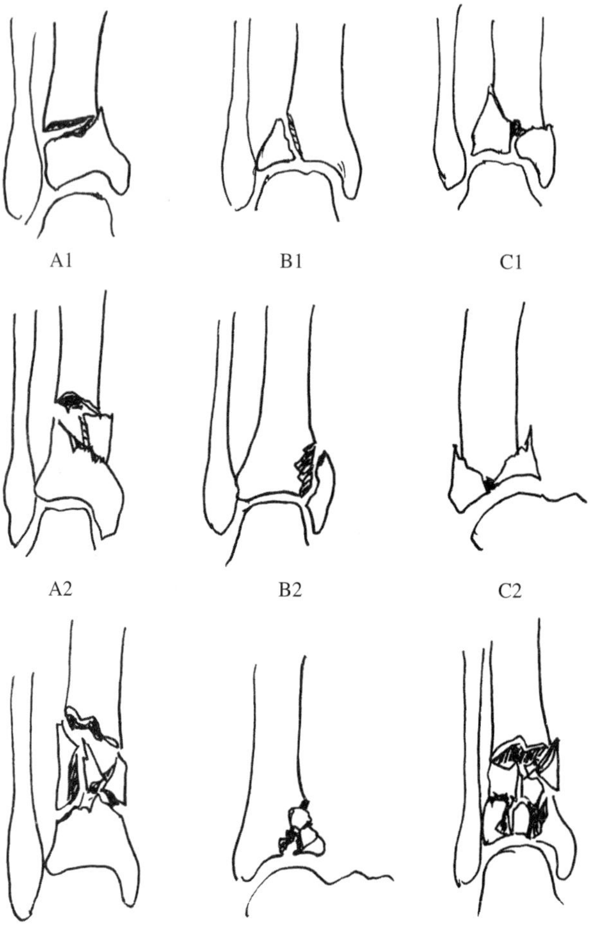

图 23-3　Pilon 骨折的 AO 分型

组织损伤不严重；②关节面解剖形态正常的严重粉碎性骨折；③全身情况较差，不允许手术治疗。

（二）手术治疗

手术方式包括切开复位内固定术、外固定架固定术，或两者联合应用，或有限内固定加外固定架固定术等。随着对 Pilon 骨折治疗研究的不断深入，急诊早期胫骨外固定或牵引可恢复患肢基本力线及长度。待软组织条件改善、肿胀消退后二期行切开复位做最终固定是目前较为认同的分期治疗策略[10-12]。

1．切开复位的手术适应证　包括：①开放性骨折；②骨折伴有血管损伤；③骨折移位＞2 mm，或关节面台阶＞1 mm，成角＞5°；④不能接受的下肢力线改变。

2．切开复位的手术禁忌证　包括：①出现软组织肿胀或张力性水疱；②有周围血管疾病；③出现或可能出现局部感染；④存在骨筋膜室综合征；⑤患者的全身情况不允许麻醉和手术。

四、护理措施

（一）术前护理

在跟骨牵引期间注意患侧肢体的位置和轴线是否正确，力线是否正常，牵引过程是否受阻[13]，并防止外旋压迫腓总神经。同时，应注意患侧足跟后方受压部位的皮肤。在骨牵引钉道处用0.5%聚维酮碘消毒，3次/日，以预防钉道感染。

（二）术后护理

1．密切观察　术后48 h严密观察患肢末梢颜色、感觉及运动情况，伤口渗血情况及引流液体量和颜色等。若发现异常，如患肢末梢颜色苍白、皮温过低、麻木明显以及足背动脉搏动未触及等，及时告知医生予以处理。

2．预防Pilon骨折的并发症

（1）软组织的过度肿胀和骨折水疱的形成：早期固定和牵引可以减轻组织肿胀。一旦发生过度肿胀，处理起来会比较困难，也会导致最终手术等待时间延长。并且过度肿胀会使伤口引流物过多，引流时间过长，而导致深部感染。因此，应积极指导患者进行踝泵运动，促进下肢血液循环和淋巴回流，局部软组织消肿。并遵循骨折处理的“RICE”（R，rest，停止运动，发动休息；I，Ice，马上冰敷；C，compression，加压包扎；E，elevation，抬高患部）原则，患者入院后即进行患肢踝关节处冰敷，抬高患肢并制动，促进局部组织快速消肿，利于早期行手术治疗[13]。若发现有张力性水疱，应予以无菌注射器抽吸，但要保持水疱膜的完整并用无菌纱布覆盖，以减少疼痛，防止感染。

（2）伤口边缘的坏死：如果坏死较为表浅，可以遵医嘱使用抗生素及局部伤口换药处理。必须警惕伤口坏死的进展情况。如果引流持续存在，坏死范围扩大，需及时清创并用皮瓣覆盖。

（3）感染：如果仅为外固定架引起的感染，则需应用抗生素。如果炎症和引流物持续存在，需要更换固定钢针。存在深部感染时需要立即清创，同时留取感染组织进行细菌培养，尽量去除失活组织。如果内固定没有松动，可以尽量抑制感染，直到骨折愈合后再去除内固定。如果感染造成内固定松动或失败，需要取出内固定，按照感染性骨折不愈合的处理原则对远端胫骨进行分期重建。

（4）慢性骨髓炎：彻底清创，清除坏死骨组织和周围软组织，去除内固定，消灭骨坏死腔，制动并合理使用抗生素。

（5）内翻和外翻畸形愈合：对进行内固定的患者，手术时必须合理选择固定方式，恢复并维持力线稳定。如果存在骨缺损，必须进行植骨。如果使用外固定，可以调整外固定架来维持力线。

（6）骨折不愈合：不愈合通常是过度牵引的结果，需要及早识别并进行骨移植。在使用内固定的情况下，早期植骨可以防止内固定失败。存在严重干骺端粉碎的患者有较高不愈合的发生率，也应早期进行植骨。如果选择延迟一期植骨，则植骨的最佳时期为4～8周，也有报道可以延长到10～16周。对于感染性骨折不愈合，需要清创清除感染灶，具体处理同慢性骨髓炎。

五、功能锻炼

Pilon 骨折的康复原则是早活动，晚负重，直到确定性治疗或影像学检查提示骨折有足够的稳定性。术后第 1 天鼓励患者进行股四头肌的等长收缩和足趾的主动屈伸功能锻炼。术后 3 天疼痛缓解、引流管拔出后，嘱患者行膝关节和足部的屈伸功能锻炼、患肢的直腿抬高练习和踝关节的主动运动。术后 7 天，患肢肿胀缓解后可扶双拐或助行器在床边站立或行走锻炼，患肢禁止负重，每次 5 ~ 10 min，每天 2 ~ 3 次，以患肢肿胀疼痛可忍受为度。逐步根据患者的感受延长时间和增加次数 [14]。

在负重方面，如果使用环形外固定架固定可以早期完全负重，这样可以促进骨折愈合。如果使用混合外固定架，在最初的 2 ~ 3 个月内只能部分负重。切开复位内固定的患者，最初 3 个月内不能负重，刚开始时需要石膏固定，直到缝线拆除，一般为 2 ~ 3 周。伤口愈合后可进行适度的关节活动。骨折愈合通常需要 12 ~ 16 周。在最初的 2 ~ 3 个月内必须密切随访。

六、出院指导

Pilon 骨折恢复周期较长，患肢因骨折活动受限，应认识到两侧下肢可能出现形态不一致，有充分的心理预期，遵医嘱持续进行功能锻炼，循序渐进，逐步恢复。支具佩戴应遵医嘱进行，不可随意去除，定期门诊复查，检查骨折愈合及功能恢复情况。

（陈慧娟）

参考文献

[1] 王亦璁，姜保国．骨与关节损伤．5 版 [M]. 北京：人民卫生出版社，2012.

[2] Oestern H, Trentz O, Uranues S. Bone and Joint Injuries[M]. New York: Springer Berlin Heidelberg, 2014: 177.

[3] 布朗诺．创伤骨科学：成人卷（下卷）4 版 [M]. 天津出版传媒集团，2015.

[4] 陈妙霞，黄师菊．临床护理路径：外科篇 [M]. 广州：华南理工大学出版社，2012.

[5] 车文芳，郑水利．护理常规 [M]. 北京：科学出版社，2008: 182.

[6] 庞蕾，施惠碧，陈小敏．护理路径在胫骨干骨折髓内钉固定病人中的应用 [J]. 全科护理，2011(26): 2363-2365.

[7] 彭小苑，谷中建，欧阳艳菲．骨科健康教育手册 [M]. 广州：广东科技出版社，2017.

[8] Mauffrey C, Vasario G, Battiston B, *et al*. Tibial pilon fractures: a review of incidence, diagnosis, treatment, and complications[J]. Acta Orthop Belg, 2011, 77(4): 432-440.

[9] 姜保国，王满宜．关节周围骨折 [M]. 北京：人民卫生出版社，2013.

[10] 王建军，薛书玉，邢莱云，等．分期策略治疗高能量 Pilon 骨折 [J]. 中华骨与关节外科杂志，2013(4): 332-336.

[11] Mittlmeier T, Wichelhaus A. Treatment strategy and planning for pilon fractures[J]. Unfallchirurg, 2017, 120(8): 640-647.

[12] Tomas-Hernandez J. High-energy pilon fractures management: State of the art[J]. EFORT Open Rev, 2016, 1(10): 354-361.

[13] 李卉，罗凯燕．3D 打印技术用于复杂 Pilon 骨折患者的护理 [J]. 护理学杂志，2017(16): 42-44.

[14] 朱伟平，朱丹瑜，李兵，等．Pilon 骨折分期治疗的围术期护理 [J]. 足踝外科电子杂志，2017(04): 35-37.

第二十四章　踝关节周围损伤的护理

踝关节是人体负重最大的关节，是生活中较为常见且发生率较高的创伤性骨折部位。该病的发病率呈逐年递增趋势，在全身骨折中约占 3.92%[1]。日常生活中的行走和跳跃等活动主要依靠踝关节的背伸和跖屈运动，因此，踝关节的稳定性与灵活性均十分重要。当发生骨折、脱位或韧带损伤时，如果得不到积极、正确的治疗和康复锻炼，会对关节功能和生活质量造成严重的负面影响。

第一节　踝关节的解剖

一、骨性结构

踝关节主要由骨和韧带结构组成，其稳定性也是由骨与韧带共同支撑的。骨性结构由胫腓骨远端与距骨组成。胫骨远端膨大向内下方突出的部分构成内踝，腓骨远端稍膨大的部分构成外踝。胫骨下端后缘稍向后突，构成后踝。其中内踝的外侧面有关节软骨附着，构成了内踝关节面。下胫腓后韧带加深了后踝，从而限制了距骨在踝穴内的后移。距骨分体、颈和头三部分，有六个关节面，仅颈部附有骨膜，为主要的营养血管进出部位。骨折后如治疗不当，可导致踝关节接触面积减少，从而造成踝关节不稳定，最终可能导致踝关节骨性关节炎的发生，故踝关节骨折在临床上应引起足够重视。

二、韧带

踝关节的韧带结构主要包括下胫腓复合体及内外侧副韧带系统三个部分。下胫腓复合体将胫腓骨远端紧密相连，主要包括三个部分：

1. 下胫腓前韧带　连接胫骨前结节与外踝。
2. 下胫腓后韧带　连接胫骨后结节与外踝。
3. 骨间韧带　连接腓骨和胫骨，向上与小腿骨间膜相延续。

从坚强程度来说，骨间韧带最为强韧，下胫腓后韧带次之，而下胫腓前韧带最为薄弱。故下胫腓联合后方的损伤多表现为胫骨后结节的撕脱骨折，而前方的损伤通常为下胫腓前韧带的撕裂。内外副韧带从两侧加强关节囊，可以阻止距骨在踝关节内的内外翻倾斜。

外侧副韧带由距腓前韧带、跟腓韧带及距腓后韧带组成。距腓前韧带起于外踝前缘，止于距骨颈。当踝跖屈时，距腓前韧带是防止距骨向前移位的主要结构。该韧带最为薄弱，在踝内翻损伤常易伤及。跟腓韧带呈椭圆形，扁平，较距腓前韧带强韧，起于外踝尖端，止于跟骨外侧面，是踝部唯一的关节囊外韧带，踝背伸时能稳定踝关节和距下关节，抵抗内翻。距腓后韧带更为强韧，起于外踝内侧，向后附着于距骨后部的外侧结节，近水平位走行，能防止距骨旋后半脱位（图 24-1）。

内侧副韧带（又名三角韧带）分深、浅两层。浅层起自内踝前丘和后丘的前部，止于足舟骨、距骨颈、载距突内侧缘和距骨后方。其中胫跟部较为强韧，能对抗跟骨外翻。深层短而粗，起自内踝前后丘之间，止于距骨的内侧面，能限制距骨侧向移位，且能对抗距骨外旋应力（图 24-2）。

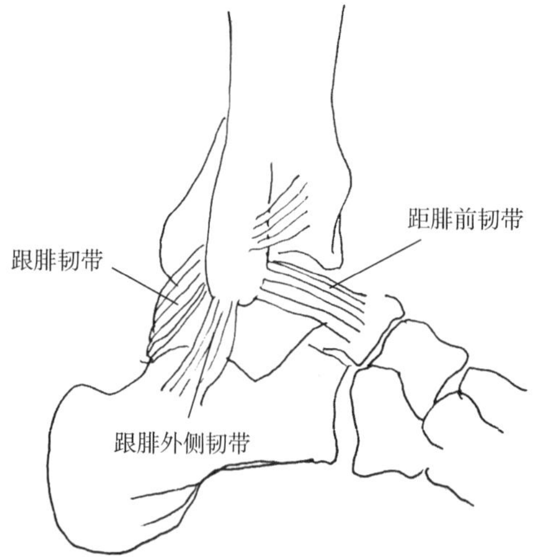

图 24-1　踝关节外侧副韧带

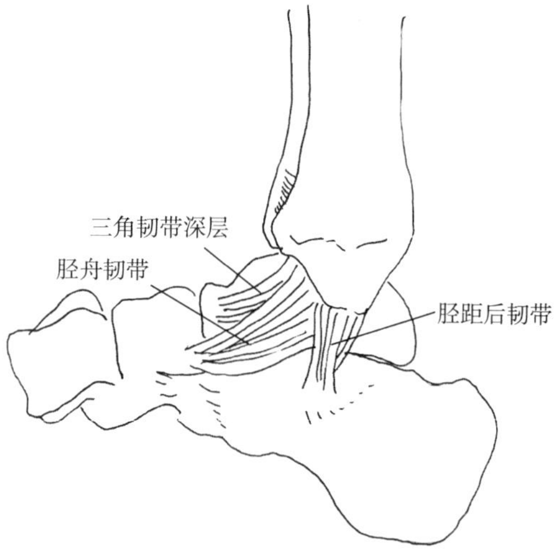

图 24-2　踝关节内侧副韧带

三、肌腱、神经和血管

踝关节周围有 13 条肌腱及 2 组主要的神经血管束。肌腱分为前侧组、后侧组、外侧组和内侧组。前方的肌腱和神经、血管自外向内包括第三腓骨肌、趾长伸肌腱、腓深神经和足背动静脉、踇长伸肌腱以及胫前肌腱。后方的肌腱主要包括跟腱及跖肌腱。内侧由前向后依次包括大隐静脉、隐神经、胫后肌腱、趾长屈肌、胫后动静脉、胫后神经及踇长屈肌腱。外侧包括腓骨长短肌腱、腓浅神经、腓肠神经和小隐静脉。

四、踝关节的正常活动范围

矢状面运动包括跖屈和背伸，跖屈可达 23° ~ 56°，背伸可达 13° ~ 33°；平地行走时跖屈需 10° ~ 15°，背伸 10°；负重时跖屈约 25°，背伸约 10°。

水平面旋转运动包括内旋和外旋，与关节不相关，同时与矢状面活动相关联。不少学者报道了步行时踝关节矢状面和水平面的复合情况，但目前国内外结果并不一致。

冠状面运动包括内翻和外翻。Michelson 等观察到在踝关节背伸或跖屈时，踝关节均伴有内旋和外翻。这种运动模式应与三角韧带的附着情况相关[2]。

第二节　踝关节骨折

一、概述

踝关节骨折分型常用 AO Danis-Weber 分型和 Lauge-Hansen 分型。

（一）Danis-Weber 分型

Danis-Weber 分型基于腓骨骨折线和下胫腓联合的位置关系，将踝关节骨折分为三型和相应亚型（图 24-3）。

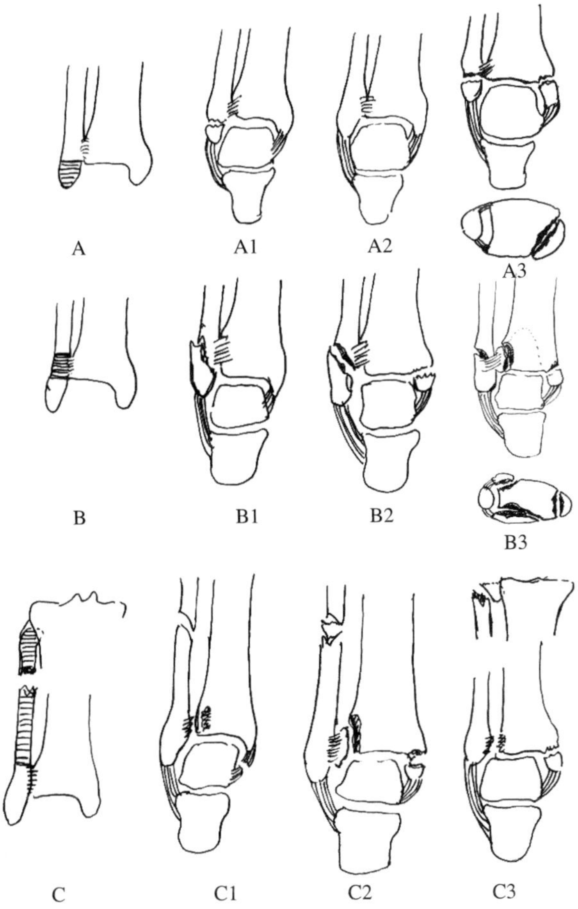

图 24-3　踝关节骨折 Danis-Weber 分型

1. A 型　为下胫腓联合平面以下腓骨骨折。又分为三种亚型：A1 型，单纯腓骨骨折；A2 型，合并内踝损伤；A3 型，合并后内侧骨折。

2. B 型　为下胫腓联合平面腓骨骨折。又分为三种亚型：B1 型，单纯腓骨骨折；B2 型，合并内侧损伤；B3 型，合并内侧损伤及胫骨后外侧骨折。

3. C 型　为下胫腓联合平面以上腓骨骨折。又分为三种亚型：C1 型，单纯腓骨干骨折；C2 型，复合性腓骨干骨折；C3 型，近端腓骨骨折。

（二）Lauge-Hansen 分型

Lauge-Hansen 根据受伤时足部所处的位置、外力作用的方向以及不同的创伤病理改变主要分为下列四型（图 24-4）[3]：

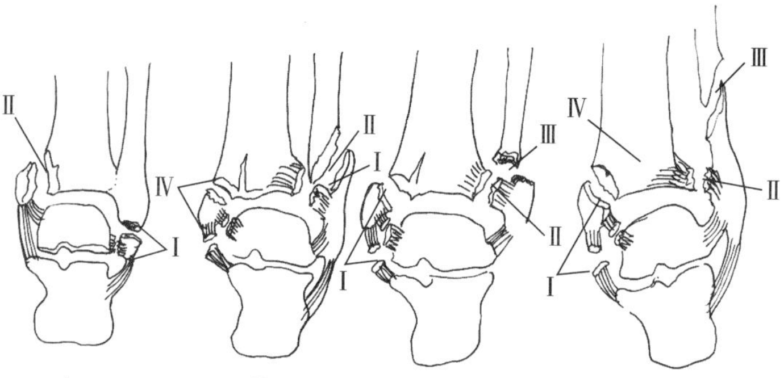

图 24-4　踝关节骨折 Lauge-Hansen 分型。A. 旋后内收型；B. 旋后外旋型；C. 旋前外展型；D. 旋前外旋型

1. 旋后 - 内收型　Ⅰ度，腓骨在踝关节平面以下横形撕脱骨折或者外侧副韧带撕裂；Ⅱ度，内踝垂直骨折。

2. 旋后 - 外旋型　Ⅰ度，下胫腓前韧带断裂；Ⅱ度，腓骨远端螺旋斜形骨折；Ⅲ度，下胫腓后韧带断裂或后踝骨折；Ⅳ度，内踝骨折或三角韧带断裂。

3. 旋前 - 外展型　Ⅰ度，内踝横形骨折或三角韧带撕裂；Ⅱ度，联合韧带断裂或其附着点撕脱骨折；Ⅲ度，踝关节平面以上腓骨短、水平、斜形骨折。

4. 旋前 - 外旋型　Ⅰ度，内踝横形骨折或三角韧带断裂；Ⅱ度，下胫腓前韧带断裂；Ⅲ度，踝关节面以上腓骨短斜形骨折；Ⅳ度，后胫腓韧带撕裂或胫骨后外侧撕脱骨折。

虽然这两种分型系统都很常用，但也都不完美。AO 分型对手术治疗有一定的指导意义。Lauge-Hansen 分型主要基于踝关节的间接损伤机制，常用来指导骨折的闭合复位。此外，根据骨折稳定性的不同，踝关节骨折可分为稳定骨折和不稳定骨折。稳定骨折是指踝关节骨折移位尚不足以造成踝关节功能长期损害和正常生理承受应力能力的损害。内侧结构（内踝和三角韧带）是否受损常常是决定骨折稳定与否的关键。

二、临床表现

局部肿胀、压痛和功能障碍是踝关节骨折的主要临床表现。每个踝关节骨折的临床表现都不一样。接诊时应详细询问患者的受伤机制，重点检查患处的皮肤和血运情况，仔细分辨，恰当处理。正确诊断和分类需依靠踝关节骨折的 X 线片（前后位、侧位及内旋 15°的前后位）。当骨折较粉碎或合并有后踝骨折时，三维 CT 扫描可以清楚地显示骨折块的大小和准确位置，对于决定后踝骨折的治疗方案意义重大。此外，踝关节骨折多合并韧带损伤，必要时可行踝关节 MRI 检查，以明确诊断。

三、治疗方法

（一）保守治疗

对于稳定骨折（无移位的或经闭合复位满意的骨折）可以考虑保守治疗，如用石膏或支具等固定踝关节于中立位 6 ~ 8 周。但在早期，每隔 1 ~ 2 周应复查 X 线片，如发现骨折移位，应及时处理。

（二）手术治疗

1. 手术适应证

（1）不稳定的踝关节骨折。

（2）闭合复位失败，即复位后位置不能接受的骨折。

（3）垂直压缩骨折，关节面不平整，闭合复位又达不到满意的位置。

（4）骨折端有软组织的嵌入。

2. 手术时机及术前处理　手术应在伤后 6 ~ 8 h 内进行，否则可能产生严重的软组织水肿。若局部出现严重肿胀或出现张力性水疱，对骨折部位应做临时石膏固定，采用抬高患肢、冷敷和足底静脉泵等措施。手术在肿胀和水疱消除后再进行。

3. 手术方式

（1）克氏针张力带固定术：适用于内踝骨折。

（2）加压螺钉内固定术：适用于单纯内踝骨折、外踝 A 型骨折及后踝骨折。

（3）接骨板内固定术：适用于外踝 B 型和 C 型骨折。

四、护理措施

（一）术前护理

1. 患肢肿胀的护理　患肢抬高，观察患肢的肿胀程度、血运、皮温、感觉及运动情况，持续冰敷，遵医嘱给予消肿药物治疗，指导患者进行下肢肌肉的等长收缩、足趾和膝关节的主动屈伸锻炼，减轻肿胀和疼痛，同时注意观察有无压力性损伤。

2. 张力性水疱的护理　使用石膏固定后，应严格掌握固定的松紧度，尤其肢体肿胀明显时期。在水疱发生初期，可给予松解外固定，解除束缚，抬高患肢。肿胀减轻后水疱可自行吸收。水疱直径＞2 cm 时，在严格无菌技术操作下，用无菌注射器抽出底部液体，然后用无菌棉签轻轻按压，让疱壁贴于皮肤，注意保护皮肤，避免疱壁大面积的破坏，防止感染。

3. 疼痛及心理护理　关心并安慰患者，耐心解释手术等待时间较长的原因，使患者了解和认识病情，消除不良情绪，积极配合治疗。准确应用疼痛评分进行疼痛状态评估，必要时可遵医嘱给予消肿镇痛药物治疗。另外，手术当日和术后 3 日内可采用放松训练、联合患肢抚触缓解踝关节骨折患者术后疼痛，加强护患沟通，提高患者满意度[4]。

（二）术后护理

1. 病情观察　抬高患肢，观察患者麻醉作用消失后足趾的感觉活动是否正常，石膏固定部位感觉是否正常；观察伤口有无渗血、发红或肿胀；观察患者有无疼痛，是由于伤口还是其他原因；观察患者的生命体征变化，如出现异常情况，及时告知医生。

2. 行为指导和限制负重　踝关节骨折的最佳预后是获得恢复正常运动和保持或减少负重，这样患者就能恢复到伤前活动水平。因损伤性质、患者因素以及手术医生的理解不同，术后康复计划和预后各不相同。对牢固固定和骨质较好的患者可早期进行（大约 2 周）活动和功能治疗，或采用管型石膏固定 6 周。对双踝骨折行切开复位内固定者，4～6 周内限制负重，6 周后可完全负重。对下胫腓联合损伤的患者，一般限制负重为 6～8 周，然后可完全负重。糖尿病患者发生并发症的风险较高，因此限制负重时间为 8 周，较长的禁止负重时间为 12 周[5]。

3. 预防术后并发症

（1）骨折不愈合：内踝骨折不愈合较常见，主要原因是三角韧带的牵拉导致断端分离。如明确诊断，需行手术治疗，切开复位，清理断端纤维组织和硬化骨，必要时可植骨。

（2）骨折畸形愈合：最常见的是腓骨短缩和旋转，最终导致创伤性关节炎的发生。如果症状严重，应早期行骨与关节的解剖复位，恢复关节面的平整。

（3）创伤性关节炎：踝关节骨折发生创伤性关节炎的影响因素主要包括原始损伤的严重程度、骨折复位的质量和患者的年龄等。对症治疗方法包括减少活动，给予抗感染，关节腔内注射药物，穿矫正鞋或佩戴外支架。如保守治疗无效，考虑踝关节融合或人工踝关节置换术。

五、功能锻炼

术后抬高患肢，将踝关节于 90° 中立位石膏或支具固定。冰敷和足底静脉泵对减轻下肢肿胀和淤血有一定作用。术后 1～7 天疼痛减轻后开始进行足趾的主动功能锻炼、股四头肌等长收缩练习、直腿抬高训练及主动屈髋和屈膝练习。是否进行踝关节的早期主动活动尚存争议，但多数医生主张如进行骨折坚强内固定，应早期开始踝关节锻炼，但要避免踝关节内外翻[6,7]。术后功能锻炼主要包括：

1. 坚强内固定不需要石膏或支具固定者　术后第 1 日即可进行髋膝关节的主动活动和足趾的屈伸运动。术后第 2 日，拔除引流管后复查 X 线片。如内固定满意，可行踝关节主动屈伸练习。4～6 周后根据 X 线片复查结果开始部分负重。

2. 坚强内固定需要石膏或支具固定者　包括骨质疏松、粉碎性骨折及合并韧带损伤者。一般术后 2 周使用保护性支具或石膏固定，以减少手术切口张力，预防跟腱挛缩。2 周后拆除石膏，鼓励患者进行踝关节和足趾的主、被动运动。术后 4～6 周后根据 X 线片复查结果开始保护性负重练习。此阶段一般持续 8～12 周。根据门诊复查结果进行负重。

六、出院指导

（一）按计划进行功能锻炼

应循序渐进，避免操之过急，运动时注意安全和保暖。继续加强患肢肌肉收缩活动及关节锻炼。骨折愈合后加强小腿股三头肌力量训练，平衡训练如翘板训练，屈伸练习如斜坡和深蹲练习。

（二）需要复查的情况

1. 伤口发炎。
2. 跌倒或碰撞造成疼痛。
3. 肢体或末梢有发紫后肿胀不消失。
4. 患肢疼痛且有畸形。
5. 其他内容详见第二章。

第三节　踝关节周围韧带损伤

一、概述

踝关节侧副韧带是维持踝关节稳定的重要结构，其损伤在临床上非常多见，发生率在关节韧带损伤中居第一位。如治疗不当，易造成踝关节不稳定，反复发生扭伤，从而形成继发关节粘连或创伤性关节炎，造成踝关节功能障碍。

踝关节的稳定主要由内外侧骨性结构及其附着韧带维持。踝关节跖屈时距腓前韧带起稳定作用。踝关节背伸位时跟腓韧带起稳定作用。跟腓韧带、颈韧带和后距跟关节的前关节囊韧带以及骨间韧带对距下关节各个方向的稳定性都是很重要的结构。下伸肌支持带除了对距下关节的稳定作用外，对踝关节距下关节不稳定的手术重建也很重要。距腓前韧带、跟腓韧带、距腓后韧带和上伸肌支持带具有协同作用。踝关节背伸同时施以轴向负荷，距腓前韧带、跟腓韧带和上伸肌支持带作用一致。即使踝关节处于中立位承受负荷，距腓前韧带也具有张力。相比较而言，距腓前韧带是最短的且力量最弱的外侧稳定装置。跟腓韧带最长，弹性模量也最大。距腓后韧带是最厚和最强的外侧韧带，它阻止过度的背伸及距骨的内外侧移位。三角韧带是最强的侧副韧带，它阻止距骨外翻倾斜以及外旋，对阻止距骨向前移位发挥次要作用，且不容易受损。一旦踝关节被迫外翻，此时更常发生内踝撕脱骨折。

综上，临床在踝关节侧副韧带损伤中最常见的为外踝侧副韧带损伤，跖屈内翻是造成外侧韧带损伤的最常见机制。主要原因为踝关节外踝较内踝低，外侧副韧带较内侧薄弱，且足内翻肌群的肌力较外翻肌群强大。当快速行走时，足来不及协调位置，易造成内翻跖屈位着地，使外侧副韧带受到牵拉直至损伤。当踝关节跖屈位受到内翻应力时，首先影响距腓前韧带。随着应力进一步增加，跟腓韧带受累。也有跟腓韧带单独断裂，而距腓前韧带无损伤的情况。

踝关节的侧副韧带损伤可分为轻微韧带损伤（Ⅰ型损伤）、不完全韧带损伤（Ⅱ型损伤）及一条或多条韧带完全断裂（Ⅲ型损伤）三类。其中Ⅲ型损伤常可严重破坏踝关节的稳定性，出现踝关节脱位。

二、临床表现

急性踝关节扭伤是骨科临床医生最常遇见的损伤，以受伤时足踝部呈跖屈内翻位为多见。受伤的踝关节肿胀疼痛，活动受限。严重者可有明显的踝关节内侧或外侧淤肿、皮肤瘀斑、畸形、压痛、张力性水疱，不能负重。慢性踝关节不稳定者常有多次反复的踝关节扭伤病史。这种多次反复的扭伤常在某些突然的动作如内翻或旋转后发生。因长期不稳定而存在骨关节炎的患者常有慢性疼痛。由于疼痛或反复扭伤，患者对踝关节有不信任感，不愿在不平坦的地面上行走，并在起步和停止时感到踝关节不适。骨畸形可导致适应性的步态异常，如距骨在踝穴中慢性内翻倾斜。这种异常的步态是大多数人不能接受的。

目前临床上常用三个试验来判断踝关节侧副韧带的损伤范围及踝关节不稳定的程度：①内翻与外翻应力试验；②前后应力试验（前、后抽屉试验）；③关节造影术。

三、治疗方法

（一）保守治疗

对于急性踝关节扭伤的治疗，目前普遍认同的观点是Ⅰ度和Ⅱ度损伤经保守治疗和早期功能康复后通常能得到满意的恢复。休息、冰敷或加压冷疗以及抬高患肢，然后给予保护性制动，如绷带、夹板或支具，以限制关节活动，可以减轻疼痛和肿胀，然后循序渐进地进行负重练习和本体感觉训练。将腓骨肌力量训练和小腿三头肌的伸展训练相结合。轻度扭伤完全恢复活动的时间是1周，中度扭伤是2周。通常需要佩带弹戴外支具来保护活动。

（二）手术治疗

1．外侧韧带损伤的修复手术　改良的Brostrom手术是一种解剖性的重建外侧韧带手术，主要将距腓前韧带和跟腓韧带重叠。术后用支具将踝关节固定于中立位，3～5天内更换石膏固定。用石膏固定2周，然后拆线，并用踝关节行走靴固定。同时逐步进行负重练习和关节活动练习。

2．内侧副韧带损伤的修复手术　只要断裂的内侧副韧带的断端尚有足够长度和牢度可供缝合，就可直接修复韧带。

四、护理措施

（一）术前护理

对于各类别的损伤早期均应采用保护、休息、冰敷、压迫、抬高和药物治疗。

1．保护　遵医嘱采用石膏或支具进行固定，防止过度背屈。通过限制负重来休息患足，患者在能以正常步态行走前都需要拄拐。

2. 冰敷 受伤早期 48 h 内应采用冰敷或冷水浸泡方式冰敷，以改善肿胀，减轻疼痛，推荐每 2 ~ 3 h 一次，每次 15 ~ 20 min。

3. 压迫 应尽早使用弹性绷带加压包扎，以止血、制动和保护。切忌过度加压引起肢体远端肿胀，而影响供血。

4. 抬高 应将损伤的踝关节抬高至心脏水平以上，促进静脉和淋巴回流，进一步缓解肿胀。

5. 药物治疗 遵医嘱可按镇痛需求短期使用非甾体抗炎药和（或）对乙酰氨基酚，但目前对其疗效尚有争议。

另外，对于受伤时间超过 8 h 并有明显下肢水肿者，入院后用石膏和支具固定，抬高患肢，使用下肢静脉泵以及脱水治疗，待肿胀消退后再行手术治疗。对骨折部位有擦伤或水疱者，应当用注射器抽吸水疱，以预防感染。待擦伤完全愈合，表皮脱落后，方可手术。

（二）术后护理

术后采用下肢支具严格固定 2 ~ 3 周。此期间需保持踝关节背伸 90° 位置，夜间也必须佩带支具。此后更换可负重支具 4 ~ 8 周。其他见本章第二节。术后患者需严格支具固定，在下床行走时需使用助行器辅助，首次使用前护士要进行指导，以避免跌倒发生。

五、功能锻炼

（一）常规功能康复

1. 足趾活动 每天进行足趾主动屈伸训练，100 次左右。

2. 直腿抬高训练 平躺在床上，将患肢膝关节伸直，直腿抬高 30°，持续 10 s，缓慢放下，每天 100 次。

（二）踝关节康复训练

1. 增加踝关节背伸训练（术后 3 天开始） 摘下支具，将弹性绷带用力向近心端牵拉前足，使踝关节背伸超过 90°，达到最大限制后维持 10 s，每天 100 次。运动时要缓慢进行，切忌用力过猛。

2. 勾脚训练（术后 3 天开始） 摘下支具，采取坐位，腿伸直，脚尖上勾，呈略外翻位，达到极限后维持 10 s，然后缓慢放松至中立位，每日 100 次。

3. 抗阻力外展训练（术后 1 个月开始） 采取坐位，将弹力带套在双脚上，患足向外上方拉弹力带达到极限，缓慢放松。

4. 本体平衡训练（术后 1 个月开始） 遵医嘱进行初、高级本体平衡训练，康复锻炼应循序渐进，过程中注意安全，预防跌倒。

六、出院指导

术后伤口每 3 天换药一次，术后 2 周拆线，拆线后 1 周可沾水，冲洗后蘸干水分，拆线后 1 个月方能泡脚和搓洗。

其他内容详见第二章。疾病的康复周期较长，需长期使用助行器辅助行走，但在使用前应掌握正确的方法，预防跌倒。

第四节　踝关节置换术

踝关节是由骨结构、内外侧副韧带、下胫腓复合体及周围肌腱和肌肉组成的复杂关节。踝关节并不是简单的铰链式关节，其活动发生在矢状面、冠状面及水平面，而且踝关节在步态中需要承担高于 5 倍体重的力量，是日常生活中较为常见且发生率较高的创伤性骨折部位。该病的发病率呈逐年递增趋势，在全身骨折中约占 3.92%。临床研究显示，创伤性关节炎占所有骨性关节炎的 12%，踝关节和膝关节是其最常发生的部位[8]。目前，手术治疗是终末期踝关节炎的主要治疗方式，包括踝关节融合和踝关节置换术。

踝关节置换术（total ankle arthroplasty，TAA）于 20 世纪 70 年代由 Demottaz 等首次提出[9]，是一种可供选择的终末期踝关节炎的治疗方式。然而，在踝关节置换术出现初期，踝关节周围软组织菲薄、缺乏肌肉覆盖以及伤口并发症发生率较高等诸多因素为踝关节假体设计带来了严峻挑战。我国临床应用踝关节置换术开始较晚，自 20 世纪 80 年代开始进行踝关节假体的研制和临床应用以来，国内开展踝关节置换术台次仅有数百台，远落后于英国和美国。尽管是终末期踝关节骨关节炎患者的推荐治疗方案，但因其经济花费高，手术难度较大，并且面临较高的失败率、翻修率和并发症发生率，尚不能替换踝关节融合术，仍需进行更多病例和更长时间的随访来验证术后的效果[10,11]。

一、患者的选择、适应证和术前准备

（一）一般检查

与其他关节置换术一样，对计划行踝关节置换术的患者要做全面仔细的全身检查，包括全身情况和特殊内科疾病，了解糖尿病和高血压病等的控制情况。需要了解患者的服药情况，如是否服用抗凝药、激素类药和降压药。

（二）专科检查

对专科的检查和了解要全面，包括患侧下肢有无异常，皮肤及软组织完整与否，足踝部有无手术史，有无神经和血管异常，髋膝及足踝关节的活动度，特别是足踝和距下关节的活动度，关节韧带的完整性和关节的稳定性，是否有关节的固定畸形，以及肢体是否等长等。同时，对患者的生活习惯和运动爱好要有所了解，并向患者交代关节置换术后运动形式可能的改变。术前对患踝关节功能进行评分，以便对疗效进行比较。

（三）放射学检查

术前放射学检查要全面，包括负重位的踝关节正、侧及踝穴位 X 线平片。如体检发现有关节不稳定，则应拍照应力相。最好留有足踝部其他关节的 X 线片，了解其退行性改变的情况，以便将来随访时比较使用。

CT 扫描非常有意义，应进行水平面和冠状面扫描。这些资料可以使医生能更仔细地了解踝关节骨关节病变的程度和范围，胫骨远端和距骨囊性改变的部位，前后踝、内外踝及距骨颈部骨质增生的部位、范围以及邻近关节退变的情况等。掌握这些资料，可以在术中进行更有效的关节清理和软组织松解平衡。

（四）适应证和禁忌证

踝关节置换术的优点在于可以保留踝关节的活动，从而减少关节融合后对邻近关节的额外负荷，更为适合自然生理条件，从而提高人们的生活质量。一般认为全踝关节置换术适用于年龄较大的晚期原发性、类风湿性或创伤性踝关节骨性关节炎，而患者又无严重的内、外翻畸形，并有良好的骨质。

踝关节置换术的禁忌证包括：

1. 有活动性感染的踝关节。
2. 神经病变性踝关节沙尔科关节（Charcot joint）。
3. 距骨大部分或全部坏死。
4. 严重的胰岛素依赖性糖尿病。
5. 足踝部感觉和运动障碍。
6. 严重的内、外翻畸形或关节不稳定。
7. 年轻且对术后运动程度要求较高者。

（五）麻醉方式的选择

麻醉的目的是使切口无痛，同时要使踝关节周围肌肉松弛，便于手术显露和分离，降低切口牵开张力，以降低切口皮肤坏死概率。

1. 硬脊膜外神经阻滞　适用于手术时间 1.5 ~ 3 h。
2. 蛛网膜下隙阻滞麻醉　适用于手术时间 2 h 内。
3. 全身麻醉　适用于精神过于紧张，肺部无炎症或潜在肺部炎症和心脏严重疾病，无中枢神经系统疾病者。

二、手术过程

在目前世界上较常用的踝关节假体中，德国 Link 公司的 STAR（Scandinavian total ankle replacement，STAR）假体和美国 Wright 公司的 INBONE（In-Bone Ⅱ Wright Medical，America）假体应用较多。STAR 假体是三组件活动负载结构假体，采用半限制性设计，既允许有限的跖屈背伸运动，又有严格限制的内、外翻活动，兼具有稳定性与活动度。INBONE 假体是首个采用髓内固定的全踝关节假体，属于固定负载类，具有较好的稳定性及安装精准性[12, 13]。

踝关节的手术步骤主要为（图 24-5）：对踝关节取纵向正中切口，切开皮肤及伸肌支持带。切开关节囊，剥离显露内、外踝。显露胫距关节，清除骨赘。将小腿和踝关节置于

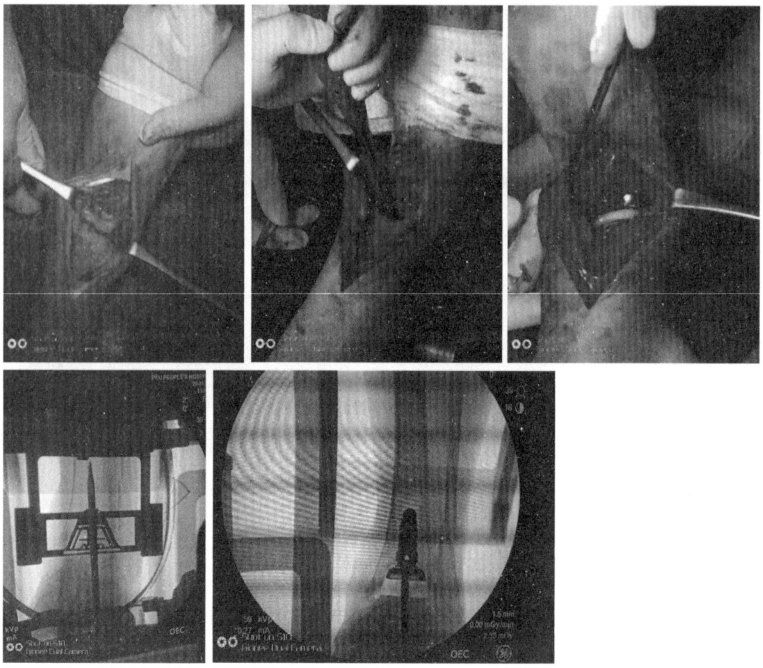

图 24-5　踝关节置换术过程

脚架，足跟紧贴脚板。足跟使用克氏针固定于脚架上，将前足和小腿使用弹性绷带固定于脚架上。调整脚架，踝穴位透视。安装胫骨截骨导向器，行胫骨和距骨截骨。向胫距关节内置入绞刀，扩大胫骨髓腔。安装胫骨假体。将患肢从脚架上取下，植入距骨假体和聚乙烯衬垫的试模，复位踝关节，评价踝关节被动活动度和稳定性，确定距骨假体型号。通过试模，制备距骨假体侧方及中央栓桩的骨道。组装距骨假体。于距骨假体表面涂抹骨水泥，植入距骨假体。植入聚乙烯衬垫。通过透视见踝关节假体位置和大小满意，踝关节恢复力线满意。冲洗伤口，放置引流，逐层关闭切口，用无菌敷料包扎。用踝关节支具将踝关节固定在中立位，以利于软组织恢复，固定时间为 1 个月。

三、护理措施

（一）术前护理

由于踝关节置换术开展得比较少，且费用较高，患者及家属会对其预后是否良好产生一定程度的焦虑情绪。术前一日，麻醉师和手术室护士会进入病房，与患者进行术前的解释与沟通，获取患者的基本信息。此时护士应配合医生、麻醉师和手术室护士，详细向其解释手术的必要性、麻醉方式、手术主要过程及配合要点、术后功能锻炼的注意事项及预后。通过详细的健康教育，提高患者的信任度，取得理解与配合。

在术前饮食方面，我们主要针对患者的既往病史，进行特殊饮食指导，包括低盐低脂、糖尿病和高蛋白饮食等。在皮肤准备方面，采用无刺激低敏型脱毛膏，减少由于备皮导致的皮肤损伤。在预防感染方面，一般在术前 1 日晚、术日晨协助患者进行高锰酸钾泡脚，并在手术开皮前 30 min、术后 24 h 内使用抗生素，以预防感染。由于踝关节置换手术时间比较长，考虑到患者的舒适性和快速康复原则，一般在术日晨为患者留置导尿管，手术麻醉恢复后 24 h 内拔出尿管，以减少患者的应激。另外，术前指导患者进行适应性训练，如深呼吸、有效咳嗽、床上排尿和踝泵训练等，以促进术后快速康复。

（二）术后护理

1. 密切观察病情

（1）术后除常规给予心电监护 6 h 外，应密切观察足趾皮温、血运、感觉、活动及足背动脉搏动情况，注意足趾部位的保暖。如有异常，及时通知医生进行处理。

（2）医生一般会根据患者的全身状况及手术过程中的出血情况放置引流管。术后返回病房，重新进行引流管的二次固定，避免打褶、受压或滑脱等情况，观察伤口敷料有无渗血或渗液。观察伤口引流液的颜色、性状和量，注意实时记录，并作为重点交班内容。一旦有任何变化，及时告知医生。

（3）术后患者一般需要用踝关节支具固定 4 ~ 6 周，使用前指导患者正确使用支具，协助将患肢固定于功能位（中立位）。固定期间应松紧度适宜，严密观察伤口周围有无渗血，肢体有无受压。一旦出现渗血，应做好标记，并且通知医生给予及时包扎处理。早期指导进行足趾屈伸运动，以促进血液循环，防止患肢肿胀 [14]。

2. 预防术后并发症

（1）肢体肿胀：发生肿胀可能与手术有关。术后将患肢抬高，并高于心脏水平，指导患肢进行足趾的屈伸运动，配合口服或静脉消肿药物，促使肿胀消退。同时，护士应告知患者不必过多恐惧，通过冰敷和锻炼可以逐步消肿。

（2）关节僵直：其发生与患者不配合锻炼有关。术后可能因疼痛及其他原因患者拒绝活动。护士应耐心地指导患肢进行功能锻炼，以尽早恢复关节功能。

（3）切口皮肤坏死：如发生切口皮肤坏死，可通过换药或坏死界限清楚后切除条状坏死组织带再行缝合。若术后疏于观察或拖延而未能及时处理，会出现踝前肌腱裸露和感染，造成严重后患，应密切防范。

（4）感染：感染又分为皮肤切口愈合不佳和深部感染。踝关节置换术后应密切观察患者的生命体征，及时发现感染征兆。如为浅层感染，则清创换药即可；如为深部感染，应彻底清创，并采用抗生素骨水泥占位器以及延期融合等。

（5）假体下沉移位松动：全踝置换的手术难度在于胫骨远端为松质骨，假体无法牢固固定，踝关节压力大且接触面积小，使假体易松动和下沉 [15]。据报道无菌性假体松动率在 10% ~25%。术后预防感染，避免不当的大运动量活动，防止外伤，预防骨质疏松，控制患者体重以及减轻假体承受的应力，对假体松动的预防至关重要。如果假体发生松动，骨组织良好，可行一期翻修术或踝关节融合术 [16]。

四、功能锻炼

1. 术后返回病房，患者感觉恢复后即可进行足趾跖屈与背伸运动、股四头肌的等长收缩联系和上肢肌力练习 [17]，2 周患者伤口拆线。在疼痛管理方面，常规每日下午两点进行 VAS 疼痛评分。如果患者主诉疼痛明显，随时再次进行疼痛评估。如果患者创面疼痛或者活动后疼痛明显，超过 4 分，可遵医嘱给予口服或静脉镇痛药物治疗，使患者在无痛的状态下进行康复锻炼。

2. 术后 3 周内，用足踝支具制动，踝关节禁止活动，继续足趾运动，100 ~ 200 次 / 天。另外，可进行腓肠肌的等长收缩运动，以预防静脉血栓。

3. 术后 3 周后摘除支具，可进行踝关节跖屈与背伸运动。如下地活动，需注意勿负重。

4. 术后 6 周后，根据 X 线片复查情况，可利用拐杖或助行器，循序渐进地进行部分负重，应注意跌倒预防。

5. 术后 12 周，如 X 线片证明“愈合良好”，可弃拐杖或助行器正常徒步行走，但患足勿内、外翻，以免扭伤。完全康复后可进行适当的体育运动，如散步、跳舞、骑自行车和游泳等。

五、出院指导

1. 用药指导　术后遵医嘱应用相关药物以减少骨钙流失，预防和治疗局部和全身性骨质疏松。

2. 术后锻炼注意事项　告知患者由于踝关节的结构特征不稳定，在功能练习和行走时，应避免踝部扭伤和摔跤，防范足内、外翻扭伤。走近路时可徒步行走，走远路和在人群中行走时宜持手杖，不宜长途跋涉，应避免重体力劳动和剧烈活动，控制体重。女性患者以防滑平底鞋为主，避免穿高跟鞋。

3. 复诊　出院后 1、2、3、6、9、12 个月定期复查。如出现踝关节活动受限和红、肿、热、痛等不适，应及时复诊。

其他内容详见第二章。

（陈慧娟）

参考文献

[1] 李庭，孙旭，李绍良，等．合并外侧副韧带损伤的踝关节骨折的临床研究 [J]. 中华创伤骨科杂志，2016(3): 209-213.

[2] 毛宾尧，庞清江，徐向阳．踝关节外科学 [J]. 2013: 43.

[3] Thompson Jonc 著．奈特简明骨科学彩色图谱 [M]. 邱贵兴，高鹏译．北京：人民卫生出版社，2007.

[4] 黄穗芳，胡三莲，侯卫华，等．放松训练联合患肢抚触缓解踝关节骨折病人术后疼痛的效果观察 [J]. 护理研究，2017(10): 1262-1264.

[5] 施密斯著．创伤骨科手术技术 [M]. 姜保国译．北京：北京大学医学出版社，2012.

[6] 成守珍，张振路，著．新编临床专科护理健康教育指南 [M]. 广州：广东科技出版社，2016.

[7] 彭小苑，谷中建，欧阳艳菲．骨科健康教育手册 [M]. 广州：广东科技出版社，2017.

[8] 许骏，谢林．人工全踝关节置换与踝关节融合治疗创伤性踝关节炎：疗效和安全性比较 [J]. 中国组织工程研究，2018(03): 368-373.

[9] Demottaz JD, Mazur JM, Thomas WH, *et al*. Clinical study of total ankle replacement with gait analysis. A preliminary report[J]. J Bone Joint Surg Am, 1979, 61(7): 976-988.

[10] Younger AS, Maclean S, Daniels T R, *et al*. Initial hospital-related cost comparison of total ankle

replacement and ankle fusion with hip and knee joint replacement[J]. Foot Ankle Int, 2015, 36(3): 253-257.

[11] Daniels TR, Younger AS, Penner M, *et al*. Intermediate-term results of total ankle replacement and ankle arthrodesis: a COFAS multicenter study[J]. J Bone Joint Surg Am, 2014, 96(2): 135-142.

[12] 李亚星 , 张晖 . 全踝关节置换术的研究进展 [J]. 中国骨伤 , 2016(8): 774-778.

[13] 黄迪超 , 张弓皓 , 黄加张 , 等 . 全踝关节假体研究进展 [J]. 国际骨科学杂志 , 2017, 38(4): 229-232.

[14] 张竞 , 高小雁 . 人工踝关节置换术后康复与护理 [J]. 护士进修杂志 , 2008(16): 1495-1496.

[15] 陈峰 , 旦明清 . 人工全踝关节置换术治疗踝关节骨关节炎的临床优势 [J]. 国外医药 (抗生素分册), 2013(05): 7-8.

[16] 邹玉杰 , 李晶 , 刘进 , 等 . 人工踝关节置换术患者的护理干预 [J]. 世界最新医学信息文摘 (电子版), 2014(12): 227, 234.

[17] 芮炎 . 52 例创伤性踝关节炎病人行全踝关节置换术的护理 [J]. 护理实践与研究 , 2012(17): 49-50.

第二十五章　足部骨折的护理

足部骨折通常是指发生在足部跟骨、舟骨、距骨、楔骨、骰骨和跖趾骨等部位的骨折，一般为直接暴力损伤所致。受伤机制包括从高处坠落后足跟着地、重物打压及碾压等。足弓异常使足骨承受异常压力，短距离内大量活动及长距离行走可引起疲劳骨折，足骨病变也可以引起病理性骨折。骨折后常伴有压痛、局部肿胀甚至畸形。

足骨分为跗骨、跖骨及趾骨。跗骨有 7 块，分为近侧列及远侧列。前者有距骨和跟骨，后者有足舟骨以及内、中、外侧楔骨和骰骨。其中跖骨有 5 块，趾骨有 14 块。除踇趾 2 节外，其他各趾均为 3 节。足骨从形态上分，7 块跗骨属于短骨，5 块跖骨及 14 块趾骨属于长骨。足与手有同源性，但由于功能差异较大，所以足骨有其自身特点：跗骨粗大，占足的一半以上；趾骨短小，活动度小。这与足部负重及行走的功能相适应。足部的骨性结构可分为内、外侧柱两大部分。距骨、足舟骨、楔骨及内侧三个跖序列及其关节构成内侧柱，跟骨、骰骨及外侧两个跖序列及其关节构成外侧柱，为人体重力传递的方向。按部位和功能，足骨可分为前、中、后三组。后组包括跟骨及距骨，中组包括其他五块跗骨，前组包括跖和趾骨。熟悉足骨的解剖特点，对于认识足部的生理功能，了解骨折的发生机制以及治疗原则具有重要意义。

第一节　足部的解剖

一、距骨

距骨分头、颈和体三部分。体部有外侧突和后突。后突有内、外侧结节。外侧结节也叫距骨尾。有六个关节面，表面 60% 为软骨覆盖。距骨的血管孔位于距骨颈的上、外、下及距骨体的内面。血供主要来自足背动脉或胫前动脉、胫后动脉和腓动脉的中跗骨窦动脉和跗骨管动脉。跗骨窦位于距骨外侧，距骨颈下方，距骨体之前，距骨头之后，向内与内侧的跗骨管相通。跗骨窦动脉可来自外踝动脉、足背动脉或腓动脉穿支，经跗骨窦至跗骨管发出分支到距骨体。跗骨管动脉多在踝关节下面 2 cm 处恒定起自胫后动脉，向前经三角韧带，分支至距骨的内侧面进入跗骨管，发出分支到距骨体。这些动脉并非独立存在，而是互相吻合，形成一个不定形距骨动脉环。

二、跟骨

跟骨是足部最大的一块跗骨，是由一层骨皮质包绕丰富的松质骨骨组成的不规则长方形结构。跟骨的形态不规则，有六面和四个关节面，其上方有三个关节面，即前距、中距和后距关节面。三者分别与距骨的前跟、中跟和后跟关节面相关节，组成距下关节。中距与后距下关节之间有一条向外侧开口较宽的沟，称为跗骨窦。跟骨前方有一突起，为跟骨结节。跟骨外侧皮下组织较薄，骨面宽广平坦。前面有一结节，为腓骨滑车。其后下方和前上方各有一条斜沟，分别有腓骨短肌腱和腓骨长肌腱通过。跟骨内侧面皮下软组织较厚，骨面呈弧形凹陷。跟骨后部宽大，向下移行于跟骨结节。跟腱附于跟骨结节。其跖侧面有两个突起，分别为外侧突和内侧突，是跖筋膜和足底小肌肉的起点。

三、足舟骨

足舟骨呈舟状，位于距骨头和三块楔骨之间。前面凸，与三块楔骨相关节；后面凹，与距骨头相关节。外侧面有一不恒定的小关节面，有时与骰骨相关节。足舟骨位于足内侧纵弓的中央部分，其内侧缘有一个垂下的舟骨粗隆，为足部明显标志。足舟骨的血供在距舟关节面呈放射状分布，因此，舟骨外周的血供较为丰富。中央 1/3 的区域相对薄弱，容易发生应力性骨折后的不愈合，因此对于足舟骨的撕脱骨折来说，多由韧带或肌腱止点牵拉所致，位于舟骨血供相对的丰富区，骨折术后不愈合的概率很低。

四、第五跖骨

第五跖骨位于足的最外侧，是外侧纵弓及足横弓的重要组成部分，在足部应力传导、负重缓冲以及维持侧方平衡方面起着至关重要的作用。

五、跖趾关节

跖趾关节由各跖骨头与对应趾的近节趾骨底构成。关节囊松弛，上面较薄，下面较厚，关节囊背侧为伸肌腱所加强，两侧为扇形副韧带加强，在跖侧为连接跖骨头与近节趾骨的韧带所加厚，与足底深横韧带相融合，横行连接各跖骨头。跖趾关节属于椭圆关节，主要做伸屈运动。此外，部分还可以做轻微的收、展运动。

第一跖趾关节面由第一跖骨头的凸形关节面与近节趾骨底凹形关节面形成，较其他跖趾关节发达，是足内侧纵弓前部的支撑点。在关节囊跖面，跗长屈肌腱位于胫腓侧籽骨形成的沟内，向远侧止于远节趾骨底。籽骨位于跗短屈肌腱内。此肌腱分为两部分，分别经过籽骨止于近节趾骨底内，外足底面。跗短屈肌腱内侧腱与跗展肌相融合，其共同肌腱与胫侧籽骨相连，而跗短屈肌外侧肌腱与跗收肌止点相融合，其共同腱与腓侧籽骨相连。在跗指跖趾关节的内侧及小跖趾趾关节的外侧各有一个小的滑膜囊。穿鞋不合适或其他刺激摩擦均能引起滑囊炎。

第二节　距骨骨折及脱位

一、概述

（一）损伤机制

距骨骨折按部位分为距骨头骨折、距骨颈骨折、距骨周围骨折及距骨体骨折。距骨头骨折占全部距骨骨折的5%～10%，以压缩骨折最常见，主要是足背伸时胫骨远段前缘挤压距骨头或踝跖屈位时轴向压力造成距骨头内侧压缩骨折。后者常合并舟骨骨折及距舟关节脱位。距骨颈骨折占距骨骨折的50%～80%，是临床最常见的距骨骨折类型，多发生于20～35岁的男性。

（二）分型

Ⅰ型：距骨颈无移位骨折，文献报道骨折坏死率为0～13%。

Ⅱ型：距骨颈移位骨折，最常见，骨折坏死率为20%～50%。

Ⅲ型：距骨颈移位骨折，伴有距下关节及胫距关节半脱位或全脱位，骨折坏死率可达80%～100%。

Ⅳ型：距骨颈移位骨折，合并胫距、距下及距舟关节的半脱位或全脱位，骨折坏死发生率几乎为100%。

二、临床表现

距骨骨折或脱位后，主要临床表现为踝关节的疼痛、关节肿胀及活动受限。压痛点多局限于踝关节下方，且与骨折分型的部位与骨折线的走行相一致。除距骨后突骨折者外，下肢负重功能多有活动障碍。

三、治疗方法

（一）微创手术

该手术是近年来广泛兴起的操作技术。为减少手术对距骨血供进一步破坏，术中用空心螺钉加压固定不仅抗旋转，并且抗分离，固定牢固，骨折不愈合率和骨坏死率相对降低。刘伟等[1]采用微创治疗，效果良好。方法如下：麻醉满意后先行踝关节强度背伸，距骨体才能通过此间隙进入踝穴，然后跖屈达到复位，将距骨纳入踝穴后反复进行跖屈和背伸。利用踝穴的作用使距骨尽量达到解剖复位。若距骨达不到解剖复位，可在X线透视下行克氏针撬拔或切开复位。为了防止拧入空心螺钉时骨折处分离移位，可另外再打1枚克氏针用于固定，防止骨折分离移位。手术中复位后打入2枚空心拉力螺钉导针，既可以精确定位，又可以防止进钉过程中引起的距骨头颈部旋转。2枚空心拉力螺钉可以均匀加压骨折断端，同时达到坚强的内固定。

（二）切开复位内固定术

根据术前影像，慎重选择手术切口。钛质拉力螺钉、3.5 mm、4.5 mm 空心钉及反螺纹双向加压空心钉、可吸收钉均可选择，Ly 与 Fallat[2] 用微型螺钉内固定也取得较好疗效。由远向近固定易出现骨折在跖侧张开。从距骨头向外 30°、向下 15° 拧入螺丝钉，并注意距舟关节的保护。存在骨折压缩者可考虑行植骨或硫酸钙人工骨填充[3]。

近年国内外有不少学者报道使用可吸收材料内固定。不仅避免了金属材料二次手术取出的缺点，同时可吸收螺钉为 MRI 和 CT 检查提供较好的条件，利于早期发现距骨坏死。芬兰产 Biofix 可吸收材料具有良好的组织相容性，无任何毒性反应，效果满意[4-5]。

（三）关节融合术

对于严重粉碎性的距骨骨折，特别是 Hawkins Ⅲ、Ⅳ型无法采用任何复位或固定者，主张行Ⅰ期踝关节融合术。关节融合术可选择距下关节融合术、胫距跟关节融合术、Blair 融合术和距舟关节融合术等。对于距骨头骨折，若内固定不稳定或发生骨不连，则可考虑行距舟关节融合术[6-7]。

四、护理措施

（一）术前护理

1. 患肢抬高持续冰敷，遵医嘱给予消肿止痛治疗。
2. 给予术前宣教，备皮，修剪指甲，清洁皮肤及手术标识。
3. 其他内容详见第二章。

（二）术后护理

1. 术后将患肢持续抬高 20 cm，超过心脏水平，以减轻伤口周围的皮肤张力，促进伤口愈合。患者足部肿胀多在 3 ~ 6 天内消退。术后可行足底泵治疗。再进行足趾主动锻炼肿胀消退的效果更好[8]。重视患者术后的疼痛护理，且以术后前 3 天最为常见。

2. 术后按常规剂量服用止痛药，以维持有效的药物浓度。如疼痛状态发生变化，及时汇报医生给予处理。除了药物对症治疗外，指导患者做深呼吸运动，听音乐，看电视，看小说等（以分散患者的注意力，提高痛阈），详见第三章。

五、功能锻炼

1. 术后第 1 天进行足趾主动锻炼，使肿胀消退的效果更好。

2. 术后 2 ~ 7 天即可练习踝关节的背伸活动，每天活动 80 ~ 100 次，共分两阶段完成。上、下午各训练一阶段。踝关节背伸以主动锻炼为主，被动锻炼为辅。

3. 术后 1 周开始距下关节的活动，即踝关节的内翻和外翻练习。

4. 术后 2 ~ 5 周内患肢不负重，拄拐或助行器练习行走。

5．术后 6 周患肢负重＜15 kg，从负重 25% 体重行走逐渐过渡到负重 50% 体重行走，至术后 3～5 个月足部可以完全负重。患者练习平衡，双膝并拢下蹲。告知患者可在训练前用 60～65 ℃热水袋热敷局部，使肌肉松弛。训练后冰敷 20 min，以促进局部血管收缩，减轻肿胀和疼痛。

6．术后 6 个月，当患肢肌肉力量达到健侧 90% 以上后，恢复正常运动，如跑步。

六、出院指导

1．缓解疼痛　医生根据患者术后疼痛程度，给予患者口服非甾体抗炎药，指导患者遵医嘱用药。

2．正确使用习步架　告知患者使用习步架的方法、注意事项及习步架的保养方法。协助患者选择合适的习步架并调节高度，指导患者正确使用习步架行走的步态，注意患者练习时保护患者安全。

3．其他内容详见第二章。

第三节　跟骨骨折

一、概述

（一）损伤机制

跟骨骨折多发生于成年人。损伤机制多种多样，其中以坠落伤最为常见，约占全部跟骨骨折的 75%，由足跟着地后跟骨与距骨撞击所致。其他原因包括运动伤、挤压伤和交通伤等。跟骨骨折的损伤机制比较复杂。不同的损伤机制会导致不同的损伤类型，治疗要求也有所不同。导致跟骨骨折的损伤主要有直接暴力、压力、剪切力和牵拉力等。这些损伤往往是合并存在。低能量损伤导致的跟骨骨折往往移位不明显，而在高能量损伤，由于跟骨的特殊解剖结构，骨折常为粉碎性。

（二）分型

Sanders 分型主要反映了跟骨后关节面的损伤程度，已证明其对治疗方法的选择和判断预后有重要的意义。

1．Sanders 分型Ⅰ型　无移位的关节内骨折，不考虑后关节面骨折线的数量。

2．Sanders 分型Ⅱ型　跟骨后关节面为两部分骨折，移位≥2 mm，根据原发骨折线的位置又分为Ⅱ A、Ⅱ B 和Ⅱ C 型。

3．Sanders 分型Ⅲ型　跟骨后关节面有两条骨折线，为三部分移位骨折，又分Ⅲ AB、Ⅲ BC 及Ⅲ AC 三个亚型。各亚型均有一个中央塌陷骨折块。

4．Sanders 分型Ⅳ型　跟骨后关节面为四部分及以上的移位骨折，包括严重的粉碎性骨折。

二、临床表现

跟骨骨折的主要表现为足跟部剧烈疼痛、瘀斑和肿胀明显，足跟不能着地行走，跟骨压痛。经常伴有脊椎骨折、骨盆骨折以及头、胸、腹部联合损伤。跟骨为松质骨，血液供应比较丰富，骨折后发生骨不愈合者较少。但如骨折线累及关节面或复位不良，易发生创伤性关节炎及跟骨负重时疼痛。

三、治疗方法

（一）保守治疗

1. 无移位的跟骨骨折包括骨折线通向关节面，可用小腿石膏托制动 4～6 周。待临床愈合后即拆除石膏，用弹性绷带包扎，以促进患肢肿胀消退，同时开始功能锻炼。但下地行走不宜过早，一般在伤后 12 周以后下地行走。

2. 对有移位的骨折，如跟骨纵行裂开、跟骨结节撕脱骨折和跟骨载距突骨折等，可在麻醉下行手法复位，然后用小腿石膏固定于功能位 4～6 周。对跟骨结节骨折需固定于跖屈位。

（二）手术治疗

1. 跟骨舌状骨折、跟骨体横形骨折波及关节并有移位者，可在麻醉下用克氏针撬拨复位，再用小腿石膏固定于轻度跖屈位 4～6 周。

2. 对有移位的跟骨横形骨折、舌状骨折以及跟骨后结节骨折，应行切开复位，加压螺丝钉内固定。术后用石膏固定于功能位 4～6 周 [9]。

3. 对青壮年的跟骨压缩骨折甚至粉碎性骨折，主张早期即行切开复位并植骨，以恢复跟骨的形态及足纵弓。视情况用或不用内固定，术后用小腿石膏固定 6～8 周 [10]。

4. 对跟骨严重粉碎性骨折，主张早期行关节融合术，包括跟距及跟骰关节。但多数人主张先行功能疗法，以促进水肿消退，预防肌腱和关节粘连。待后期出现并发症时，再行足三关节融合术。

5. 手术方式　包括：①骨圆针撬拨复位及固定 [11]；②切开复位加压螺丝钉内固定；③切开复位和植骨术；④关节融合术；⑤跟骨截骨术。

四、护理措施

（一）术前护理

1. 观察患者患肢的肿胀程度及血液循环情况。注意观察足部末梢皮肤的颜色、温度和足背动脉搏动情况，足趾的屈伸活动及感觉情况。

2. 协助患者患肢下垫软枕，以抬高患肢高于心脏 15～20 cm，以便消肿。

3. 遵医嘱给予下肢支具外固定，同时辅以软毛巾衬垫，保证患者皮肤的完整性及舒适性。

4. 其他内容详见第二章。

（二）术后护理

术后跟骨骨折容易发生切口不愈合和软组织坏死，因此，最重要的是对伤口及患肢护理，可采取如下措施：

1．术后密切观察足趾的感觉、运动以及毛细血管充盈反应，预防包扎过紧所致的血液循环障碍，引起皮缘坏死。密切观察伤口敷料渗血情况，用记号笔标明渗血范围，术后 24 h 内每 2 h 查看一次，24 ~ 48 h 每 4 h 查看，48 h 以后每班次查看一次。比较渗血范围的变化并记录直至出院。如发现敷料渗出较多，及时汇报给医生。对于有出血倾向、糖尿病及免疫抑制性类基础病的患者，更应密切观察伤口敷料的渗出情况。术后 1 ~ 2 天合理使用抗生素，并定期更换敷料。若发现患肢肿胀明显，远端皮肤温度较低，颜色苍白，足背动脉搏动减弱甚至消失，应及时通知医生给予处理，防止骨筋膜室综合征的发生 。

2．术后抬高患肢（以高于心脏水平 20 cm 为宜），佩戴支具以固定踝关节，使踝关节呈轻度跖屈位（以减少切口张力），足跟处于悬空状态。同时指导患者练习足趾屈伸运动，促进局部的血液循环，使患肢肿胀消退。

3．注意保持伤口引流管的通畅，充分引流，减轻局部张力，以利于伤口愈合及降低感染概率，术后 48 h 根据引流量拔除引流管。

4．术后患者一般需要用踝关节支具固定 4 ~ 6 周，以防止跟腱挛缩。使用前指导患者正确地使用支具，协助将患肢固定于功能位（中立位）。固定期间应松紧度适宜，观察肢体有无受压。一旦出现渗血，应做好标记，并通知医生给予及时换药处理。

5．患者宜进食消化清淡、富含蛋白质的食物。术后摄入富含蛋白质类食物，以提高体内的蛋白质水平，降低水肿的发生率，还有助于提高患者的免疫力，促进骨折愈合[12-13]。

五、功能锻炼

1．术后 1 ~ 3 天即可进行股四头肌等长收缩练习。每天做 3 ~ 4 次、每次 10 次以上足趾的主动屈伸功能锻炼。术后 1 ~ 3 天可进行足趾跖屈与背伸运动、臀收缩运动和直腿抬高运动。一般每天 2 ~ 3 组，每组重复动作 20 次，循序渐进。

2．术后 4 ~ 7 天进行踝关节背伸功能训练。首先从无痛或微痛角度开始。运动范围根据患者对疼痛的耐受程度而定，一般活动范围在 −25° ~ 0°（0° 为中立位，背伸为正值，跖屈为负值）之间。整个被动运动过程缓慢进行，每天训练 1 次，每次训练半小时。训练结束后，嘱患者将患肢平放于床上，将患肢稍垫高，并即刻冰敷 20 ~ 30 min。

3．术后 2 周活动范围每天增加 1°，每天活动 2 次，每次半小时，共持续 3 周。术后 2 周患者拆线时，其踝关节屈曲范围一般能达到 −35° ~ 5°。在患肢无明显肿胀的情况下，可进行轻柔、缓慢的踝部按摩，以防止踝关节软组织粘连。同时，可利用弹力带进行踝关节抗阻力训练，以增强踝关节各肌群的肌力。

4．术后 2 ~ 4 周患者拄双拐或助行器，在支具的保护下进行无负重的下地行走训练。每天 2 ~ 3 次，每次 30 min。

5．术后 5 ~ 6 周患者可撤除支具，在拄拐或助行器的帮助下患肢进行无负重的下地行走。直到第 12 ~ 14 周 X 线片证明“愈合良好”时可完全负重行走。

六、出院指导

（一）缓解疼痛

医生根据患者术后疼痛程度，给予患者口服非甾体抗炎药，指导患者遵医嘱用药。每次功能锻炼后如感到患肢疼痛或发胀，可立即冰敷 20 ~ 30 mim。

（二）支具的佩戴时间

告知患者骨折固定后需要一个愈合的过程，在此期间需要支具保护。由于患者的骨折类型不同，骨折疏松程度也不同，应定期复诊，遵医嘱决定佩戴支具的时间。

（三）正确使用习步架

告知患者使用习步架的方法。注意事项及习步架的保养方法。协助患者选择合适的习步架并调节高度，指导患者正确使用习步架行走的步态，注意患者练习时保护患者安全。

（四）其他内容

详见第二章。

第四节　前中足损伤

一、概述

（一）中足损伤（足舟骨）

中足单纯性骨折少见，文献报道很少。对其的诊断主要依靠外伤史。查体时可见局部肿胀、触痛和瘀斑。一般根据 X 线即可确诊，必要时可行 CT 检查。中足损伤（足舟骨）分型包括：

1. 舟骨结节骨折　为胫后肌腱和弹簧韧带牵拉所致，必须与副舟骨鉴别区分。

2. 撕脱骨折　最为常见，为足跖屈内翻时距舟韧带或关节囊牵拉舟骨背侧缘皮质所致，也有可能是中跗关节损伤的一部分。

3. 体部骨折　为碾轧伤所致的直接外力，或为高处坠落足跖屈所致的间接轴向压缩应力引起。另外，比较少见的是舟骨疲劳骨折，多见于常需要反复猛力蹬地的运动，如田径和足球等。对于怀疑舟骨疲劳骨折的患者，应行 CT 检查明确诊断，MRI 可以明确有无舟骨坏死、囊性变或距舟关节炎等变化[14]。

（二）前足损伤（第五跖骨基底骨折）

第五跖骨基底骨折通常是由腓骨短肌腱或跖腱膜外侧束强力牵拉造成的撕脱骨折。Dsmeron 和 Quill 等将第五跖骨基底分为三个区域：

1 区：第五跖骨基底部粗隆骨折，常为撕脱骨折。

2 区：第五跖骨基底干骺端骨折，常为横形，又称 Jones 骨折。该区骨折可累及第四、五跖间关节面。

3 区：指基底干骺端以远 15 mm 的近端骨干骨折，常为疲劳骨折。

（三）跖趾关节炎

跖趾关节由各跖骨头与各趾的近节趾骨的中间底构成，可做屈伸及轻微的收展运动。炎症、畸形和外伤等均可引起跖趾关节痛。跖趾关节常见疾病有：①炎症，如骨关节炎、类风湿关节炎、滑膜炎和痛风性关节炎等。②畸形，如槌状指、爪形趾和先天性跖趾关节脱位等。③外伤，如跖趾关节脱位等。④穿鞋不适。

二、临床表现

（一）足舟骨及第五跖骨基底骨折

1．疼痛及肿胀　足趾伸屈时足部疼痛明显加重。因该部分肌肉组织覆盖少，所以局部肿胀及软组织淤血。瘀斑比较明显，且有骨折处压痛。

2．功能障碍　足部活动受限，不能负重。

3．轴向痛　纵向推动第一至第三跖骨时，中跗部位疼痛剧烈。

（二）跖趾关节

足部跖趾关节炎是临床常见病。严重者常伴有关节面的破坏、骨赘形成以及关节间隙狭窄，导致难以忍受的跖痛症和行走困难。

三、治疗方法

（一）足舟骨骨折

对于单独无移位骨折，可行石膏固定 4 ~ 6 周。存在移位骨折或要求早期活动的患者，可行切开复位内固定术或闭合复位内固定手术治疗。半螺纹拉力螺纹钉或双头加压螺纹钉都可以起到较好的固定作用。对特别小的骨片，如未累及周围关节，可手术切除。舟骨骨折伴有中跗关节不稳定时，可用克氏针固定。特别复杂的中足骨折存在预后不良的可能。主要并发症是骨坏死或周围关节炎，常需要二期关节融合手术治疗。

（二）第五跖骨基底骨折

对跖骨头和趾骨基底骨折应尽量解剖复位，否则容易引起跖趾关节的僵硬、负重痛、继发性创伤性关节炎及脚趾畸形等。第五跖骨基底骨折如无移位，一般采取保守治疗，可以采用轻度外翻位的石膏固定 4 ~ 6 周。如有移位，可行手术治疗。克氏针张力带固定较为牢固。如采用半螺纹拉力钉固定，螺纹要求稍过对侧皮质，否则固定强度不佳。虽然可吸收螺钉能避免二次手术取内固定，但固定强度较差，在实际应用过程中常需要辅助外固定[15-16]。

（三）跖趾关节炎

1. 保守治疗方法

（1）减少活动，避免穿薄底的鞋在硬的路面上长时间行走。

（2）更换鞋子、使用矫形器或简单的衬垫和间隔器虽然不能矫正畸形，但可以达到减缓压力的目的。穿鞋尖宽的鞋子可以减轻横向压力，特别适用于伴有拇外翻或小趾跗囊炎时，也能消除足趾之间的压力。在足趾间放置间隔器、硅胶套及羊绒垫可以限制因足趾间压力过高引起的胼胝形成。

（3）对于槌状趾畸形，可以通过使用趾套将压力转移到近节或中节趾骨，以减轻远节趾骨的负荷。

2. 手术方法　由于踇外翻病理的多样性，出现了众多的手术方式。有人统计，踇外翻的手术方式超过 130 种。但到目前为止，还没有一种手术方法可以同时矫正踇外翻所有的病理改变。常用的手术方式包括 Keller 关节成形术、McBride 手术、Scarf 手术、Chevron 截骨术和 Lapidus 手术等。总的来说，这些术式通过截骨及纠正关节周围软组织不平衡，改善增大的第一、二跖骨间角或踇外翻角，改善足部的力学结构，缓解足部疼痛等症状。近年来，微创手术在纠正踇外翻的治疗中也得以发展，取得了不错的效果[17-19]。

（1）由于局部应力增加引起的跖痛症，最多采用的手术是将相应的跖骨截骨，使跖骨头抬高或短缩。如跖骨头颈部 Weil 截骨。

（2）严重类风湿关节炎的前足常伴有明显的跖痛症，需要进行前足重建术。将第一跖趾关节融合或关节置换术，第二至五跖骨头切除。

（3）对趾间关节的屈曲畸形，需行关节成形术或关节融合术和人工置换术。

四、护理措施

（一）术前护理

1. 足舟骨骨折、第五跖骨基底骨折　将患肢抬高，遵医嘱给予下肢支具外固定，持续冰敷，并给予消肿止痛治疗。给予术前宣教，备皮，修剪指甲，清洁皮肤及手术标识。

2. 跖趾关节炎　遵医嘱给予高锰酸钾片外用泡脚清洁皮肤，每日 3 次，每次浸泡足部 10 ~ 20 min，修剪指甲及手术标识。

3. 其他内容详见第二章。

（二）术后护理

1. 足舟骨骨折及第五跖骨骨折

（1）病情观察：术后抬高患肢，观察患者麻醉作用消失后足趾的感觉活动是否正常；观察伤口有无渗血、发红和肿胀；观察患者有无疼痛，是由于伤口还是其他原因；观察患者的生命体征变化，出现异常情况，及时告知医生。

（2）行为指导及限制负重：前中足骨折的最佳预后是获得恢复正常运动以及保持或减

少负重，这样患者就能恢复到伤前活动水平。因损伤性质、患者因素和手术医生的理解不同，术后康复计划和预后也各不相同。对牢固固定和骨质较好的患者可早期进行（大约2周）活动和功能锻炼。糖尿病患者发生并发症的风险较高，因此限制负重时间为8周，禁止负重时间为12周。

2. 踇趾关节炎　术后观察末梢血运，观察患趾和患足的末梢血运。如患趾出现足趾苍白、发绀、感觉迟钝、皮温降低及明显肿胀，提示末梢血运欠佳，应通知医生并进一步寻找原因。包扎过紧、血管痉挛或手术损伤两侧动脉都可影响足趾的血运。其他内容详见本章第三节。

五、功能锻炼

（一）足舟骨骨折、第五跖骨基底骨折

1. 术后第1～3天，足舟骨骨折患者可进行足趾主动锻炼。第五跖骨基底骨折患者可进行健趾的主动锻炼，以促进血液循环，减轻肿胀。

2. 术后4～7天即可练习踝关节的背伸活动，每天活动80～100次，共分两个阶段完成，上、下午各训练一阶段。踝关节背伸以主动锻炼为主，被动锻炼为辅。

3. 术后1～2周进行距下关节的活动，即踝关节的内翻和外翻练习。

4. 术后3～6周开始，患者可拄双拐或助行器进行部分负重下地行走训练。患肢负重＜15 kg，从负重25%体重行走逐渐过渡到负重50%体重行走，至术后2个月足部可以完全负重行走。

（二）踇趾关节炎

1. 早期功能锻炼指导

（1）术后1～3天抬高患肢可进行股四头肌等长收缩练习，每天做3～4次，每次10次以上。

（2）术后4～7天逐渐增加患肢踝关节、踇趾关节及趾间关节功能的锻炼程度，以不过度疲劳为宜。进行踝关节屈伸活动及踝关节旋转活动，每天3～4次，一次3 min左右。足趾主动背伸、跖屈活动各趾间关节，重点放在第一跖趾关节上，每天3～4次，每次3 min。不要过度活动，以免引起伤口渗出或疼痛等不适。术后4天可穿前足减压鞋下地行走。行走时保持足底平放，足部各趾尽量跖屈抓地行走，避免使足外侧着地行走。

2. 恢复期功能锻炼指导

（1）术后2～3周指导患者进行第一跖趾关节的主动、被动运动。在加强主动运动的基础上进行被动屈伸第一跖趾关节。即一手握住近端，维持近端位置不动，另一手握紧第一跖趾关节远端，进行关节的被动屈伸运动，每天1～2次，每次3～4 min。适当增加穿矫形鞋下地行走的时间。

（2）术后4～5周继续指导患者进行第一跖趾关节的主动、被动功能锻炼。每天3～4次，每次5 min。同时可以进行站立提踵训练，以提高跖屈肌的肌肉力量。

（3）术后6周穿平底、宽松正常鞋行走。继续站立提踵练习，加强患者第一跖趾关节的主动、被动功能锻炼。每天3～4次，每次10 min。

六、出院指导

（一）缓解疼痛

医生根据患者术后疼痛程度，给予患者口服非甾体抗炎药，指导患者遵医嘱用药。每次功能锻炼后如感到患肢疼痛或发胀，可立即冰敷 20 ~ 30 mim。

（二）支具的佩戴时间

告知患者骨折固定后需要一个愈合的过程，在此期间需要支具保护。由于患者的骨折类型不同，骨折疏松程度也不同，应定期复诊，遵医嘱决定佩戴支具时间。

（三）正确使用习步架

告知患者使用习步架的方法，注意事项及习步架的保养方法。协助患者选择合适的习步架并调节高度，指导患者正确使用习步架行走的步态，注意患者练习时保护患者安全。

（四）其他内容

详见第二章。

（赵佳音）

参考文献

[1] 刘伟，艾合买提江 · 玉素甫，陈永峰 . 经皮微创空心螺钉内固定治疗距骨骨折 [J]. 组织工程与重建外科杂志，2009, 5(6): 344-345.

[2] LyPN, Falat LM. Transchondral fractures of the talus: a review of 64 surgical cases. J Foot Ankle Surg, 1993. 4: 352.

[3] 张勇，贾斌，曹国庆 . 可吸收钉结合硫酸钙治疗距骨体粉碎性骨折 22 例分析 . 中国误诊学杂志，2011, 5(11): 3746-3747.

[4] 刘立峰，蔡锦方，梁进，等 . 可吸收螺钉固定治疗移位的距骨颈骨折 [J]. 中国修复重建外科杂志，2003, 17(5): 367-369.

[5] 王卫国，蔡锦方，曹学成 . 可吸收螺钉治疗关节部位骨折的临床体会 [J]. 骨与关节损伤杂志，2004, 19(1): 63-65.

[6] Taranow WS, Bisignani GA, Towem JD, *et a1*. Retrograde drilling of osteochondral lesions of medial talar bone[J]. Foot Ankle Int, 1999, 20(8): 474-480.

[7] 胡新永，吕原，杨华清，等 . 距骨体剪力骨折和粉碎性骨折的治疗分析 . 中国骨伤，2010, 3(23): 222-224.

[8] 张艳，孔祥燕，李银雪，等 . 主动功能锻炼联合静脉泵治疗踝关节骨折术后肢体肿胀的效果观察 [J]. 中华护理杂志，2005, 40: 241-243.

[9] 张培，吴敏，官建中，等 . 经皮空心螺钉与开放钛板固定治疗跟骨骨折的比较 [J]. 中国矫形外科杂志，2018, 26(18): 1664-1669.

[10] 温晓东，李玉茂，张玉九 . 锁定钢板外置固定与内固定治疗跟骨骨折的疗效比较 [J]. 中国骨与关节损伤杂志，2018, 33(06): 651-653.

[11] 陈群超，郝跃峰 . 经皮微创治疗跟骨骨折的手术技巧与适应证 [J]. 中国矫形外科杂志，2017,

25(10):903-907.
[12] 佟冬梅 . 跟骨骨折手术治疗 115 例患者的临床护理研究 [J]. 中国医药指南 , 2015, 13(33): 218-219.
[13] 谢颖 , 李笑琴 , 黄春燕 . 规范化围术期护理对切开复位钛钢板内固定治疗跟骨骨折患者的影响 [J]. 齐鲁护理杂志 , 2014, 20(12): 18-20.
[14] 杨金杰 , 曲家富 , 王良 , 等 . 足舟骨骨折的临床研究进展 [J]. 中国骨与关节外科 , 2013, 6(04): 379-382+378.
[15] 黄培镇 , 黄学员 , 董航 , 等 . 克氏针锚钉张力带治疗第五跖骨基底部粉碎性撕脱骨折 [J]. 中国修复重建外科杂志 , 2015, 29(06): 785-786.
[16] 袁锋 , 李兵 , 俞光荣 , 等 . 第五跖骨骨折的手术治疗 [J]. 中国骨与关节损伤杂志 , 2010, 25(08): 689-692.
[17] 孙青刚 , 康庆林 , 徐佳 , 等 . 踇外翻畸形的治疗进展 [J]. 山东医药 , 2014, 54(23): 86-88.
[18] 陈舒 . 改良 Chevron 截骨术治疗轻中度踇外翻的临床疗效观察 [D]. 南京中医药大学 , 2015.
[19] 杨正国 , 厚兆军 , 鲁永刚 . 改良 McBride 法联合第一跖骨基底外翻截骨治疗中重度踇外翻 [J]. 兰州大学学报 (医学版), 2009, 35(03): 92-93+98.

第二十六章　周围神经损伤的护理

第一节　概　　述

一、周围神经的解剖

周围神经是由多根神经束组成的，而每个神经束又是由很多神经纤维组成。神经束通常含有三种神经纤维，即运动神经纤维、感觉神经纤维和交感神经纤维。包绕在神经纤维外面的结缔组织鞘称为神经内膜，包绕神经束的致密结缔组织鞘称为神经束膜，包绕神经干周围的疏松网状结缔组织称为神经外膜。在神经干内还有血管、淋巴管以及细小神经末梢分布，营养神经的血管由神经系膜进入神经。

二、周围神经损伤的分类（Seddon 分类法）

关于周围神经损伤的分类，Seddon 于 1943 年提出将神经损伤分为三种类型[1]：

（一）神经传导功能障碍

神经传导功能障碍（neurapraxia）为暂时性的生理性阻断，神经连续性是完整的。常由轻度挫伤或压迫所致，恢复时间由数分钟、数天到数周不等，最长不超过 3 个月，但能完全恢复。

（二）轴突断裂

轴突断裂（axonotmesis）指神经受到较重的挫伤和压力时，造成轴突在鞘内发生断裂，神经鞘膜完整，损伤的神经可出现退变，神经功能完全丧失，多数可自行再生，有时需要手术松解瘢痕粘连，预后较好。

（三）神经断裂

神经断裂（neurotmesis）指神经束或神经干完全断裂或部分断裂。被切断的神经以远所支配的感觉和运动功能完全丧失。只有通过手术修复神经，才能恢复功能或部分恢复。

三、周围神经损伤的致病因素

（一）物理性因素

1．机械性因素

（1）挤压伤：临床常见原因有外来的压迫，如石膏夹板的压迫，弹性绷带或敷料包扎过紧，止血带应用时间过长，压力过大；内部的压迫，如肩关节骨折脱位造成的腋神经麻痹，肱骨干骨折造成的桡神经损伤，肱骨髁上骨折造成的正中神经或尺神经的损伤等。

（2）牵拉伤：如助产时强力牵拉导致的臂丛神经损伤，骨折脱位整复时造成的神经的牵拉伤等。

（3）摩擦性损伤：如尺神经在肘部滑脱时，由于肘关节的屈伸活动，导致尺神经在尺神经沟反复摩擦引起的创伤性尺神经炎。

（4）火器伤。

2．温度性损伤　如热烧伤、电烧伤和冷冻伤。

3．放射性损伤　如放射线烧伤，临床上常见于晚期肿瘤患者。

（二）化学性因素

化学性因素包括：

1．药物或化学物质本身或者通过代谢产物所致的神经损伤。

2．局部注射导致的神经损伤。

（三）生物性因素

1．缺血性因素　由其他非创伤性原因造成的缺血性损害，如神经的营养动脉痉挛或栓塞导致的神经损伤。

2．生物毒性物质　如毒蛇或毒虫咬伤所致的神经损伤。

（四）医源性损伤

如手术造成的神经损伤等。

四、临床表现与诊断

（一）感觉功能障碍

感觉功能障碍表现为受损神经支配区的深、浅感觉消失。一般情况下，皮肤的触觉、痛觉和温度觉消失，也有部分神经损伤的感觉障碍表现为过敏或减退。神经在修复以后实体感觉难以恢复。

（二）运动功能障碍

受损神经支配区的肌肉主动运动障碍，呈弛缓性瘫痪，肌张力消失，反射消失，肌肉萎缩，并最终出现一些特殊畸形，如桡神经损伤时的垂腕畸形或尺神经损伤时的爪形手畸形等。

（三）自主神经功能障碍

临床表现为早期皮肤因为血管扩张皮温稍高，潮红，后期因血管收缩而皮温降低、苍白，皮肤萎缩、发亮、变薄，汗腺停止分泌，皮肤干燥。神经损伤后，如果皮肤已能出汗，说明神经功能有所恢复。

（四）神经干叩击试验（Tinel 征）

本试验是检查神经再生的方法。方法是沿着正在修复的神经干由远而近地轻轻叩击。当受损神经开始修复时，在新的髓鞘尚未形成之前，外界的叩击可引起疼痛、放射痛和过电感的过敏现象，称 Tinel 征阳性。定期重复此检查，可以了解神经再生的进度。

（五）电生理学检查

体感诱发电位和肌电检查对神经损伤的诊断和功能评估有重要的作用。

五、治疗原则

1. 临床治疗原则是尽早恢复伤断神经的连续性。

2. 大部分闭合性损伤属于神经失用症或神经轴索损伤，一般多能自行恢复，可行保守治疗，并配合电刺激、药物和物理疗法治疗。有些闭合性损伤则需随诊观察 3 个月。如仍无恢复，可采取手术治疗。

3. 对开放性神经损伤行清创术后，如局部条件好，应尽量一期修复神经。如果没有一期修复的条件，则应在伤口愈合 2～3 周后行二期神经修复。神经修复的方法有外膜缝合法、束膜缝合法、外膜束膜联合缝合法和神经套接缝合法等。如果有神经缺损，则需要神经移植。

第二节　周围神经损伤

一、上肢神经损伤

（一）臂丛神经损伤

1. 概述　臂丛神经由第 5～8 颈神经根和第 1 胸神经前支组成（图 26-1）。由颈 5 与颈 6 神经根组成臂丛神经的上干，颈 7 独立形成中干，颈 8、胸 1 神经组成臂丛神经的下干。每个干再分前后两股。各股均位于锁骨的平面，每股的平均长度为 1 cm。上干和中干的前股合成外侧束，位于锁骨下动脉外侧。下干的前股独立形成内侧束，位于锁骨下动脉的内侧。上、中、下三干的后股合成后侧束，位于锁骨下动脉的后侧。各束在喙突平面分成上肢的主要神经支。外侧束发出肌皮神经及正中神经的外侧头。内侧束发出正中神经和尺神经的内侧头。后侧束发出腋神经和桡神经[2]。臂丛神经损伤常见于牵拉伤、撞击伤、挤

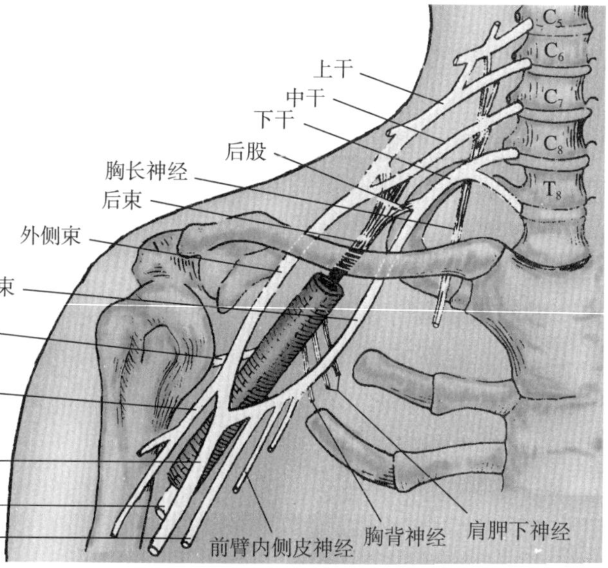

图 26-1 臂丛神经

压伤和产伤。

2．临床表现　臂丛神经损伤后，主要表现为损伤神经支配区的感觉及运动功能障碍。根据临床表现的不同分为三种类型。

（1）上干损伤：受伤机制为头颈分离，肩部下拉暴力所致，主要表现为颈 5、6、7 神经根所支配的肌群麻痹。如腋神经支配的三角肌、肌皮神经支配的肱二头肌出现瘫痪，临床常见肩外展，屈肘功能障碍，但手指的屈伸运动和握力仍然保留。

（2）下干损伤：主要表现为颈 7、8 神经根和胸 1 神经根损伤，如尺神经、正中神经内侧头支配区域发生麻痹。多见于牵拉伤，引起手指屈伸障碍及手内在肌麻痹和爪形手畸形。

（3）全臂丛神经损伤：可造成上肢运动与感觉功能的全部障碍。如损伤接近椎间孔，可出现霍纳综合征（Horner syndrome），表现为瞳孔缩小、眼睑下垂、眼球下陷、眼裂变窄及额面部无汗。

3．治疗方法

（1）保守治疗：对于常见的牵拉性臂丛神经损伤，早期以保守治疗为主，应用神经营养药物，伤肢应进行积极的主、被动康复功能锻炼，以及物理治疗，如电刺激、超短波和红外线等，防止关节囊的挛缩，临床观察 3 个月。如无恢复迹象，则考虑手术治疗。

（2）手术治疗：对开放性的臂丛神经损伤都应积极手术治疗，如切割伤和刺伤应尽早手术探查，做一期的神经缝合或神经移植术，有助于神经的恢复。臂丛神经撕脱性损伤多预后不良，常需行神经和肌腱移位术。

（二）桡神经损伤

1．概述　桡神经为臂丛神经后束的延续。在腋动脉的后方，经过肩胛下肌、大圆肌和背阔肌的浅面，经过肱骨后面的桡神经沟，在肱骨中下 1/3 交界处穿过外侧肌间隔。此处的桡神经紧贴肱骨，所以骨折时易伤及桡神经。桡神经在肘部继续下行，在肱肌与肱桡肌之间转向肘前，并分为深、浅两支。深支通过旋后肌，并绕过桡骨，进入前臂的背侧。浅支沿肱桡肌下行到达腕背侧。深支在前臂支配除桡侧腕长伸肌以外的所有前臂的伸腕伸指肌群。浅支支配腕、手背部桡侧三个半手指皮肤的感觉。桡神经损伤在临床较多见，如肱骨骨折、挤压伤、刀刺伤或医源性损伤。

2. 临床表现

（1）感觉障碍：感觉障碍仅表现为手背桡侧皮肤的感觉缺失或感觉减退。

（2）运动障碍：桡神经损伤主要表现为运动障碍，导致伸腕、伸指及伸拇功能障碍，手呈垂腕畸形（图 26-2）。

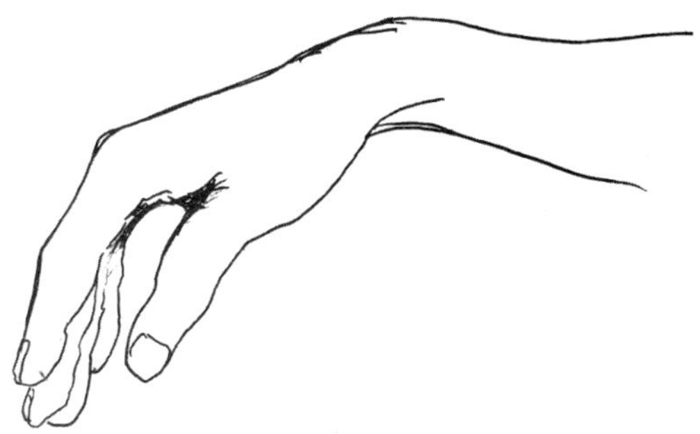

图 26-2　桡神经损伤垂腕畸形

3. 治疗方法

（1）闭合性损伤：如肱骨闭合性骨折并发桡神经损伤，多属于挫伤。一般先行保守治疗 3 个月，无效后再行手术探查，并酌情行神经松解和缝合等手术。

（2）开放性损伤：如果出现桡神经损伤的症状和体征，则应手术探查桡神经，并尽量一期修复神经。

（三）正中神经损伤

1. 概述　正中神经由臂丛神经的内、外侧束发出的内、外侧头组成。正中神经在上臂沿肱动脉外侧下行，在肘部通过肱二头肌腱膜，穿过旋前圆肌的深、浅两头之间进入前臂，行于屈指深、浅两层肌之间至腕部，位于桡侧腕屈肌和掌长肌腱之间，通过腕管进入手掌。其分支在前臂支配旋前圆肌、桡侧腕屈肌、掌长肌、指浅屈肌、指深屈肌、拇长屈肌及旋前方肌。在腕部以下，又分出返支支配大鱼际肌及桡侧半蚓状肌。感觉支分布于掌面桡侧三指半。正中神经常见病因为牵拉伤、挤压伤以及锐器伤。

2. 临床表现

（1）感觉障碍：正中神经支配区的皮肤感觉减退或消失，即手掌桡侧半及桡侧掌面三指半的感觉障碍。

（2）运动障碍：拇指对掌、对指功能受限；拇指及示指屈曲受限；前臂旋前不能或受限；大鱼际肌群及前臂肌群明显萎缩；旋前圆肌、桡侧腕屈肌、掌长肌、拇长屈肌、示指深屈和拇指对掌肌等麻痹，手呈猿手畸形（图 26-3）。

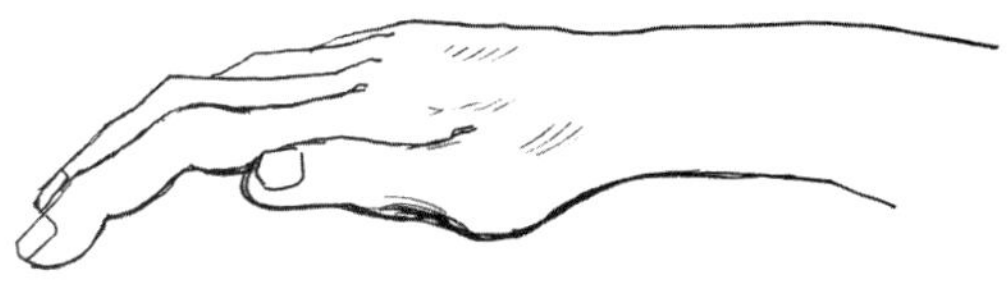

图 26-3　正中神经损伤后的猿手畸形

3. 治疗方法

（1）保守治疗：适用于轻度正中神经损伤，无主要的运动功能障碍，且感觉障碍以减退为主。

（2）手术治疗：开放性损伤神经断裂者，应及时行神经缝合术；闭合性神经损伤经保守治疗3个月无效者，应手术探查受损神经。在正中神经损伤晚期，如功能不能恢复，可行肌腱移位术以改善手部功能。

（四）尺神经损伤

1. 概述　尺神经起自臂丛神经的内侧束，在上臂位于肱动脉内侧下行，然后经肱骨内上髁后方的尺神经沟进入前臂，在前臂中段与尺动脉伴行于尺侧腕屈肌的深面，经腕横韧带的浅面进入手掌。尺神经的肌支在前臂支配尺侧腕屈肌，手的第四、五指深屈肌，进入手掌后支配小鱼际肌群、骨间肌、第三和第四蚓状肌、拇收肌和拇短屈肌的内侧头。感觉支支配手掌尺侧一个半手指皮肤的感觉。尺神经损伤多见于腕部及肘部的锐器伤、牵拉伤和挤压伤，如肘部骨折或脱位，前臂尺桡骨双骨折。

2. 临床表现

（1）感觉障碍：手部尺侧一个半指皮肤感觉减退或消失。

（2）运动障碍：环、小指掌指关节不能屈曲，指间关节不能伸直，各指不能内收和外展，拇指不能内收，拇指近节不能屈曲，小鱼际肌及骨间肌萎缩，呈爪形手畸形（图26-4）。

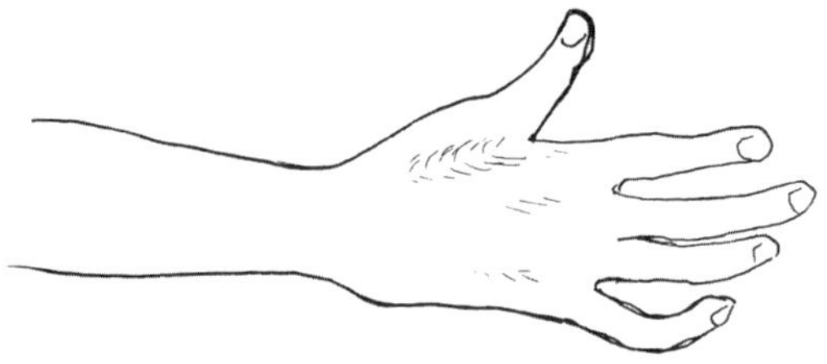

图26-4　尺神经损伤爪形手

3. 治疗方法　尺神经损伤后，因受其支配的手内在肌易萎缩变性，故修复效果比较差，应及早手术探查和修复。

二、下肢神经损伤

（一）坐骨神经损伤

1. 概述　坐骨神经是全身最大的神经，是由腰4、5神经和骶1、2、3神经组成的。坐骨神经经坐骨大孔在梨状肌下缘出骨盆，沿大腿后部下行，在股后侧中下1/3分为胫神经和腓总神经。胫神经在腘窝处与腘动、静脉伴行，然后沿胫后动、静脉下行至内踝后下方进入足底。腓总神经沿着腘窝外侧股二头肌腱内侧向下，绕过腓骨颈进入小腿前外侧下行至足背。坐骨神经损伤的病因主要有开放性损伤，如刀扎伤和火器伤可损伤坐骨神经；闭合性损伤，如髋关节骨折、脱位可引起牵拉性损伤；医源性损伤，如髋关节置换术或臀大肌注射也可伤及坐骨神经。

2. 临床表现　坐骨神经损伤可以导致神经支配区的肌群麻痹，包括膝关节的屈肌群、小腿和足部的全部肌群瘫痪。大腿的后侧、小腿后侧及外侧和足部的全部感觉消失，膝、踝部腱反射消失。

3. 治疗方法

（1）闭合性损伤：对于单纯的牵拉伤，可先保守治疗，观察3个月。若无恢复迹象，应予手术探查。

（2）开放性损伤：应及时手术修复神经，术后将伤肢固定于伸髋屈膝位。

（二）腓总神经损伤

1. 概述　腓总神经较胫神经细，在腘窝上角分出后，沿腘窝外侧股二头肌腱内侧向下，绕过腓骨颈后分为深、浅两支。浅支称腓浅神经，支配腓骨长短肌；深支称腓深神经，支配胫前肌、趾长伸肌、䟴长伸肌、第三腓骨肌和趾短伸肌（图 26-5）。腓总神经因解剖位置表浅，较易受到损伤。腓骨上段骨折、膝关节外侧损伤以及不适当地使用石膏或支具外固定均可牵拉或压迫腓总神经导致损伤。

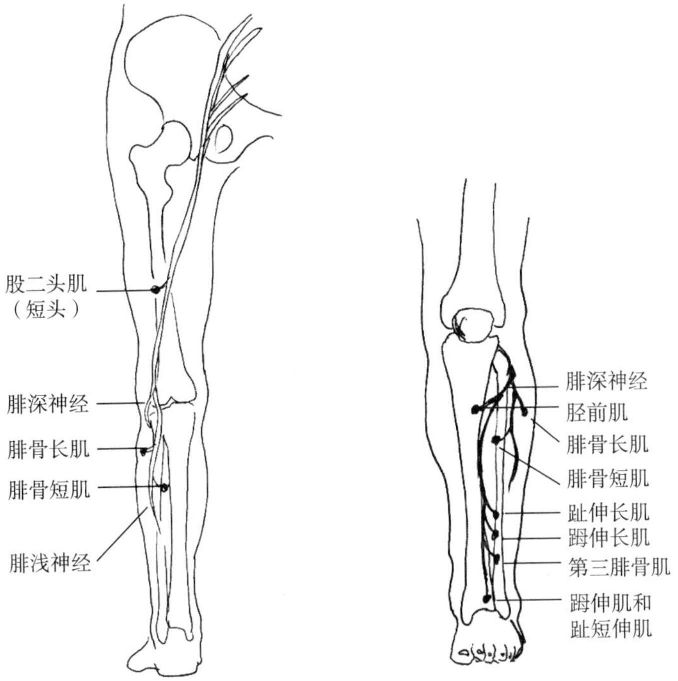

图 26-5　腓总神经支配的肌肉

2. 临床表现　腓总神经损伤后，可出现该神经支配区的肌肉群运动障碍和皮肤感觉障碍。

（1）腓总神经在腓骨头边损伤，造成小腿伸肌——足外翻肌和足背肌麻痹。患足不能背屈，不能外翻，呈马蹄内翻足畸形（图 26-6）。小腿外侧和足背感觉消失。

（2）腓深神经损伤，引起胫前肌、趾长、短伸肌和䟴长伸肌麻痹，呈垂足畸形。䟴趾和第二趾背侧间区皮肤感觉障碍。

（3）腓浅神经损伤，引起腓骨长短肌麻痹，足内翻畸形，小腿外侧和足背外侧皮肤感觉障碍。

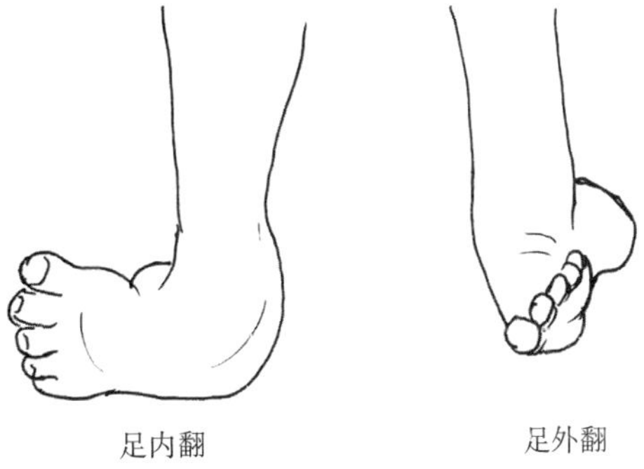

图 26-6　足内翻和足外翻

3. 治疗方法 如神经断裂诊断明确，应积极通过手术修复神经。

（三）胫神经损伤

1. 概述 胫神经为坐骨神经主干的延续，位于腘窝的最浅面，在中线下行并进入腘窝，然后与位于深面的腘血管相伴下行至小腿后区比目鱼肌的深面，继而伴胫后血管行至内踝后方，最后在踝管内分为足底内、外侧神经。胫神经主要支配腘肌、腓肠肌、比目鱼肌、胫骨后肌、踇长屈肌、趾长屈和跖肌（图 26-7）。胫神经损伤多见于胫骨上段骨折。腘窝部创伤也可累及胫神经。

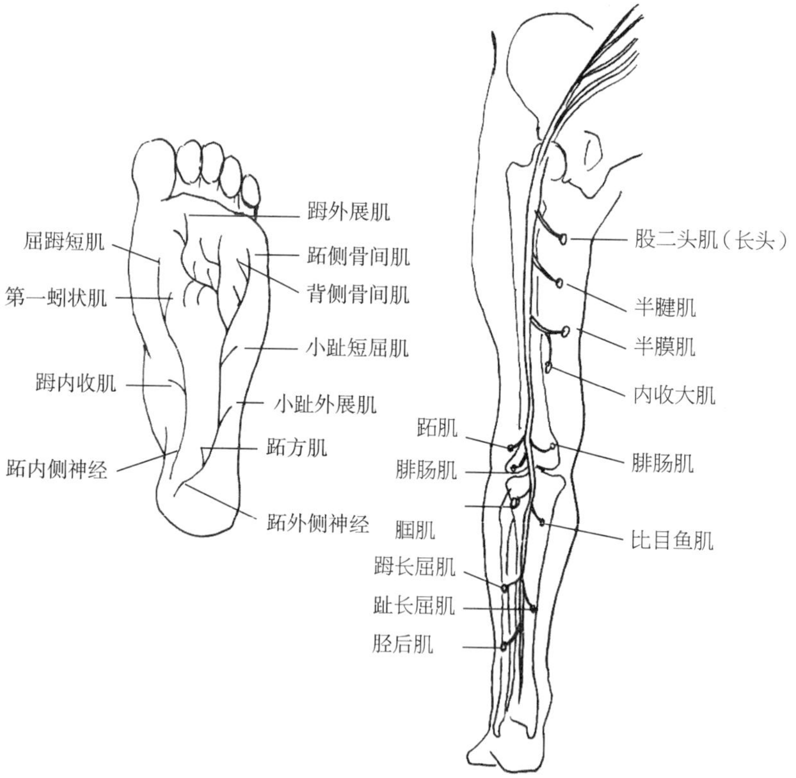

图 26-7 胫神经支配的肌肉

2. 临床表现 胫神经损伤后主要表现为小腿后部肌群瘫痪而导致踝关节和足趾不能跖屈，足不能内翻，呈仰趾外翻畸形，以及足底感觉消失。

3. 治疗方法 对于神经断裂者，应尽快行神经缝合术。如神经恢复不良而影响关节稳定，可行肌腱移植或关节融合术。

三、周围神经损伤

周围神经损伤可引起神经支配远端肢体的感觉和运动功能障碍。对于临床常见的损伤，需要根据损伤的类型和程度来行神经缝合、神经移植或神经移位术。周围神经损伤外科修复后，神经支配远端肢体的感觉和运动功能的最终恢复取决于神经的修复质量、神经的再生速度、肌肉的萎缩程度以及关节的功能状况，而如何能够促进术后神经的再生，延缓肌肉的萎缩和关节的强直，则是康复护理的主要目的[3]。

（一）康复护理的分期

1．早期　即术后 3 周内，为神经吻合的愈合期，康复护理主要在住院期间进行。

2．中期　即术后 4 ~ 6 周，主要是在完成神经吻合愈合后，康复的重点是防止相邻关节的强直，促进神经的再生，防止肌肉萎缩。

3．后期　即术后 7 周至 3 年，主要为神经功能恢复期。康复的重点是在中期康复的基础上继续康复训练。

患者的中后期康复护理主要通过责任护士出院的康复指导、电话随访以及门诊医生、康复师以及患者自身的共同配合来完成。随访在术后 1 个月、3 个月、6 个月、1 年及 3 年进行。

（二）康复护理的内容

1．早期康复护理　神经修复后，为了保护神经的吻合端，此期对患者会应用石膏或支具制动，减少吻合部位的张力，防止神经撕脱，减少炎性反应。

（1）维持良好的体位，有利于神经的恢复。

（2）做好石膏固定期间的观察，防止固定过紧，造成皮肤的压力性损伤。

（3）指导患者进行石膏固定以外关节的主、被动运动练习，保持关节的活动度。每日 3 组，每组 5 ~ 10 次，循序渐进，以患者不感到疲劳为宜。

（4）预防和消除肿胀：周围神经损伤可伤及血管周围的交感神经，使血管的张力丧失，导致肢体水肿。肌肉瘫痪时，肌肉泵的作用消失，影响静脉与淋巴液的回流，也会引起肢体肿胀。

消除肿胀的方法主要有：

①卧位时抬高患肢，站立位时上肢周围神经损伤的患者可用颈腕吊带悬吊固定患肢。

②鼓励患者坚持行患肢尚有功能的肌肉收缩来带动关节活动。如为上肢损伤，可进行手泵的训练；如为下肢损伤，可进行踝泵的训练，以及股四头肌的等长收缩练习，每天 3 组，每组 5 ~ 10 次，以防止肌肉萎缩。

③每日按摩患肢，促进静脉和淋巴液回流，消除肿胀，并进行相邻关节的活动。

（5）神经肌肉电刺激治疗：有研究认为电刺激治疗对于臂丛神经损伤术后恢复较为重要[4]。每日 2 次，20 分 / 次，对瘫痪的肌肉进行电刺激，可以促进损伤神经再生，通过肌肉的节律性收缩促进肌肉本身的血液循环，改善肌肉的营养，防止肌肉失神经萎缩。

2．中期康复护理　此期的神经断端已经愈合，此期大多患者已经出院，康复护理主要在家庭、社区医院或康复医院完成。责任护士负责定期电话随访，以了解患者在康复中存在的问题，给予解答或指导患者及时门诊复诊。

（1）神经肌肉电刺激仪治疗，每日 2 次，20 分 / 次，以延缓肌肉萎缩。

（2）除了继续早期的康复内容之外，外固定去除后，开始恢复被固定关节的活动度练习，防止关节强直和肌肉萎缩。

（3）预防和消除肢体肿胀：除早期的消肿措施外，此阶段可以采用弹性绷带、抗血栓梯度压力带以及四肢血液循环驱动器来预防活动后的肢体肿胀。

（4）患肢的向心性按摩，每日 3 次，15 分 / 次。

3. 后期康复护理　此期的康复护理除了继续并加强前两期的康复训练以促进神经的再生，防止关节强直及肌肉萎缩外，增加了感觉再训练，包括定位觉和两点分辨觉的训练。训练的早期，患者每月复诊一次，手术医生评价患者的训练效果。患者在家也可进行自我感觉的训练，每日 3 次，5 ~ 15 分 / 次，直至恢复日常的工作和生活。

（1）定位觉的训练：用铅笔的橡皮擦头沿手臂内侧由近及远触及患者需要再训练的区域，遵循闭眼—睁眼—闭眼的训练程序，最终使患者能够比较准确地判断刺激的部位。

（2）两点分辨觉的训练：当患者有定位觉的时候，就可以开始两点分辨别觉的训练，同样遵循闭眼—睁眼—闭眼的训练程序。要求患者用手指触碰或移动物品并鉴别它们，包括对质地、温度和形状不同的物品的识别等，以对患者进行强化的感觉训练。此外，在此阶段患者已经开始患肢的主、被动运动，而感觉功能并未完全恢复，所以护士要指导患者在日常生活中避免因感觉障碍导致的烫伤或冻伤等意外伤害。

4. 心理康复　周围神经损伤后，肢体出现功能障碍，会对患者的日常生活和工作造成很大的影响[5]。再加上周围神经损伤恢复缓慢，神经一经修复，其再生的过程通常是被动的，再生速度约为 1 mm/d。患者往往对于康复的前景充满忧虑，造成严重的心理负担。因此，在这个过程中，心理支持显得尤为重要。护士在为患者进行健康教育的过程中，应帮助患者理解损伤的程度、治疗的效果和预后，使患者逐步克服消极的情绪，积极调整好心态，配合医生、护士和康复师，共同努力，才能得到最佳的治疗和康复效果。

5. 神经运动与感觉功能评定表

（1）感觉恢复的分类：见表 26-1。

表 26-1　感觉恢复的分类

分级	评定标准
0 级（S0）	感觉无恢复
1 级（S1）	支配区皮肤深感觉恢复
2 级（S2）	支配区浅感觉和触觉部分恢复
3 级（S2）	皮肤痛觉和触觉恢复，且感觉过敏消失
4 级（S4）	感觉达到 S3 水平外，两点分辨觉部分恢复
5 级（S5）	完全恢复正常，两点分辨觉为 2 ~ 6 mm

（2）运动恢复的分类：见表 26-2。

四、出院指导

患者出院前，责任护士需要告知患者及家属以下事项：

1. 换药　伤口敷料保持清洁干燥，常规每 3 天换药一次，术后 2 周拆线。

表 26-2　运动恢复的分类

分级	评定标准
0 级（M0）	肌肉无收缩
1 级（M1）	近端肌肉可见收缩
2 级（M2）	近、远端肌肉均可见收缩
3 级（M3）	肌肉收缩可对抗重力
4 级（M4）	肌肉有抗强阻能力，可有某些独立运动
5 级（M5）	所有肌肉全部恢复正常

2．周围神经损伤修复后，康复需要一个漫长的过程。出院后需要继续佩戴石膏和支具的患者，护士要告知其佩戴的时间和方法，指导患者康复锻炼的内容和注意事项。鼓励患者以积极的心态慢慢回归社会。

3．指导患者避免因患肢感觉异常导致损伤。

4．遵医嘱应用神经营养药物治疗，定时门诊复查，如有不适应随诊。

第三节　周围神经卡压综合征

周围神经在其行径过程中，常常穿行经过肌肉和肌腱的腱性起点，骨性的纤维鞘管或绕行骨性的突起，经过长时间的压迫和磨损，可导致神经损害，产生运动或感觉的障碍，称为周围神经卡压综合征。夜间的静息痛是其特点。

一、腕管综合征

（一）概述

腕管综合征是指正中神经在腕管内受压引起的一系列症状和体征，是最常见的周围神经卡压综合征之一。腕管是由腕横韧带和腕骨形成的一个管道（图 26-8）[6]。腕管内容物包括 4 根指浅屈肌腱、4 根指深屈肌腱、1 根拇长屈肌腱，共 9 根肌腱，以及滑膜和正中神经。拇长屈肌腱位于正中神经的桡侧，其余 8 根屈肌腱均位于正中神经的尺侧或深面。

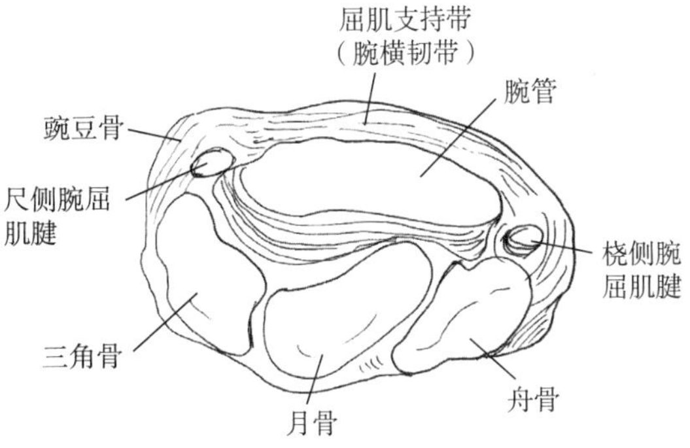

图 26-8　腕管横断面示意图

（二）临床表现

桡侧三指指端麻木或疼痛，持物无力，中指的症状较为严重，手部正中神经支配区感觉异常和疼痛，有夜间麻醒史，有时可以向肩部或肘部放射。神经受压数月后可出现大鱼际肌萎缩以及拇对掌功能受限。Tinel 征呈阳性，屈腕试验可诱发出正中神经刺激症状。

（三）治疗方法

1．保守治疗　对患肢予以制动、休息、抗炎、理疗及局部封闭治疗，约有 20% 的患者可以通过保守治疗获得症状的长期缓解。

2．手术治疗　如保守治疗无效，可行切开神经松解术或关节镜下神经松解术。

二、肘管综合征

（一）概述

肘管综合征是尺神经在肘部绕经肱骨内上髁与尺骨鹰嘴之间时，受卡压磨损产生的神经功能障碍。在肱骨内上髁与尺骨鹰嘴之间形成的尺神经沟上有深筋膜覆盖，形成的骨性纤维管称肘管（图 26-9）[6]。尺神经穿行肘管进入尺侧腕屈肌，下行至手部。

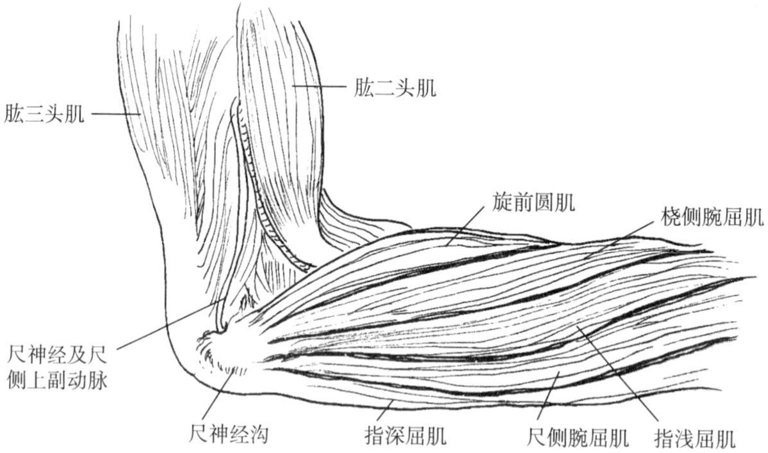

图 26-9　肘管横断面示意图

（二）临床表现

肘管综合征表现为肘部疼痛，为刺痛。环、小指尺侧一个半手指感觉麻木，有夜间麻醒史，久之可出现骨间肌的萎缩，手指抓握力减弱。检查时可见爪状畸形，夹纸试验、Tinel 征及 Froment 征可呈阳性。

（三）治疗方法

一旦确诊，应及早手术治疗，行尺神经松解前移术。

三、周围神经卡压综合征的康复护理

（一）术前护理

周围神经卡压综合征的患者病史较长，多因保守治疗无效而选择手术治疗，往往伴有肢体的肌肉萎缩和功能障碍。患者对手术的效果充满期待而又顾虑重重。护士要全面评估患者的心理状态和知识水平，做好术前的常规护理，使患者更好地配合手术治疗，并为术后的康复锻炼打好基础。

（二）术后护理与康复

1. 护士除给予患者常规护理外，主要观察患者神经松解术后麻痛症状的改善情况。

2. 神经减压松解术后，应及早开始康复治疗，以防止松解后的神经再次粘连。术后 48 h 即可开始缓慢而温和的主动和被动运动，以改善血液循环，减轻肿胀，减少瘢痕的形成。

3. 积极镇痛治疗，以保证康复训练的顺利进行。伤口愈合后即可开始肌力和关节活动度的恢复训练，可参考周围神经损伤的康复护理内容。

4. 术后常规护理术后除常规护理外，护士应密切观察患者神经松解术后患肢感觉和肌力的恢复情况。

四、出院指导

1. 伤口敷料保持清洁干燥，常规每 3 天换药一次，术后 2 周拆线。
2. 指导患者继续坚持康复锻炼。
3. 指导患者避免因患肢感觉异常导致损伤。
4. 遵医嘱门诊复查，不适时随诊。

（张　艳）

参考文献

[1] 陆廷仁 . 骨科康复学 [M]. 北京 : 人民卫生出版社 , 2007. 9: 682.

[2] 姜保国 , 傅中国 , 张殿英 . 创伤骨科手术学 [M]. 北京 : 北京大学医学出版社 , 2004: 250-261.

[3] 张艳 , 孔祥燕 , 李冰冰 , 等 . 周围神经完全性损伤患者神经断端吻合术后分期康复护理 [J]. 护理学杂志 , 2016. 31(11): 80-82.

[4] Limthongthang R. Muennot P, Phoofaroenchanachal R, et al. Effectiveness and safety of home-based musche electrical stimulator In brachjal plexus injury patieats. J Med Assoc that 2014. 97 suppl 9: s56-61.

[5] He B, Zhu ZW, Zhu QT, *et al*. Factors prediting sensory and motor recovery after the repair of upper limb peripheral nerve injuries[J]. Neural Regen Res. 2014, 9(6): 661-672.

[6] 王亦璁 , 骨与关节损伤 [M]. 北京 : 人民卫生出版社 , 2007: 660-668